Zu diesem Buch

Der Staat, die Kirche, die Ärzte – alle sind gegen Euthanasie. In Deutschland hat es seine Gründe, warum man dieser Frage aus dem Weg geht: Der irreführende Tarnname des Mordprogramms der Nazis für Geisteskranke und Geistesschwache hat alles, was zu Recht mit «Euthanasie» bezeichnet werden mag, mit dem Tabu belegt.

Paul Moor schrieb dieses Buch nicht nur aus der kühlen Distanz des medizinischen, juristischen oder theologischen Experten, sondern aus brüderlicher Compassion: Am Bett seiner krebskranken älteren Schwester Mary Lou durchleidet er mit ihr das Martyrium der wochenlangen Agonie.

Noch unter dem Eindruck des miterlebten Todes beginnt Paul Moor mit Recherchen zum Problem der Euthanasie. Welche Argumente pro und contra gab es und gibt es? Der Autor entdeckt in vielen Zeugnissen, daß die Frage der Euthanasie seit der Antike durch die Jahrtausende immer wieder mehr oder weniger offen diskutiert worden ist. Seit einigen Jahrzehnten immerhin gibt es in England, in Amerika und in Japan «Euthanasiegesellschaften», Zusammenschlüsse vornehmlich von Geistlichen, Ärzten und Rechtsanwälten, die sich öffentlich für die Selbstbestimmung des einzelnen und für sein Recht auf menschenwürdiges Sterben einsetzen.

Paul Moor kämpft in diesem Buch für das Grundrecht des hoffnungslos leidenden Menschen, sein eigenes Sterben zu wählen, er plädiert für die Freiheit zum Tode.

Paul Moor, geboren 1924 in El Paso/Texas; Ausbildung zum Pianisten an der Juilliard School of Music in New York; ab 1949 als freier Journalist und Magnum-Photograph in Europa tätig für Life, Paris-Match, The Times, The New York Times, Herald Tribune u. a. Er unternahm zahlreiche Reisen in Ost- und Westeuropa und im Vorderen Orient; lebte von 1951 bis 1956 in München; wohnt heute in Berlin und ist Mitarbeiter von CBS Radio News. 1972 veröffentlichte Paul Moor «Das Selbstporträt des Jürgen Bartsch».

Paul Moor

Die Freiheit zum Tode

Ein Plädoyer für das Recht auf menschenwürdiges Sterben

Euthanasie und Ethik

Deutsch von Jürgen Abel

rororo

Rowohlt

Übersetzung in Zusammenarbeit mit dem Autor
nach dem amerikanischen Originalmanuskript
DEATH IS NOT THE WORST: The Case for Voluntary Euthanasia
Umschlagentwurf Werner Rebhuhn

Veröffentlicht im Rowohlt Taschenbuch Verlag GmbH,
Reinbek bei Hamburg, Juli 1977

Satz aus der Garamond-Antiqua auf der Linofilm Super-Quick
Gesamtherstellung Clausen & Bosse, Leck/Schleswig
Printed in Germany
780-ISBN 3 499 17079 5

IN MEMORIAM
Mary Lou Petrello
geb. Moor
1911–1966
requiescat in pace

O Retter Tod, verschmähe nicht, so fleh' ich,
zu mir zu kommen: der unheilbaren Krankheiten
einziger Arzt bist du. Denn einen Leichnam
fällt der Schmerz nicht an. Heraklit

Der Tod ist noch das Schlimmste nicht, vielmehr
Den Tod ersehnen und nicht sterben dürfen.
Sophokles, *Elektra*

Kann sich Natur so freundlich von dir trennen?
So trifft uns Tod wie Händedruck des Liebsten,
Schmerzlich und doch ersehnt. Shakespeare,
Antonius und Cleopatra

Wenn du das Leben aushalten willst, richte
dich auf den Tod ein. Freud,
Zeitgemäßes über Krieg und Tod

Vorwort

Eins verbindet alle Befürworter der freiwilligen Euthanasie: die persönliche Konfrontation mit dem qualvollen und unwürdigen Sterben eines Menschen, den man geliebt hat, ein so schreckliches Erlebnis, daß man es nie wieder vergessen kann. Zu dieser persönlichen Erfahrung kam es bei mir in den letzten Lebensmonaten meiner einzigen Schwester, die mir sehr viel bedeutet hatte; außer ihr hatte ich keine Geschwister.

Bevor ich wieder nach Berlin heimkehrte, versuchte ich Ordnung in meine immer noch chaotischen Gedanken über Euthanasie zu bringen, indem ich ungefähr eine Woche in der New Yorker Public Library verbrachte und alles über das Thema las, was in den vorangegangenen fünfzehn Jahren erschienen war. Während dieses New Yorker Aufenthalts sah ich kaum Menschen, doch als ich eines Tages mit meinem langjährigen Literaturagenten Diarmuid Russell zu Mittag aß, berichtete ich ihm, wieviel ich bei meiner Suche gefunden hatte – Material und Daten, die mir und, wie ich glaubte, den meisten anderen Leuten völlig neu waren. Russell setzte sich mit Redakteuren der *Saturday Evening Post* in Verbindung, die mich trotz unverhüllter Vorbehalte und Zweifel dazu ermutigten, über Euthanasie zu schreiben. In derselben Zeit in New York hörte ich auch zum erstenmal – von meiner Kollegin Sally Belfrage – die Meinung, das Thema verdiene nicht nur einen Artikel, sondern ein ganzes Buch.

Nachdem ich den Artikel geschrieben hatte, wurde ich von meinem alten Freund Simon Michael Bessie weiter ermutigt, und er war es auch, der mir ein Stipendium der Bloomingdale Foundation vermittelte, damit ich die für das Projekt nötigen weiteren Nachforschungen anstellen und dieses Buch schreiben konnte.

Zwei Organisationen standen mir wiederholt bei, indem sie wertvolles Material zur Verfügung stellten und quälende Fragen beantworteten: der Euthanasie Educational Fund (250 West 57th Street, New York, N. Y. 10019) und die Voluntary Euthanasie Society (13, Prince of Wales Terrace; London W. 8). Ich hoffe, dieses Buch wird viele weitere Menschen veranlassen, Kontakt mit ihnen aufzunehmen.

Hermann Gieselbusch, mein Lektor beim Rowohlt Verlag, hat sich für dieses Buch von Anfang an ungewöhnlich stark engagiert und eingesetzt, und ich möchte ihm für echt schöpferische Zusammenarbeit danken. H. M. Ledig-Rowohlt, dank seiner makellosen politischen Vergangenheit, hatte keine Hemmungen gegen die Enttabuisierung eines besonders in Deutschland mit Tabus schwer beladenen Themas. Gabriele Klühs, die als seit langem befreundete Ärztin von Anfang an starkes persönliches Interesse für dieses Projekt zeigte, hat die medizinischen Teile der deutschen Übersetzung geprüft.

Auf die Frage nach meinem wahren Beweggrund zu diesem Buch möchte ich mit Thomas Manns Worten aus dem *Zauberberg* antworten: «Alles Interesse an Krankheit und Tod ist nur ein anderer Ausdruck für das Interesse am Leben.»

P. M.

In my beginning is my end.
T. S. Eliot

Während meine Schwester Mary Lou im Sterben lag, als Darmkrebs langsam das Leben in ihr abtötete, ihren Körper Zelle für Zelle vernichtete, wußte ich, daß die Zeit nahte, da sie darum bitten könnte, ihren Qualen ein Ende zu machen und dem einsamen und trostlosen Prozeß des Sterbens seinen Lauf zu lassen. Als diese Bitte dann kam, hatte ich schon lange vorher daran denken müssen, daß die damalige amerikanische Gesellschaft ebensowenig zögern würde, das Leben meiner Schwester auszulöschen, wenn sie einen Mord oder ein anderes Kapitalverbrechen begangen hätte, wie sie zögerte, nur deshalb das Töten von der Hand junger Männer gutzuheißen oder gar zu befehlen, weil diese jungen Männer vorübergehend eine Militäruniform tragen. Meine Schwester hatte jedoch mehr von einer Heiligen als von einer Verbrecherin, und deshalb weigerte sich die Gesellschaft, ihren Wunsch nach einem schnellen, friedlichen, würdigen Tod zu erfüllen.

Hätten die Menschen ihrer näheren Umgebung – ihre Angehörigen und Freunde, ihr erfahrener, aufopfernder Chirurg, das ungewöhnlich freundliche und aufmerksame Krankenhauspersonal – tagelang herumgestanden und zugesehen, wie ein Hund, eine Katze oder eine andere Kreatur auf diese Weise litt, ohne ihre Pein durch einen *coup de grâce* (Gnadenstoß) zu beenden, wären zweifellos zornentbrannte Tierfreunde eingeschritten und hätten sie strafrechtlich belangen lassen. Aber veraltete Gesetze unwissender Menschenfreunde bestimmten über das Schicksal meiner Schwester und verurteilten sie so zu einem Tod, wie ich ihn keinem Tier wünsche.

In der vorletzten Periode, als sie noch klar denken konnte, bat sie bei drei verschiedenen Gelegenheiten indirekt um Erlösung von ihren Leiden. Die moderne Medizin hat unsere Lebenserwartung in einem Ausmaß verlängert, das geradezu alarmierend geworden ist.

Denn in ihrem ehrgeizigen Streben nach immer neuen Zielen und Rekorden, verbrauchte Lungen am Atmen und erschöpfte Herzen am Schlagen zu halten, haben die Mediziner dem elementaren und unvermeidlichen Phänomen des Sterbens relativ geringe Aufmerksamkeit zugewandt. Die durchschnittliche Lebenserwartung der Deutschen beispielsweise ist seit der Jahrhundertwende bei Männern um 22, bei Frauen sogar um 35 Jahre gestiegen. Setzt man die Bestrebungen der heutigen Medizin bis an ihren logischen Endpunkt fort, so wird der natürliche Tod eines Tages vollkommen abgeschafft sein, und sterben können die Menschen dann nur noch durch Unfall oder durch gezielte Maßnahmen. Das Leben scheint heute eine Sache der Quantität, nicht der Qualität geworden zu sein.

Bei weitem die meisten Menschen, vor allem in den reichen Industrieländern, schrecken davor zurück, dem Tod objektiv und nicht durch einen Schleier von Emotionen ins Auge zu sehen. Deshalb wird vieles von dem, was ich in diesem Buch sage, zahlreichen Zeitgenossen gotteslästerlich, überheblich, herzlos, anarchisch und pathologisch vorkommen. Ich kann nur antworten, daß man diese Dinge anders sieht und anders über sie denkt als jemals zuvor, wenn man auch zwei Monate lang bis zu zweiundzwanzig Stunden täglich im Krankenzimmer eines Menschen verbringt, den man liebt, und ohnmächtig Zeuge werden muß, wie das Leben dieses Menschen nicht etwa verlängert, sondern wie sein Sterben hinausgezögert wird.

Daß sie Krebs hatte, entdeckte Mary Lou wie viele andere Leute – durch die Bildung eines Knotens unter der Haut, in ihrem Fall am Unterleib. Sie schrieb mir, daß sie es einige Zeit nicht wahrhaben wollte und dann zu ihrem Arzt ging, um sich untersuchen zu lassen. Noch bevor sie richtig wußte, was los war, habe er sie schon gefragt, welches Krankenhaus ihr am liebsten sei.

Der Laborbefund des Krankenhauses nach dem Untersuchungseingriff trägt die Überschrift «Eierstock und herausgeschnittener Coecumabschnitt» und lautet:

> Mikroskopische Untersuchung des Coecums zeigt Adenokarzinom, das die Wand in der ganzen Dicke erfaßt und die serösen und

subserösen Gewebe im Mesenterialteil durchdringt. Die Geschwulst besteht aus unregelmäßigen, vergrößerten, sich verzweigenden drüsenartigen Strukturen, die an atypischen Zellen mit großen hyperchromatischen, unregelmäßigen Kernen gesäumt sind...
Keine Metastasenbildung in den untersuchten Lymphknoten.
Die Untersuchung des rechten Eierstocks zeigt eine große Tumormasse, bestehend aus unregelmäßigen, sich verzweigenden und miteinander verbundenen drüsenartigen Strukturen, die von säulenförmigen, reichlich Schleim absondernden Epithelzellen gesäumt sind. Die Epithelelemente haben rosagefärbtes Zytoplasma und eiförmige, leicht unregelmäßige Bläschenkerne. Es sind konzentrierte, von entzündeten Zellen durchsetzte Tumornekrose-Gebiete zu erkennen. Das Stroma des Tumors besteht aus fibrösem Bindegewebe, das Gefäßstrukturen und an einigen Stellen Ansammlungen von mukösem Material aufweist...
Die Untersuchung des linken Eierstocks zeigt, daß große Teile des Eierstockparenchyms durch einen Tumor verdrängt sind, der aus unregelmäßigen, drüsenartigen, von säulenförmigen Epithelzellen mit Ringkernen gesäumten Strukturen besteht. Zahlreiche drüsenartige Strukturen enthalten reichlich muköses Material...

Pathologischer Befund:

Abschnitt des herausgeschnittenen Coecums: Adenokarzinom (Duke, Klasse D).

Mesenteriallymphknoten: Retikulär-endothele und lymphoide Hyperplasie.

Rechter und linker Eierstock: Carcinoma multicellulare (Krukenberg-Tumor).

Rechter und linker Eileiter: Kein Befund.

In *1984* von George Orwell hat die Gedankenpolizei des super-effizienten Staates die höchste Perfektion der individuellen Folter erreicht: der Betreffende wird dem ausgesetzt, was seiner Meinung nach das «Schrecklichste auf der ganzen Welt» ist. Für den Helden Orwells ist es das Schrecklichste, hilflos einem Angriff blutgieriger

Ratten ausgeliefert zu werden, und genau das tut man mit ihm. Das Schrecklichste, das Mary Lou sich in ihrem ganzen Leben hatte vorstellen können, war Krebs.

Mein Schwager Pete erklärte mir telefonisch aus Texas: «Sie sagen, sie hätten es geschafft, alles kranke Gewebe rauszuschneiden, das sie finden konnten.» Ein Freund aus Berlin, der Sohn eines Arztes, fragte mich: «Hatte es schon metastasiert?»

«Woher soll ich das, verdammt noch mal, wissen?» Es machte mich wütend, daß er mir in diesem Augenblick exotische und geheimnisvolle medizinische Fachausdrücke an den Kopf warf. Als ich mich wieder beruhigt hatte, rief ich an und fragte, was er gemeint habe. «Wenn es zu einer Metastasenbildung gekommen ist», sagte er, «sind bereits Zellen aus dem ursprünglichen, isolierten Tumor in andere Körperteile gelangt. Ganz gleich, was sie auch herausschneiden mögen, wenn sie nur eine einzige mikroskopisch kleine Zelle drinlassen, kann sich der Tumor daraus neu entwickeln, und er läßt sich auch durch noch so viele Operationen und Behandlungen nicht mehr vollständig entfernen.»

Etwas über ein halbes Jahr danach ging Mary Lou wieder zum Röntgenarzt, um die regelmäßige Nachuntersuchung vornehmen zu lassen. In ihrem Befund schrieb Frau Dr. Skinner: «Masse rechts im Unterleib, offensichtlich Neubildung des Tumors», und sie begann die erste von vielen Injektionsphasen mit einem Medikament namens 5-Flourouracil, kurz 5FU genannt, in Dosen von je 500 Milligramm. Auf der Gebrauchsanweisung, die dem Medikament beigelegt war, stand eine «Warnung: Es wird empfohlen, Flourouracil nur von oder unter Aufsicht eines qualifizierten Arztes zu verabreichen, der Erfahrungen auf dem Gebiet der Krebs-Chemotherapie hat und im Gebrauch starker Antimetabolite versiert ist. Da ernsthafte toxische Reaktionen auftreten können, sollten alle Patienten zumindest in der ersten Behandlungsphase stationär betreut werden ... Es liegen zwar keine eindeutigen Anhaltspunkte vor, das Flourouracil die Lebenszeit im allgemeinen verlängert, doch die Nützlichkeit des Medikaments ist durch Linderung von Schmerzen und anderen Symptomen bestimmter bösartiger Leiden demonstriert worden. Gelegentlich wurden auch Rückbildungen der Tumorgröße beobachtet.»

Die Behandlung folgte einer streng vorgeschriebenen Prozedur: «Fünfzehn mg/kg werden vier Tage lang einmal täglich intravenös verabreicht. *Treten keine toxischen Reaktionen auf*, gibt man am 6., 8., 10. und 12. Tag jeweils 7,5 mg/kg, *es sei denn, es kommt vor einem dieser Tage zu toxischen Reaktionen.* Am 5., 7., 9. und 11. Tag keine Therapie. *Am Ende des 12. Tages muß die Behandlung ausgesetzt werden, selbst wenn keine toxischen Reaktionen festgestellt wurden.* Eine auf dieser Grundlage verabreichte Injektionsreihe bildet eine ‹Behandlungsphase›.

PRO TAG DARF KEINESFALLS MEHR ALS 1 GRAMM FLOUROURACIL GEGEBEN WERDEN. ES IST VON GRÖSSTER BEDEUTUNG, DASS DIE ERSTE BEHANDLUNGSPHASE BEI ALLEN PATIENTEN IM KRANKENHAUS DURCHGEFÜHRT WIRD.

Da der Spielraum zwischen der wirksamen und der toxischen Dosis sehr klein ist, wird die therapeutische Reaktion wahrscheinlich gewisse toxische Nebenerscheinungen haben. Trotz sorgfältiger Auswahl der Patienten und genauer Dosierungen kann die Verabreichung von Flourouracil zu ernsthaften hämatologischen Vergiftungen, gastrointestinalen Blutungen und unter Umständen zum Tod führen. Obgleich ernsthafte toxische Reaktionen bei weniger widerstandsfähigen Patienten wahrscheinlicher sind, kann es gelegentlich auch bei Patienten mit relativ gutem Allgemeinzustand zu tödlichem Ausgang kommen ...

VORSICHT: Während der Behandlung beobachtet man häufig Durchfall, Übelkeit und Erbrechen. Übelkeit und Erbrechen können durch Anwendung jedes geeigneten Anti-Emeticums unter Kontrolle gebracht werden. Durchfall wird gewöhnlich mit Opiumtinktur behandelt.

Jeder richtig durchgeführten Behandlungsphase mit Fluorouracil folgt eine Leukopenie. Die niedrigsten Zahlen weißer Blutkörperchen beobachtet man gewöhnlich zwischen dem 9. und dem 14. Tag nach der ersten Dosis ... Wegen der Wichtigkeit der Leukopenie sollte man in der gesamten Behandlungsphase täglich die Zahl der weißen Blutkörperchen feststellen ...»

Etwa sechs Wochen nachdem sie erfahren hatte, daß ihr Tumor wieder angefangen hatte zu wachsen, nahm Mary Lou Feder und Papier und schrieb: «Ich glaube fest daran, daß es keinen Tod gibt, und wo auch immer der Herr mich braucht – sei es hier oder in einer anderen Welt –, bin ich dazu bereit.

Ich möchte gern, daß mein Trauergottesdienst von Bill Burroughs in der presbyterianischen Kirche abgehalten wird. Ich möchte nicht, daß man einen Sarg in die Kirche bringt. Ich werde dort sein, aber nicht in einen Behälter eingeschlossen. Ich möchte keine gedämpfte Musik, keine Blumen – das Geld dafür soll so ausgegeben werden, daß es den Lebenden hilft. Ich möchte, daß die Trauergemeinde das Lied Nr. 71 (‹Für die Schönheit unserer Erde ...›) singt, und zum Schluß das Lied Nr. 266 (‹Ein feste Burg ist unser Gott›).

Ich möchte, daß aus den Psalmen gelesen wird, die ich in meiner Bibel angekreuzt habe, und aus allem anderen, was Bill für richtig hält.

Dies ist kein trauriger Anlaß. Ich war auf dieser Welt glücklicher, als ich je sagen könnte – besonders seit meiner Hochzeit und seitdem ich eine Christin wurde.»

Vor ihrer letzten Fahrt ins Krankenhaus, fast genau zehn Monate später, legte Mary Lou diesen Letzten Willen in eine Schreibtischschublade, wo Pete ihn, wie sie wußte, finden würde.

Einige Monate nachdem sie ihn geschrieben hatte, flog ich im Sommer von Berlin nach El Paso, um meine Familie zu besuchen, und wir alle – Pete, Mary Lou, unsere Eltern und ich – versuchten, diesen Besuch nicht außergewöhnlicher erscheinen zu lassen als meine früheren Besuche. Zunächst achtete ich nicht darauf, daß Mary Lou einen großen Teil ihrer Zeit damit verbrachte, hübsche kleine Nadelkissen in der Form von Kaiserin-Eugénie-Hüten anzufertigen. Sie hatte schon immer viel genäht, gestickt und andere Handarbeiten gemacht. Im Laufe meines Aufenthalts fiel mir allerdings auf, daß sie diese Nadelkissen fast dutzendweise produzierte. Sie verschenkte alle an ihre Freunde, und sie hatte viel mehr Freunde als die meisten Leute. Mir wurde allmählich klar, daß sie die hübschen kleinen Nadelkissen nicht nur als eine Art Beschäftigungstherapie, sondern auch als Souvenirs, als Erinnerungsstücke machte.

In den Monaten, den wenigen Monaten, die folgten, gab sie auch einen Fünf-Uhr-Tee und ein Frühstück nach dem anderen, um möglichst viele von den Menschen, die sie liebte, so oft wie möglich zu sehen und zu bewirten. Den Baptistenglauben, in dem unsere Eltern uns erzogen hatten, hatte sie schon viel früher abgelegt, doch viele Baptisten hatten sie fast ihr Leben lang gekannt, und deshalb nahm sie an einem Sonntagmorgen mit unserer Mutter an einem baptistischen Gottesdienst teil. Später erfuhr ich, daß mehrere Bekannte bemerkt hatten, daß sie leicht verkrümmt ging, als sie die Kapelle nach diesem Abschiedsbesuch verließ – o groß war der Tumor geworden, den sie in sich trug.

Gegen Ende dieses letzten Sommerbesuchs bei ihr verbrachte ich mit Mary Lou an einem strahlenden Sonnentag ein paar Nachmittagsstunden in ihrem Garten, kurz bevor Pete aus dem Büro heimkam. Ich hatte ein Buch, und sie hatte ihr Nadelkissen, und wir wechselten nur dann und wann einige Worte. Nach einem langen Schweigen sagte sie plötzlich: «Versprichst du mir, die ganze Wahrheit zu sagen, wenn ich dich etwas frage?»

Beklommen, doch von der unvermuteten Frage überrumpelt, sagte ich: «Natürlich.»

«Weißt du oder weiß Pete etwas über meinen Zustand, das ich nicht weiß?»

«Für Pete kann ich nicht antworten», sagte ich, «aber was mich betrifft, so versichere ich dir, daß ich nicht mehr weiß als du. Alles, was ich weiß, habe ich von dir und von ihm gehört.»

Sie schien beruhigt, zumindest im Moment. Sie kam nie wieder auf das Thema zu sprechen.

Ich bemerkte jedoch sehr wohl, daß sie mir nicht das Versprechen abgenommen hatte, ihr alles zu erzählen, was ich vielleicht danach erfahren würde.

«Ich habe wirklich keine Angst vor dem Tod», sagte sie, «aber ich habe furchtbare Angst vor Schmerzen.» Ihre Stimme bebte am Ende dieser Erklärung, und bevor sie sich abwandte, sah ich, daß sich ihre Augen mit Tränen füllten.

Ungefähr eine Woche bevor ich El Paso verlassen mußte, vereinbarte ich heimlich einen Termin mit ihren Röntgenärzten am Ende der langen Sprechstunden. Später begriff ich, daß ich diese Begegnung unbewußt so lange wie möglich aufgeschoben hatte. Ich kannte die beiden Radiologen – Vater und Tochter – schon lange. Marian Skinner und ich hatten zusammen das Abschlußexamen der High School gemacht. Der Vater begann Mary Lous Krankengeschichte zu berichten, indem er von Zeit zu Zeit einen kurzen Blick auf die Notizen ihrer Karteikarte warf. Dr. Skinner blickte mir jedoch gerade in die Augen und betonte seine Worte etwas, als er zu dem Schluß kam: «... keine Behandlung mit Heilungsaussichten.»

Am Ende der quälenden Diskussion, die darauf folgte, fragte ich nach der Prognose. Dr. Skinner sagte: «Du lebst weit weg, und ich weiß, daß du wiederkommen willst. Mit 5FU haben wir in einem Fall wie bei Mary Lou gewöhnlich ein Jahr Erfolg gehabt. Am besten, du bereitest dich darauf vor, ungefähr Anfang nächsten Jahres wiederzukommen.» Es stellte sich heraus, daß seine Schätzung auf einen Monat genau war. Ich fragte ihn, ob ein anderer Angehöriger der Familie ihn um die Wahrheit gebeten habe. Er verneinte.

Ich konnte nicht glauben, daß Pete die volle Wahrheit gar nicht wissen wollte, um die ihnen noch verbleibende Zeit so glücklich wie möglich gestalten zu können, aber zwei Tage später wollten er, Mary Lou und ich nach Santa Fe in die Oper fahren, und so beschloß ich, diesen Ausflug abzuwarten. Der Schock meiner nagenden neuen Gewißheit ließ mir kaum Raum für andere Gedanken, doch ich brachte es fertig, den Schein zu wahren und das Wochenende ohne äußere Anzeichen von Schwäche zu überstehen. *Der Barbier von Sevilla* machte Mary Lou sehr viel Freude, aber zu *La Bohème* wollte sie nicht gehen: «Ich möchte nichts Trauriges sehen.» Ich hatte noch einen Museumsbesuch in Santa Fe geplant, aber Mary Lou mußte auch darauf verzichten. «Ich kann nicht so lange stehen. Wenn ich länger als ein paar Minuten stehe, fängt dieser Klumpen in meiner Seite an zu brennen, und ich muß mich hinsetzen, dann geht es meistens wieder. Wenn nicht, muß ich mich hinlegen, und dann geht es bestimmt weg.» Essen machte ihr kaum Spaß, denn das 5FU hatte ihre Zunge und die Mundschleimhäute heftig entzündet.

Nach Petes erstem Arbeitstag wieder in El Paso holte ich ihn vom

Büro ab. Auf der Fahrt zu ihrem Haus hielt ich den Wagen an und erzählte ihm, was ich jetzt wußte. Es überraschte ihn nicht, aber er hatte es auch nicht richtig wissen wollen. «Wenn sie mich jemals darum bitten sollte, ihr das Schlimmste zu sagen, wollte ich lieber nichts sagen können.»

Bevor ich El Paso verließ, führte ich noch ein Ferngespräch mit einem anderen alten Bekannten und Klassenkameraden von Marian Skinner und mir, einem Arzt, der sein ganzes Leben an Instituten wie Sloane-Kettering, New York, und M. D. Anderson, Houston, in der Krebsforschung tätig gewesen war. Marian, der ich von meiner Absicht berichtet hatte, war von sich aus so freundlich gewesen, vor mir anzurufen und Bill kurz die medizinischen Einzelheiten mitzuteilen. Ich erreichte Bill, und er riet uns davon ab, Mary Lou zur Untersuchung oder Behandlung von El Paso fortbringen zu lassen. «Ihr könntet sie natürlich in eine Spezialklinik an einem Krebszentrum schaffen, aber nach allem, was Marian mir gesagt hat, weiß ich, daß man höchstens Experimente mit ihr machen kann und daß es keinerlei echte Hoffnung gibt. Wenn ihr ihr den größten Gefallen tun wollt, der in eurer Macht steht, laßt sie zu Haus bleiben, bei den Menschen, die sie lieben, und versucht den gleichen Mut zu zeigen, den Mary Lou zeigt, wie Marian mir erzählt hat.»

Neun Monate nach Beginn der 5FU-Behandlungen schrieb Dr. Skinner in Mary Lous Krankenbericht: «Blutbild nicht so gut.»

Vier Wochen darauf schrieb mir Mary Lou nach Berlin: «Habe ich übrigens erwähnt, daß ich an einer kirchlichen Freizeit nördlich von Santa Fe in New Mexico teilnehmen wollte? Sie fand auf der Ghost-Ranch statt, einer ehemaligen Wochenend-Ranch, die von den Eigentümern der Presbyterianischen Kirche vermacht wurde. Ich fuhr mit vier Damen von der Episkopalkirche hin. Wir fuhren Donnerstag hoch, und nach der ersten Zusammenkunft am gleichen Abend sprach bis Sonntagmittag niemand mehr. Die Freizeit, deren Teilnehmerzahl auf dreißig beschränkt war, war zwar interkonfessionell, wurde aber von einem Geistlichen und Missionar der Episkopalkirche geleitet, der jetzt an einer theologischen Hochschule unterrichtet. Er war ein ausgezeichneter Lehrer. Vor dem Frühstück war um Viertel nach sieben ein Gottesdienst mit Abendmahl, um halb zehn eine Aussprache, um halb vier noch eine und um acht Uhr ein abschließendes Gespräch. In der Zwischenzeit meditierte man, saß in der Sonne, ging in der wunderschönen Umgebung spazieren und arbeitete an Themen, die er vorgeschlagen hatte. Es tat mir körperlich und seelisch unglaublich wohl. Ich hatte gar nicht begriffen, wie sehr ich in letzter Zeit zum Mittelpunkt meines ganzen Denkens geworden war, und das ist nicht gut. Meine Beziehung zu Gott ist mir das Wichtigste im Leben, und ich möchte, daß er mich in jeder einzelnen Minute ganz ausfüllt. Ein dummer kleiner Knoten in meiner Seite ist kaum von Bedeutung. Wenn er ihn geschickt hat, geschah es mit einem bestimmten Grund, und ich nehme ihn dankbar an. Wenn der Teufel ihn geschickt hat, werde ich alles in meiner Macht Stehende tun, um ihn zu vernichten.»

Drei Wochen später schrieb Dr. Skinner in Mary Lous Krankenbericht: «Kann nicht schlafen, findet keine bequeme Lage. Schmerzen überall. Schmerzen beim Atmen. Überall wund, da sie sich ‹die ganze Nacht herumgewälzt hat›.»

Knapp zwei Monate danach schrieben mir meine Eltern, daß Mary Lou sich wegen eines Darmverschlusses ins Bett legen mußte. Der letzte Brief, den ich je von ihr bekam, zeugte von ihren krampfhaften Bemühungen, nur ja den Humor nicht zu verlieren. Sie schloß mit den Worten: «Also, jetzt muß ich aufhören und meinen Joghurt essen, und wenn ich furzen kann, werde ich laut Halleluja dazu schreien!»

Einen oder zwei Tage später kam der Krankenwagen, um sie ins Krankenhaus zu bringen. Der Giftpegel stieg infolge des Darmverschlusses in ihrem zerbrechlichen kleinen Körper höher und immer höher, und die Schmerzen peinigten sie so sehr, daß man sie auf eine Trage legen mußte, um sie transportieren zu können.

Der Anruf unserer Eltern erreichte mich an einem Samstagnachmittag in Berlin. Da die Banken geschlossen waren, mußte ich die Sekunden träge dahintropfen lassen, bis zum Montagmorgen, als ich das erste von vier Flugzeugen – Umsteigen in Frankfurt, Chicago und Dallas – bestieg, die mich in Anbetracht der Umstände am schnellsten nach El Paso bringen würden.

Als meine Eltern anriefen, hatte man an Mary Lou – gegen ihren Willen und ohne ihr Wissen, wie ich später erfuhr – eine Kolostomie vorgenommen. Das unerbittliche Wachsen des einundzwanzig Mo-

58 Tage vor dem Ende – Aus dem Pflegeprotokoll:

> *Mit Krankenwagen eingewiesen. Gew. 48 kg. Ins Bett gelegt. Im Moment keine Schmerzen. Dr. geholt. Levin-Sonde eingeführt, an Saugrohr angeschlossen. Infusion angefangen, 75 mg Demerol gegen Schmerzen. 50 mg Dramamine gegen Übelkeit. Klistier m. schlechtem Ergebnis. Levin-Abfluß gut. Fühlt sich wohler. Blutdr. 60/70.*
> Aus den Bemerkungen des Arztes: *Zur Behandlung eingewiesen. Röntgenbild zeigt einige Lungeninfiltrationen, Unterleib nur leicht geschwollen.*

57 Tage vor dem Ende – Aus dem Pflegeprotokoll:

> *Levin-Sonde ausgespült – läuft nicht. Eine gute Nacht. 9.15 Uhr Demerol 75 mg gegen Schmerzen – Pat. scheint es gut zu vertragen, keine Übelkeit. 17 Uhr 75 mg Demerol gegen Schmerzen. Besuch vom Ehemann. S. apathisch. Ungefähr 50 ccm dunkle Flüssigkeit erbrochen. Will im Moment keinen Tee und kein Wasser.*

nate vorher zum erstenmal entdeckten Krebses hatte ihre Verdauungswege völlig blockiert. Um zu verhindern, daß die sich ansammelnden Gifte sie qualvoll und schnell töteten, hatte der Arzt die Kolostomie angelegt, um einen künstlichen Auslaß anzubringen, der vom Darm durch die linke obere Unterleibshälfte führte. Damit hatte das unaufhaltsame Wuchern des Krebses freie Bahn, sie qualvoll und langsam zu töten.

Die Operation begann um 12.35 Uhr und endete eine Stunde und zehn Minuten später. Das Operationsprotokoll beschreibt die Prozedur als «Exploratorische Laparotomie, Kolostomie und Biopsie ...

BEFUNDE: Zahlreiche kleine bösartige Gebiete besetzten das Darmsystem. Das Becken war gefüllt mit großen, harten Tumormassen, die sich sowohl rechts als auch links über dem Becken nach oben erstreckten. Der Dickdarm schien in der Beckengegend verstopft und war ungefähr zur doppelten Normalgröße angeschwollen. Der Krummdarm schien nicht anomal geschwollen. In der Bauchhöhle befand sich eine mäßige Menge seröser Flüssigkeit, ungefähr 200 ccm.

OPERATION: Man machte in der Mitte zwischen Pubis und Nabel einen Schnitt, den man links vom Nabel nach oben weiterführte. Nach Exploration und Absaugen der Flüssigkeit wurde der Dickdarm durch Einschnitt im linken unteren Unterleibsquadranten herausgezogen. Für die Biopsie wurde ein kleines Stück Darmnetz herausgeschnitten. Durch einen mit Heftnaht von 900 Chromic versehenen kreisförmigen Einstich wurde ein Foley-Katheter eingeführt. Auf beiden Seiten des Einschnitts wurden an der Kolostomie Klemmen befestigt, um Retraktion in die Bauchhöhle zu verhindern. Der Unterleib wurde ohne Drainage geschlossen, wobei man für das Bauchfell 900 Chromic, für die Fascia 900 gemischte Seide, für das subkutane Gewebe 900 Einfach und für die Haut subkutikulares Dermalon benutzte. Ein im subkutanen Körperfett belassener Drain aus Gummi ragte aus dem unteren Winkel des Einschnitts heraus. Während der Operation wurde mit einer Bluteinheit als Transfusion begonnen. Die Patientin verließ den Operationstisch in relativ gutem Zustand.»

Die pathologische Untersuchung des Labors enthielt die «DIAGNOSE: Darmnetz: Metastatisch gut differenziertes Adenokarzinom.

BEMERKUNG: Das mikroskopische Erscheinungsbild läßt stark auf ein metastatisches Karzinom vom Verdauungstrakt, besonders Magen oder Dickdarm, schließen.»

In einer unserer ersten Unterhaltungen nach meinem Eintreffen in El Paso erzählte mir Mary Lou, der Chirurg habe sie mit dieser Operation überrumpelt, denn sie habe, wie sie behauptete, gar nicht begriffen, daß er den Eingriff bei ihr durchführen wollte, und sie hätte ihm die Erlaubnis nicht gegeben, wenn sie es begriffen hätte. Er habe zwar eine solche Operation mit ihr diskutiert, sie habe jedoch erst dann verstanden, daß er diesen Eingriff bei ihr vornehmen wollte, als man in ihr Zimmer kam, um sie fortzurollen und für die Operation vorzubereiten. Für sie bedeutete die Operation lediglich eine Verlängerung ihres Sterbens und des damit einhergehenden Leidens. Nach Mary Lous Tod stellte ich bei einer Unterhaltung mit dem Chirurgen Dr. Cameron fest, er sei allen Ernstes der Meinung gewesen, sie hätte nichts gegen den Eingriff einzuwenden gehabt. Als ich ihn fragte, ob er ihn auch dann durchgeführt hätte, wenn sie das unmißverständlich abgelehnt hätte, überlegte er einen Augenblick und sagte dann: «Ich glaube, dann hätte ich den Fall abgeben müssen. Nicht operieren hätte bedeutet, nicht zu versuchen, ihr Leben zu retten, und man hätte mich wegen Verletzung der ärztlichen Behandlungspflicht verklagen können, wenn die anderen Ärzte das gewollt hätten.» Zur Zeit der ungewünschten Operation hatte der Krebs bereits eindeutig den Sieg davongetragen, aber das ärztliche Berufsethos zwang den Chirurgen, ihre Erlösung von den Leiden um fast genau zwei Monate – nämlich um achtundfünfzig Tage – hinauszuschieben.

Ich mußte an eine Zeile denken, die ich aus dem Coriolan *behalten hatte: «Sie werden ihm den Tod zollweise geben ...»*

Jeder Laie, der sich mit der Geschichte der Medizin beschäftigt, wird wahrscheinlich eine Reihe von Überraschungen erleben. Dr. Charles W. Blaker, ein presbyterianischer Geistlicher, Academic Dean von Brandon Hall, Atlanta, hat aufschlußreiche Bemerkungen über die geschichtliche Entwicklung bestimmter heutiger Einstellungen gemacht. «Die jüdisch-christliche Überlieferung», sagt er, «beherrscht immer noch das ethische System der westlichen Kultur. Trotz der Anhaltspunkte, daß diese Beherrschung bald ein Ende haben wird, wird man das Leben, solange diese Beherrschung noch in Kraft ist, weiterhin als Ergebnis eines gezielten schöpferischen Akts eines höchsten Wesens betrachten. Es ist also geheiligt und tabu; das heißt, kein Mensch darf sich einmischen.» Der fromme Hiob charakterisierte diese Art Fatalismus, als er sagte: «Der Herr hat's gegeben, der Herr hat's genommen; der Name des Herrn sei gelobt!» (Buch Hiob 1, 21).

«Diese ‹Jenseitsgerichtetheit›», erklärt Blaker, «beherrschte das westliche Denken bis zur Renaissance. Es ist bezeichnend, daß die abendländische Kultur bis zur Renaissance fast keine Fortschritte in der Medizin oder in einer der mit ihr verwandten wissenschaftlichen Disziplinen gemacht hat. Was es überhaupt an Heilkunde und Heilkunst gegeben hatte, geht zurück auf arabische Einflüsse, die auf der Arbeit des Hippokrates, des Galen und späterer Griechen beruhten. Und das fand im allgemeinen außerhalb des größeren Interessen- und Einflußbereichs der Kirche statt. Die Wissenschaft der Medizin hat ihren Ursprung tatsächlich nicht in den Quellen der jüdisch-christlichen Tradition, und sie ist bis heute außerhalb des Hauptstroms dieser Tradition geblieben.

Diese Erkenntnis ist ein Schock. Wir neigen dazu, das Heilen mit der Religion des barmherzigen Heilands in Verbindung zu bringen. Aber Jesus heilte nur wenige der Tausende, die in Judäa lahm und blind und krank waren. Und wenn er heilte, so geschah dies gewöhnlich als Vorspiel zu einem viel wichtigeren Ereignis: seine Forderung, an Gott zu glauben (Matthäus 17, 14–21), sein Beharren auf seinem Recht der Sündenvergebung (Matthäus 9, 4–7), seine Antwort auf die zynischen Bemühungen der Pharisäer, ihm eine Falle zu stellen (Lukas 6, 6–10), seine Entschlossenheit, den Ruhm Gottes zu verkünden (Johannes 9, 1–7). Viele Dinge, die Jesus sagte, scheinen sich sogar unmittelbar aus der frühen hebräischen Tradition herzuleiten, nach der das körperliche Leben relativ unbedeutend war.»

Blaker bemerkt weiter: «Die moderne Medizin entstand im Freiheitsüberschwang des Renaissancedenkens und reifte auf einer geistigen Grundlage, die sich ungefähr so umschreiben läßt: ‹Das Leben nach dem Tod kann real sein oder auch nicht. Das Leben auf dieser Welt aber *ist* real und gehört *uns*! Drum wollen wir mit diesem Pfunde wuchern.›»

Ich habe persönlich und wiederholt erlebt, daß man jedem, der es wagt, sich unter bestimmten Voraussetzungen für die Euthanasie auszusprechen, als Gegenargument am häufigsten den Eid des Hippokrates vorhält. Meist handelt es sich dabei um Nichtärzte, die den Eid niemals gelesen haben und noch nicht einmal eine vage Vorstellung von der Geschichte des Hippokrates oder von seinem Beitrag zur wissenschaftlichen Medizin besitzen. Darum soll jetzt zunächst der hippokratische Eid im griechischen Original und in deutscher Übersetzung folgen, ehe wir uns in die Diskussion des altehrwürdigen, vielgenannten und doch fast unbekannten Textes einlassen.

Sehr viele Ärzte haben mit diesem Eid gerungen und sind zu verschiedenen Schlußfolgerungen gekommen. In seinem 1934 erschienenen Roman *Appointment in Samarra* (deutsch erschienen 1950 unter dem Titel *Treffpunkt in Samara*) läßt der amerikanische Erzähler John O'Hara – übrigens Sohn eines Arztes – einen etwas arroganten, aber ehrlichen jungen Arzt einen älteren Kollegen durch die folgende Bemerkung wütend machen: «Wir wissen beide sehr gut, daß der Eid des Hippokrates ein Haufen Mist ist. Meine

56 Tage vor dem Ende – Aus dem Pflegeprotokoll:

12 Uhr 75 mg Demerol gegen Schmerzen. Infusion läuft nicht, noch einmal angefangen. Infusion beendet, aufgenommen. Eine gute Nacht. Röntgenaufnahme für Bariumklistier. 11.30 Uhr 100 mg Nembutal. 11.45 Uhr 75 mg Demerol, 1/150 gr Atropin. 13.10 Uhr 1 Einheit Blut. 14 Uhr Pat. aus dem OP. Kolostomie gelockert. Pat. reagiert günstig. Zu tiefem Atmen ermuntert. 15 Uhr 75 mg Demerol gegen Schmerzen. Tropf läuft gut. Zu tiefem Atmen ermuntert. Pat. dreht sich von einer Seite auf die andere. Entleert 150 ccm – klar und gelb. Levin läuft gut. Keine Erleichterung mit Demerol. 17 Uhr Besucher – unterhält sich ein wenig mit ihnen. 17.05 Uhr 25 mg Demerol gegen Wundschmerzen. 18 Uhr 75 mg Demerol. Teilweise mit Schwamm abgewaschen. So beq. wie mögl. gemacht. Beingymnastik. Tiefer Atem. Pat. bleibt nur 20–30 Min. auf der Seite, wenn man sie umdreht. 21.05 75 mg Demerol gegen Schmerzen gegeben. Schläft immer nur kurz. Klagt über Schmerzen. Aus dem Protokoll des Arztes: *Operation. Postoperat. Zustand heute nachmittag gut.*

Frau benutzt ein Pessar, und ich wette, daß Ihre es auch tut.»

Zwischen den herrschenden Einstellungen zur Euthanasie einerseits und zur Geburtenkontrolle und Abtreibung andererseits besteht eine ganz bestimmte Beziehung, und ich werde versuchen, das im weiteren Verlauf dieses Buches zu zeigen. Man kann den Beginn des menschlichen Lebens nicht philosophisch oder ethisch oder überhaupt folgerichtig betrachten, ohne nicht auch sein Ende zu betrachten.

Hippokrates, nach dem der Eid benannt ist, wurde etwa 460 Jahre vor Christus auf der griechischen Sporaden-Insel Kos geboren. Reverend H. Pitney Van Dusen, der ehemalige Präsident des Union Theological Seminary in New York, hat einmal ganz lakonisch gesagt: «Ich glaube nicht, daß es einen anderen Beruf gibt, der mit einem so alten Dokument verheiratet ist, noch nicht einmal der geistliche Beruf mit seinen Zehn Geboten.»

Hippokrates hatte gewiß nie die leiseste Ahnung vom Umfang des medizinischen und wissenschaftlichen Fortschritts in den zwei Jahrtausenden nach seinem Tod, doch noch heute hört man, wie sein heidnisch beschwörender Eid («Ich schwöre und rufe Apollon den Arzt und Asklepios und Hygieia und Panakeia und alle Götter und Göttinnen ...») so feierlich zitiert wird, als hätte uns der große alte Grieche eine durch göttliche Eingebung offenbarte Weisheit hinterlassen, die in alle Ewigkeit auf alle medizinischen Situationen und Dilemmas anzuwenden wäre. Man mag es mit Recht erstaunlich finden, in welchem Grad der antike Eid auf das Ethos der heutigen Medizin zutrifft, aber niemand kann so unrealistisch sein, ihn historisch für eine zeitentrückte, absolute Wahrheit zu halten.

Ὀμνύω Ἀπόλλωνα ἰητρὸν καὶ Ἀσκλήπιὸν καὶ Ὑγείαν καὶ Πανάκειαν καὶ θεοὺς πάντας τε καὶ πάσας ἵστορας ποιεύμενος ἐπιτελέα ποιήσειν κατὰ δύναμιν καὶ κρίσιν ἐμὴν ὅρκον τόνδε καὶ ξυγγραφὴν τήνδε·

ἡγήσασθαί τε τὸν διδάξαντά με τὴν τέχνην ταύτην ἶσα γενέτῃσιν ἐμοῖσιν καὶ βίου κοινώσασθαι καὶ χρεῶν χρηίζοντι μετάδοσιν ποιήσασθαι καὶ γένος τὸ ἐξ αὐτοῦ ἀδελφεοῖς ἶσον ἐτικρινέειν ἄρρεσι καὶ διδάξειν τὴν τέχνην ταύτην, ἢν χρηίζωσι μανθάνειν, ἄνευ μισθοῦ καὶ ξυγγραφῆς, παραγγελίης τε καὶ ἀκροήσιος καὶ τῆς λοιπῆς ἁπάσης μαθήσιος μετάδοσιν ποιήσασθαι υἱοῖσί τε ἐμοῖσι καὶ τοῖσι τοῦ ἐμὲ διδάξαντος καὶ μαθηταῖσι συγγεγραμμένοις τε καὶ ὡρκισμένοις νόμῳ ἰητρικῷ, ἄλλῳ δὲ οὐδενί.

διαιτήμαισί τε χρήσομαι ἐπ᾽ ὠφελείῃ καμνόντων κατὰ δύναμιν καὶ κρίσιν ἐμήν, ἐπὶ δηλήσει δὲ καὶ ἀδικίῃ εἴρξειν.

οὐ δώσω δὲ οὐδὲ φάρμακον οὐδενὶ αἰτηθεὶς θανάσιμον οὐδὲ ὑφηγήσομαι ξυμβουλίην τοιήνδε· ὁμοίως δὲ οὐδὲ γυναικὶ πεσσὸν φθόριον δώσω.

ἁγνῶς δὲ καὶ ὁσίως διατηρήσω βίον ἐμὸν καὶ τέχνην ἐμήν.

ἐς οἰκίας δὲ ὁκόσας ἂν ἐσίω, ἐσελεύσομαι ἐπ᾽ ὠφελείῃ καμνόντων ἐκτὸς ἐὼν πάσης ἀδικίης ἑκουσίης καὶ φθορίης τῆς τε ἄλλης καὶ ἀφροδισίων ἔργων ἐπί τε γυναικείων σωμάτων καὶ ἀνδρείων ἐλευθέρων τε καὶ δούλων.

ἃ δ᾽ ἂν ἐν θεραπείῃ ἢ ἴδω ἢ ἀκούσω ἢ καὶ ἄνευ θεραπηίης κατὰ βίον ἀνθρώπων, ἃ μὴ χρή ποτε ἐκλαλέεσθαι ἔξω, σιγήσομαι ἄρρητα ἡγεύμενος εἶναι τὰ τοιαῦτα.

ὅρκον μὲν οὖν μοι τόνδε ἐπιτελέα ποιέοντι καὶ μὴ ξυγχέοντι εἴη ἐπαύρασθαι καὶ βίου καὶ τέχνης δοξαζομένῳ παρὰ πᾶσιν ἀνθρώποις ἐς τὸν αἰεὶ χρόνον, παραβαίνοντι δὲ καὶ ἐπιορκοῦντι τἀναντία τουτέων.

Ich schwöre bei Apollon, dem Arzte, und Asklepios und Hygieia und Panakeia und allen Göttern und Göttinnen als Zeugen, daß ich nach meinem besten Vermögen und Urteil diesen Eid und diese Verpflichtung erfüllen werde:

den, der mich diese Kunst lehrte, gleich zu achten meinen Eltern, insbesondere mit ihm den Lebensunterhalt zu teilen und ihn mitzuversorgen, falls er Not leidet; seine Nachkommen gleich zu achten meinen männlichen Geschwistern, insbesondere, wenn sie es wünschen, sie diese Kunst zu lehren ohne Entgelt und ohne vertragliche Verpflichtung, und so Ratschlag und Vorlesung und alle sonstige Belehrung zu erteilen meinen und meines Lehrers Söhnen wie auch den Schülern, die durch den Vertrag gebunden und vereidigt sind nach ärztlichem Brauch, sonst aber niemandem.

Meine Verordnungen werde ich treffen zu Nutz und Frommen der Kranken nach meinem besten Vermögen und Urteil, sie schützen vor allem, was ihnen schaden und Unrecht zufügen könnte.

Nie werde ich, auch nicht auf eine Bitte hin, ein tödlich wirkendes Gift verabreichen oder auch nur einen Rat dazu erteilen; gleicherweise werde ich niemals einer Frau ein fruchtabtreibendes Zäpfchen geben.

Heilig und rein werde ich mein Leben bewahren und meine Kunst.

In welche Häuser ich eintrete, stets will ich eintreten zu Nutz und Frommen der Kranken, mich fernhaltend von willkürlichem Unrecht und jeder anderen Schädigung, insbesondere von Werken der Wollust an den Leibern von Frauen und Männern, Freien und Sklaven.

Was ich auch bei der Behandlung sehe oder höre oder außerhalb der Behandlung im Leben der Menschen, soweit man es nicht ausplaudern darf, werde ich darüber schweigen, in der Überzeugung, daß hier Schweigen heilige Pflicht ist.

Wenn ich nun diesen meinen Eidspruch erfülle und nicht verletze, möge mir im Leben und in der Kunst Erfolg beschieden sein, Ruhm und Ansehen bei allen Menschen bis in ewige Zeiten; wenn ich ihn übertrete und meineidig werde, dessen Gegenteil.

Robert B. Reeves jr., Kaplan des Presbyterian Hospital, New York, hat versucht, den Eid des Hippokrates in seinen geschichtlichen Kontext einzuordnen. «Über den Eid des Hippokrates», erklärt er, «ist manches gesagt worden, und solange sich die Medizin noch nach ihm richtet, sollten wir uns meiner Meinung nach darüber klar sein, was er tatsächlich ausdrückt. Er sagt nichts über den absoluten Wert des Lebens, über die biologische Kontinuität. ‹Meine ärztlichen Verordnungen›, erklärt der Eid, ‹werde ich zum Nutzen der Kranken geben, soweit ich es vermag und verstehe. Was Verderben und Schaden bringt, will ich von ihnen fernhalten. An niemand werde ich ein tödliches Gift abgeben ...› Diese Vorkehrung zielte übrigens auf Verschwörungen ab, damit Ärzte sich nicht an Giftmorden beteiligten, die in den politischen Auseinandersetzungen der damaligen Zeit ziemlich verbreitet waren. Wir sind irgendwie auf einen vitalistischen Kurs gekommen, der die einfache biologische Kontinuität zum absoluten Wert erhoben hat. Mir scheint, das ist eine Perversion der jüdisch-christlichen Hierarchie ethischer Werte. Der höchste Wert unseres religiösen Erbes ist die Persönlichkeit des Menschen, der Mensch in seiner Ganzheit, der Mensch in seiner Freiheit, Integrität und Würde. Wenn Krankheiten einen Menschen in ein Stadium bringen, in dem er kein freier Mensch mehr ist und alles andere als ein Mensch mit Integrität und Würde, dann ist das Wertvollste und Kostbarste verschwunden, und wir können durchaus der Ansicht sein, daß seine bloße Kontinuität mit Hilfe von Maschinen oder Medikamenten eine Verletzung seines eigentlichen Menschseins darstellt.»

Viele Ärzte sind der Ansicht, der medizinische Fortschritt seit Hippokrates hätte automatisch dazu geführt, daß sein Eid widerspruchsvoll wurde. Unter ihnen befindet sich Prof. Dr. Vincent Collins, Chirurg an der medizinischen Fakultät der Northwestern University, Evanston, Illinois. Nach Collins schwört ein Arzt, der den Eid des Hippokrates ablegt, «‹ich werde die Behandlungsmethode anwenden, die ich auf Grund meiner Fähigkeiten und meines Urteils im Sinne des Wohls meiner Patienten für geeignet halte, und mich von allem fernhalten, was schädlich und falsch ist›. Wie kann man urteilen, es geschehe zum Wohl des Patienten, wenn man ihn um seinen Frieden betrügt, da man nicht die Macht besitzt, sein Bewußtsein wiederherzustellen?»

Anthony Flew, Professor der Philosophie an der englischen University of Keele, Staffordshire, hat den offenkundigen Widerspruch mit einem etwas anderen Ansatz untersucht. Er glaubt, der Eid des Hippokrates stelle «zwei Forderungen, die sich unter den besonderen Umständen, die wir im Sinn haben, gegenseitig ausschließen können. Man kann sie also nicht gleichzeitig erfüllen. Der betreffende Abschnitt lautet: ‹Meine ärztlichen Verordnungen werde ich zum Nutzen der Kranken geben, soweit ich es vermag und verstehe. Was Verderben und Schaden bringt, will ich von ihnen fernhalten. An niemand werde ich ein tödlich wirkendes Gift abgeben, auch dann nicht, wenn man mich darum bittet...› Die fundamentale Absicht, ‹den Kranken nach meiner Fähigkeit und meinem Urteil zu helfen›, kann eindeutig mit dem weiteren Versprechen kollidieren, ‹niemandem eine tödliche Dosis [zu] geben, wenn man mich dazu auffordert›. Um die fundamentale Absicht zu befolgen, muß ein Arzt möglicherweise das andere Versprechen brechen. Die Moral scheint also folgende: der Eid des Hippokrates fordert nicht etwa kategorisch und unzweideutig, daß sich Ärzte auf keinen Fall mit freiwilliger Euthanasie abgeben dürfen, sondern vielmehr, daß die mögliche Unvereinbarkeit der verschiedenen Direktiven, die sich von zwei seiner logisch voneinander unabhängigen Klauseln ableiten, in solchen Fällen ein Grund ist, den Eid zu revidieren.»

Besteht dort tatsächlich ein Widerspruch? Einer der unermüdlichsten Befürworter der freiwilligen Euthanasie, Joseph Fletcher, Inhaber des Lehrstuhls für Ethik an der Episcopal Theological School in Cambridge, Massachusetts, mußte natürlich ebenfalls mit dem Eid des Hippokrates ins reine kommen. «Ich pflegte zu glauben», sagt er, «daß der ärztliche Eid des Hippokrates in sich selbst widersprüchlich sei, weil er sowohl versprach, das Leben zu erhalten, als auch, das Leiden zu lindern, wo es doch Situationen gibt, in denen man sich für eines von beiden entscheiden muß. Die eingehende Untersuchung der besten Texttradition hat jedoch klargemacht, daß er keinen derartigen logischen Irrtum enthält. Über die Erhaltung des Lebens sagt der Eid nämlich kein Wort. Er sagt: ‹Meine ärztlichen Verordnungen werde ich zum Nutzen der Kranken geben, soweit ich es vermag und verstehe. Was Verderben und Schaden bringt, will ich von ihnen fernhalten.› Ob wir einen Grund für die Euthanasie finden, hängt davon ab, wie wir ‹zum Nutzen der Kranken› und ‹Verderben› und ‹Schaden› verstehen. Das entmenschlichte biologische Leben ist manchmal ein wirklicher Schaden und das Gegenteil von Nutzen, und es wäre ziemlich falsch, würde man sich weigern, den Tod zu begrüßen oder auch herbeizuführen.

Der Tag wird kommen, da die Menschen eine notariell beglaubigte und unter gesetzlicher Aufsicht ausgestellte Karte bei sich tragen, die erklärt, sie wollten *nur bis zur Grenze des noch Menschlichen* am Leben gehalten werden und autorisierten die Herbeiführung ihres Todes in extremis durch irgendeine der dafür geeigneten Methoden. Diese Karten könnten von der Art sein, wie man sie in Bundesstaaten benutzt, wo das Gesetz Organschenkungen ermöglicht hat, die den Menschen erlauben, Teile ihres Körpers, darunter lebenswichtige Organe, nach dem Tod des Spenders anderen zu überlassen, denen man damit das Leben retten kann. Angehörige haben dabei keine Einspruchsmöglichkeit. So sieht es zum Beispiel beim Parlamentsgesetz Nr. 69 von Virginia aus, das kürzlich verabschiedet wurde ... Von den fünfzig amerikanischen Bundesstaaten haben dreiundvierzig ähnliche Gesetze, und als *Modern Medicine* einer ihrer Ausgaben Muster von sechs Karten beilegte, erhielt die Redaktion innerhalb eines Monats Bitten um 200000 weitere Karten, darunter Massenbestellungen von staatlichen medizinischen Organisationen.»

Heute muß jeder nüchtern und realistisch Denkende den Eid des Hippokrates als Zeugnis aus einer unendlich fernen Vergangenheit betrachten, als Relikt, das erstaunlich lange Zeit überlebte und seine Gültigkeit bewahrte, aber als nichts mehr. Jüngere Ärztegenerationen haben sich immer mehr vom hippokratischen Eid als ethischem Orientierungspunkt für die moderne medizinische Praxis abgewandt. Einige medizinische Fakultäten in den USA haben den Eid stillschweigend aus ihrer Prüfungs- und Zulassungsordnung gestrichen.

Ich flog von Berlin über Frankfurt, Chicago und Dallas – wo ich jeweils eine andere Maschine nehmen mußte – und kam spät abends

55 Tage vor dem Ende – Aus dem Pflegeprotokoll:

> *12 Uhr 75 mg Demerol. Umgedreht – tiefer Atem. Schläft in Abständen. 15 Uhr Demerol 75 mg. Nägel blau. Liegt auf der Seite. Starke Schmerzen. 18 Uhr Demerol 75 mg. Kolostomie ausgespült. Levin-Sonde ausgespült. 21 Uhr Demerol 75 mg gegen Schmerzen. Lotioneinreibung und Beingymnastik. 24 Uhr Demerol 75 mg. Lage ziemlich häufig geändert. Als Kolostomie ausgespült, wird Fluß wieder dick und mit Stuhlmaterial. 3.30 Atem rasselt. Viel Stuhlgang, weiche Konsistenz. Bettwäsche gewechselt. Kolostomie ausgespült. Levin-Sonde ausgespült. 7.30 Uhr Demerol 75 mg gegen Schmerzen. Pat. schwitzt weiter. Hat weniger Schmerzen gehabt. Husten mit Auswurf.*
> Bemerkung des Arztes: *Zustand scheint gut.*

in El Paso an der Grenze zu Mexiko an. Ich fand Pete, der zum Flughafen gekommen war, um auf mein verspätetes Flugzeug zu warten, erschöpft in einem Sessel schlafend. Er fuhr mich direkt zum Krankenhaus, obgleich es bereits auf Mitternacht ging, und ich hatte mein erstes kurzes, schmerzliches Wiedersehen mit meiner sterbenden Schwester.

Damals, so kurz nach der Operation, hatte sie noch ihre drei eigenen Krankenschwestern, die sich in Acht-Stunden-Schichten abwechselten. Nach ein paar Tagen erklärte der Arzt Pete, er könne die Nachmittagsschwester fortschicken. Dann waren nur noch die Morgenschwester Mildred und Mrs. Agnew übrig. Mrs. Agnew war eine ältere Witwe, bei der einige verräterische Anzeichen meinen Verdacht weckten, sie sei eine Trinkerin, obgleich mit Sicherheit nicht im Dienst. Sie stellte sich bei Injektionen wiederholt schmerzhaft ungeschickt an, so daß Mary Lou immer mehr Angst vor ihren Spritzen bekam. Einmal brachte eine dieser schmerzhaften Injektionen Mary Lou zum Weinen, und sie weinte nicht leicht. Als der Arzt sagte, seiner Meinung nach könne Mary Lou jetzt mit *einer* Spezialschwester auskommen, und zwar morgens, was es klar, daß Mary Lou Schwester Mildred vorzog. Mrs. Agnew brauchte die Arbeit offensichtlich; sie wies Pete auf ihren Status als staatlich geprüfte Krankenschwester hin und sagte, er solle bei seiner Versicherung nachfragen, ob sie auch die Kosten für eine staatlich geprüfte Hilfsschwester – diesen etwas bescheideneren Titel trug Mildred – decken würde. Die Versicherung bejahte, und deshalb blieb Mildred.

Unsere Eltern stammten beide aus dem Herzen der Südstaaten, wo man die Familienbande noch sehr ernst nimmt, und beide sagten ganz unglücklich, sie glaubten, «jemand von der Familie» sollte auch nachts in Mary Lous Zimmer bleiben. Mary Lou selbst protestierte, doch nicht sehr stark. ‹Jemand von der Familie› konnte in diesem Fall nur ich sein. Unsere Eltern, die beide schon an die Achtzig waren, konnten gar nicht daran denken, so etwas zu tun, und Pete, der sich dadurch am Leben hielt, daß er seiner gewohnten Arbeit nachging, brauchte soviel ungestörte Ruhe, wie er bekommen konnte. Ich hatte mein eigenes Zuhause und meine täglichen Pflichten Tausende von Kilometern weit hinter mir zurückgelassen und hatte hier nun buchstäblich nichts zu tun, außer auf jede nur mögliche Weise zu helfen. In Mary Lous Zimmer stand ein zweites Bett, doch wenn ich es auch nur für kurze Augenblicke benutzte, würde sich der ohnehin schon sehr hohe Tagessatz, den sie zahlen mußte, verdoppeln. Um das Problem zu lösen, ging Pete in ein Discountgeschäft und kaufte eine zusammenklappbare Liege mit einer dünnen Matratze. In den nächsten beiden Monaten lag ich nun jede Nacht angezogen auf dieser Pritsche unter einer Wolldecke, so daß Mary Lou mich jederzeit rufen konnte, wenn sie dringend etwas brauchte. Ich wußte, daß sie immer, sogar in ihrer Sterbenskrankheit, tagsüber ein wenig allein sein mußte. Ich forderte sie auf, mir dann Bescheid zu sagen, und sie tat es.

Da unsere Eltern ganz auf der anderen Seite des Mount Franklin in El Paso wohnten, gab Pete mir das Gästezimmer in seinem und Mary Lous Haus, das im selben Teil der Stadt lag wie das Krankenhaus. Jeden Morgen fuhr ich ‹nach Hause›, um mich frisch zu machen. Dann kehrte ich wieder ins Krankenhaus zurück. Unsere Eltern kamen anfangs jeden Nachmittag ins Krankenhaus; doch schon nach wenigen Tagen bat mich Mary Lou, sie nicht mehr mit ihnen allein zu lassen: Leid und Trauer ließen sie verstummen, und die langen Pausen des Schweigens, in denen sie ihre Tochter oder sich gegenseitig hilflos anblickten, machten Mary Lou nervös.

Pete kam in der Mittagszeit und nach der Arbeit, und dann ließ ich ihn mit seiner Frau allein. In der ersten Zeit überraschte mich das Schauspiel, das sich mir bot, wenn ich abends zurückkam. Mary Lou hatte an der Wand gegenüber dem Bett einen Fernsehapparat aufstellen lassen, ein kleiner Lautsprecher war am Kopfkissen befestigt. Wenn ich zurückkehrte, fand ich Pete in seinem Sessel neben ihrem Bett schlafend, ihre Hand in der seinen haltend, und Mary Lou hatte die Augen geschlossen und den Lautsprecher abgestellt, so daß sich gegenüber von ihnen die stummen, dummen Bilder auf dem Schirm bewegten. Kannten sie denn wirklich, so dachte ich in meiner ersten Reaktion, keinen anderen Weg, die Zeit zu nutzen, die ihnen noch blieb – hatten sie sich denn wirklich nichts zu sagen? Ich sah aber gleich ein, daß die Antwort nein lautete, daß sie sich unter diesen Umständen nichts mehr zu sagen hatten. Alles, was mit dieser Situation zusammenhing, hatten sie sich vorher bereits viele, viele Male gesagt. Jetzt konnten sie nichts mehr tun, als nur zusammen zu sein, beieinander zu sein und zu warten.

Mildred erzählte wenig über sich, außer daß sie früher viele Jahre lang ihre verwitwete Mutter in Arkansas unterstützen mußte, «und dann war es zu spät für mich geworden, einen Mann zu finden». Nach kurzer Zeit bat Mary Lou, Mildred solle sie doch auch beim Vornamen nennen. Ich war gerade anwesend und könnte nach amerikanischer Sitte von diesem Vertrauensverhältnis nicht gut ausgeschlossen bleiben. Da ich aber fast zwanzig Jahre lang in Ländern mit anderen Umgangsformen gelebt hatte, schreckte ich unwillkürlich davor zurück, mir das Du mehr oder weniger aufzwingen zu lassen, aber ich wollte mich nicht sperren, und von da an nannte Mildred sowohl ihre Patientin als auch mich beim Vornamen.

Wenige Tage nach meiner Ankunft bat mich Mary Lou, in ihrem Schreibtisch zu Hause nach einem Artikel zu suchen, den sie geschrieben hatte, bevor sie ins Krankenhaus mußte. Sie bat mich, ihn mit der Maschine zu tippen und an die Monatszeitschrift *Presbyterian Life* zu schicken. Sie hatte ihn überschrieben: «Wie kann ich für Krebs dankbar sein?»

Man muß deutlich unterscheiden zwischen passiver und aktiver Euthanasie. Bei der passiven Euthanasie hört man mit der Behandlung und anderen Bemühungen auf, die dazu dienen, das Leben eines unheilbar Kranken, der sterben will, zu verlängern. Bei der aktiven Euthanasie erfüllt man den Wunsch eines Sterbenden, ihn von seinen Leiden zu erlösen, indem man sein Leben durch eine gezielte medizinische Maßnahme beendet. In den Jahren nach dem Tod meiner Schwester habe ich bemerkt, daß die passive Euthanasie immer mehr akzeptiert wird. Ich selbst plädiere auch für die freiwillige aktive Euthanasie. Meine Gründe dafür bilden den Anlaß und den Inhalt dieses Buches.

Die Bezeichnung Euthanasie kommt aus dem Griechischen: Die Vorsilbe *eu* bedeutet ‹wohl, gut, schön›, der zweite Wortbestandteil leitet her von *thanatos* ‹Tod›. Die alten Griechen bezeichneten den Tod und auch den Prozeß, der zum Tod führt, mit zwei Vokabeln. Den vorzeitigen oder frühzeitigen, unnatürlichen oder schmerzhaften Tod, das Verderben, nannten sie *ker*. Wenn sie das Wort *thanatos* benutzten, meinten sie den natürlichen Tod.

Die Römer unterschieden ganz ähnlich zwischen *letum* (oder *lethum*) und *mors*. *Letum* betrachteten sie als Quelle der Sterblichkeit, die sie im Hades ansiedelten: die Frommen überqueren den Lethestrom (den Strom des Vergessens) und gehen in die Glückseligkeit der elysischen Gefilde ein. *Mors* bedeutete den unmittelbaren Tod, die Manifestation der Sterblichkeit auf Erden, den Tod allgemein. Tod (Thanatos) und Schlaf (Hypnos) waren in der plastischen Phantasie des Altertums Söhne der Nacht (Nyx). Sie wurden dargestellt als geflügelte Jünglinge. Hypnos mit Mohnköpfen (Opium!) und einem kleinen Horn in der Hand, Thanatos mit einer umgedrehten erloschenen Fackel.

In der altgriechischen Überlieferung sind nur wenige Textbelege für das Wort εὐθανασία (*euthanasía*) erhalten geblieben (Posidipp. 18; Philo 1. 182). Das Verbum εὐθανατέω (*euthanatéo*) ‹einen würdigen Tod sterben› ist immerhin dreimal überliefert (Stoicorum Veterum Fragmenta, ed. H. Arnim, Bd. 3, S. 156; Polybios 5. 38. 9; Josephus, *Antiquitates Judaicae* 9. 4. 5). Abgeleitete Wortformen wie εὐθάνατος (*euthánatos*) ‹leicht oder glücklich sterbend› und εὐθανάτως (*euthanátos*) finden sich in den Fragmenten alter Komödiendichter (Men. 23, cf. Paul. Al. M. 3; Cratin. 413; Men. 481. 16).

Gewöhnlich wird zur Wortgeschichte des Begriffs Euthanasie eine Stelle zitiert aus den Briefen Ciceros an seinen Freund Atticus (Ep. ad Atticum 16. 7. 3). Aber dort bedeutet *euthanasía* soviel wie ‹ehrenvoller, ruhmreicher, würdevoller Tod›.

Die wichtigste Überlieferung aus dem Altertum ist eine Stelle in den Kaiserbiographien des Gaius Suetonius Tranquillus aus der ersten Hälfte des zweiten Jahrhunderts nach Christi Geburt (*Divus*

54 Tage vor dem Ende – Aus dem Pflegeprotokoll:

> *12.15 Uhr 75 mg Demerol gegen Schmerzen. Auf die r. Seite gedreht. Klaren Schleim ausgehustet. Auf den Rücken gedreht. Auf die r. Seite gedreht. 16 Uhr Demerol 75 mg gegen Schmerzen. Umgedreht. Kolostomie ausgespült. Verbände vom Arzt gewechselt. Zwei Klemmen wieder an Eingriffstelle. 21.30 Uhr Demerol 75 mg gegen Schmerzen und Beschwerden. Kolostomie ausgespült. Viel dicker Stuhl. 5.30 Uhr Suppe 120 ccm, wenige Bissen Gelee. Gut vertragen. 6.15 Demerol 75 mg gegen Schmerzen. Kolostomie ausgespült. Große Menge Stuhl um Kolo ausgetreten. Katheter ausgesp. Kath. offen. Verbände verstärkt. Blähung durch Kolo entwichen. Pat. hat ungehindert aufgestoßen. Keine Übelkeit. Große Menge Ausfluß um Kolostomie. 11.30 Uhr Demerol 75 mg gegen Schmerzen.*
> Die Bemerkung des Arztes: *Ausfl. entfernt. Verbunden. Etwas Fäkalaustritt um Kolostomietubus. Duodenaltubus entfernt. Kein Erbrechen. Trank etwas Flüssigkeit und behielt sie bei sich.*

Augustus 99). Sueton beschreibt dort den Tod des gottgleichen Kaisers Augustus.

«An seinem letzten Lebenstag fragte er immer wieder, ob wegen seines Zustandes [er hatte ein schweres Darmleiden, wahrscheinlich Krebs] draußen schon ein Auflauf entstanden sei. Dann verlangte er nach einem Spiegel, ließ sich die Haare kämmen und die herabhängenden Wangen heben und forschte die zu ihm eingelassenen Freunde aus, ob sie fänden, daß er die Komödie des Lebens bis zum Ende gut gespielt habe. Auch fügte er auf griechisch die auf der Bühne übliche Schlußformel hinzu:

«Wenn es gut gefallen euch, gewährt Beifall diesem Spiel.
Und dankend laßt uns alle nun nach Hause gehn!»

Darauf verabschiedete er alle, und während er noch einige Leute, die eben aus Rom gekommen waren, über die Krankheit von Drusus' Tochter befragte, starb er plötzlich in den Armen Livias mit den Worten: «Livia, bleibe immer unserer glücklichen Ehe eingedenk und lebe wohl!»

Sortitus exitum facilem et qualem semper optaverat. Nam fere quotiens audisset cito ac nullo cruciatu defunctum quempiam, sibi et suis εὐθανασίαν *similem (hoc enim et verbo uti solebat) precabatur.*

«Er hatte das Glück, einen leichten Tod zu haben, wie er ihn sich stets gewünscht hatte. Er pflegte nämlich fast immer, wenn er von jemand hörte, der schnell und ohne zu leiden hatte sterben können, für sich und die seinen von den Göttern eine solche ‹Euthanasia› – das war das Wort, welches er brauchte –, einen solchen ‹leichten Tod› zu erflehen.»

Eine klassische Todesszene. 36 Tage vor seinem siebenundsiebzigsten Geburtstag haucht nach über vierzig Jahren weltbeherrschender Regierung der verehrte Monarch am 19. August des Jahres 14 n. Chr. auf seiner Residenz in Nola bei Neapel in den Armen seiner geliebten Livia nach einem schweren, doch milde verlaufenden Darmleiden seine bald schon unter die Götter versetzte Seele aus.

Ob es in der Sterbekammer des Herrschers wirklich so elegant und kultiviert zugegangen ist, wie Sueton berichtet, wissen wir nicht. Sicher sagen können wir nur, daß dieser gebildete und aufgeklärte Römer ein menschenwürdiges Sterben für ein so hohes Gut gehalten hat, daß seine Zeitgenossen – und wir – diesen seinen Wunsch von Herzen gern erfüllt sehen.

1516 erschien in Leiden ein Buch des großen englischen Staatsmannes, Humanisten und philosophischen Schriftstellers Sir Thomas More, damals Richter und Parlamentsmitglied, von 1529 an Großkanzler Heinrichs VIII. Das lateinische Werk trug den Titel *De optimo statu rei publicae deque nova insula Utopia* (‹Von der besten Verfassung des Staates und von der neuen Insel Utopia›). Sir Thomas, ein enger Freund des Erasmus von Rotterdam, eine integre, gerechte, tolerante und verantwortungsbewußte Persönlichkeit, war ein treuer Sohn seiner römischen Kirche. Als Heinrich VIII. sich scheiden lassen wollte von Katharina von Aragonien, um Anne Boleyn zu ehelichen, verweigerte der einflußreiche Günstling des Throns seinem König den Suprematseid, da er die Autorität des Heiligen Stuhls nicht angetastet sehen wollte. König Heinrich ließ daraufhin seinen Großkanzler in den Kerker werfen und am 6. Juli 1535 enthaupten.

In seinem Staatsroman *Utopia* schildert Thomas More im 21. Kapitel, wie in dem idealen Vernunftstaat die Utopier mit ihren Kranken verfahren. «Die Kranken pflegen sie, wie ich sagte, mit großer Hingebung, und sie versäumen nichts, wodurch sie ihre Gesundheit wiederherstellen können, sei es durch Arzneimittel oder durch sorgfältige Diät. Sogar unheilbar Kranken erleichtern sie ihr Los, indem sie sich zu ihnen setzen, ihnen Trost zusprechen und überhaupt alle möglichen Erleichterungen verschaffen. Ist indessen die Krankheit nicht nur unheilbar, sondern dazu noch dauernd qualvoll und schmerzhaft, dann reden Priester und Behörden dem Kranken zu, da er doch allen Anforderungen des Lebens nicht mehr gewachsen, den Mitmenschen zur Last, sich selber unerträglich, seinen eigenen Tod bereits überlebe, solle er nicht darauf bestehen, die unheilvolle Seuche noch länger zu nähren, und nicht zögern zu sterben, zumal das Leben doch nur eine Qual für ihn sei; er solle sich also getrost und hoffnungsvoll aus diesem bitteren Leben wie aus einem Kerker oder aus der Folterkammer befreien oder sich freiwillig von anderen herausreißen lassen; daran werde er klug tun, da ja der Tod keinen Freuden, sondern nur Martern ein Ende mache, und zudem werde er fromm und gottesfürchtig handeln, da er damit dem Rat der Priester, das heißt der Deuter des göttlichen Willens, gehorche. Wen sie damit überzeugt haben, der endigt sein Leben entweder freiwillig durch Enthaltung von Nahrung oder wird eingeschläfert und findet Erlösung, ohne vom Tode etwas zu merken. Gegen seinen Willen aber töten sie niemanden, und sie pflegen ihn deshalb auch nicht weniger sorgfältig. Auf einen solchen Rat hin sein Leben zu enden, gilt als ehrenvoll.»

Hier wird also eindeutig neben der passiven auch die aktive freiwillige Euthanasie befürwortet, die heute noch von der Mutter Kirche des Autors leidenschaftlich bekämpft wird.

Thomas Morus wurde 1935, vier Jahrhunderte nach seiner Enthauptung, als Märtyrer des Katholizismus heiliggesprochen.

Die zahlreichen antiken, mittelalterlichen und neuzeitlichen Zeugnisse von der Auseinandersetzung der Menschen mit dem Problem des Leidens im Sterben sollen jetzt nicht ausführlich dargestellt werden. Todesqualen und das ethische Dilemma, das sie jedem bieten, der es gut meint mit der leidenden Kreatur Mensch, sind kein Gegenstand historischer Reflexion, sondern so hautnah gegenwärtig wie immer. Nur daß heute die Problematik wegen der Triumphe wissenschaftlicher Medizin und der allgemeinen Lebensverlängerung immer unaufschiebbarer nach ihrer Lösung verlangt. Denn aus den Todesqualen von einst droht heute die Todesquälerei zu werden.

Die erste öffentliche Debatte über das Thema Euthanasie fand wahrscheinlich 1873 in England statt. Sie begann, als in einer Februarausgabe der *Fortnightly Review* ein beredtes Plädoyer für die freiwillige Euthanasie veröffentlicht wurde: «The New Cure for Incurables». L. A. Tollemache, der Verfasser, verteidigt darin einen Standpunkt, den schon ein Jahr vorher – wenn auch von der Öffentlichkeit weniger beachtet – S. D. Williams mit seinem unter dem einfachen Titel *Euthanasie* erschienenen Werk vertreten hatte. *The Spectator* kritisierte Tollemaches Artikel scharf und unterstellte, «obgleich wir nicht glauben, daß es in Mr. Tollemaches Artikel ausdrücklich erklärt wird, scheinen sich die wohl stärksten Argumente, welche man für eine Beendigung menschlicher Leiden vorbringen kann, auf Fälle zu beziehen, wo man unmöglich die Zustimmung des Leidenden für diesen Behandlungsverlauf haben kann». Tollemaches gedruckte Entgegnung: «Ich versuchte klarzumachen, daß ich es ablehne, eine solche Erlösung jemals ohne die ausdrückliche Zustimmung der sterbenden Person vorzunehmen ... Es wird aber gesagt, daß sich all meine Argumente auf Fälle wie schleichende Paralyse bezögen, wo der Leidende vielleicht nicht mehr sprechen kann. Ich glaube aber nicht ... daß man dem Leidenden das Weitersiechen erlauben soll, wenn solche Sicherheitsvorkehrungen unmöglich sind. Ein halber Laib, sagt das Sprichwort, ist besser als kein Brot. Man bemüht sich vielleicht, das Leiden zu lindern, das man lindern kann, obgleich die Voraussetzungen für das Lindern anderer (und vielleicht schlimmerer) Leiden unter Umständen nicht gegeben sind ... Ich habe meine Meinung so ausführlich dargelegt, weil meiner Ansicht nach eines der weitverbreiteten Mißverständnisse der Euthanasie darin besteht, sie müsse einige der Verfahren beinhalten, wie sie der verstorbene Mr. Charles Buxton (vielleicht nicht ganz ernsthaft) befürwortete – nämlich die summarische Auslöschung von Schwachsinnigen und Altersschwachen.»

Klingt die Debatte von 1873 vertraut? Noch heute äußern Gegner der freiwilligen Euthanasie die gleichen, vollkommen an den Tatsachen vorbeigehenden und unbegründeten Unterstellungen wie 1873 der *Spectator*.

Im 20. Jahrhundert wurde die freiwillige Euthanasie in der medizinischen Wissenschaft wohl zum erstenmal 1907 offen befürwortet. Damals legte der englische Arzt Dr. Goddard der Willesden Medical Society einen genau ausgearbeiteten Plan vor. Im November 1931

53 Tage vor dem Ende – Aus dem Pflegeprotokoll:

6.30 Uhr Demerol 50 mg. 9.30 Uhr Demerol 75 mg gegen Schmerzen und Beschwerden. Ließ Füße 10 Min. aus dem Bett hängen. Mittagessen abgelehnt. Leichte Übelkeit, aber Medikamente abgelehnt. Verbände gewechselt. 15.30 Uhr Demerol 75 mg gegen Schmerzen. 16.30 Uhr Suppe probiert, Pat. begann zu würgen. 18 Uhr Dramamine 50 mg gegen Übelkeit. Kolostomie ausgespült. Verband gewechselt. 18.45 Uhr Demerol 75 mg gegen Schmerzen. Fäkalausfluß dünner. Pat. s. deprimiert. Verbände gesäubert. Pat. schläft. Auf die Seite gedreht – Pat. hat im Schlaf entleert. Bettzeug gewechselt. An Tropf angeschlossen.

hielt Dr. C. Killick Millard – ebenfalls in England – vor der Society of Medical Officers of Health, deren Vorsitzender er war, einen Vortrag über das Thema: «Die Legalisierung der freiwilligen Euthanasie». Nach Gründung der englischen Euthanasia Society im Jahre 1935 wurde Dr. Millard ehrenamtlicher Schriftführer. Die Gründung der New Yorker Euthanasia Society erfolgte drei Jahre später. Von Anfang an zogen beide Gesellschaften mehr Mediziner und Geistliche als Angehörige anderer Berufe an.

Wenige Tage nach Mary Lous Kolostomie-Operation kam Marian Skinner, eine der beiden Radiologen, die ihr die 5FU-Chemotherapie verabreicht hatten, auf einen Besuch ins Krankenhaus. Marian hatte genug Erfahrungen mit dem Sterben und dem Tod; sie hatte unter anderem den tödlichen Krebs ihres ersten Ehemannes mitgemacht, den sie sehr geliebt hatte. Die Gewohnheit hatte ihr ein völlig ungezwungenes Krankenzimmerverhalten beigebracht, und sie plauderte mit Mary Lou in einem beiläufigen Ton, der den Ernst der Situation Lügen strafte. Kurz bevor sie wieder ging, sagte Marian strahlend: «Sobald deine Operationswunde ein bißchen verheilt ist, möchten wir dir wieder etwas 5FU geben.» Mary Lou reagierte nicht, doch als Marian das Zimmer verlassen hatte, füllten sich ihre Augen mit Tränen, und sie blickte weg, aus dem Fenster. Als sie wieder sprechen konnte, sagte sie: «Mich mit dieser Operation am Leben zu halten, kommt mir noch sinnloser vor, wenn es nur bedeutet, daß man mich am Leben hält, damit ich noch mehr leiden muß.»

Ihre Wunde verheilte natürlich nie, so daß sie wenigstens nicht die weiteren Qualen auf sich nehmen mußte, die die gefürchteten 5FU-Spritzen für sie bedeuteten. Als ich Marian viel später bei einer Unterhaltung fragte, weshalb sie sich an jenem Tag so verhalten hätte, obgleich sie mit fast absoluter Gewißheit hätte wissen müssen, daß die Zeit für eine Chemotherapie vorbei war, sagte sie: «Man tut immer alles, was man kann, um die Hoffnung des Patienten am Leben zu halten.»

In unserer Gesellschaft müssen Geistliche und Ärzte dem Phänomen des Sterbens und des Todes viel näher gegenübertreten – und sich direkter damit befassen – als die Angehörigen anderer Berufsgruppen. Trotz dieser Tatsache ist die Art, wie man Ärzte und Geistliche während ihrer Ausbildung auf diese Aufgabe vorbereitet, beklagenswert unzulänglich. Der weitverbreitete, besonders in Amerika so virulente Zwang zum *Keep-smiling*, mit dem verhindert wird, daß man über den Tod spricht oder auch nur nachdenkt, erklärt diesen Zustand; er rechtfertigt oder entschuldigt ihn allerdings kaum. Der sterbende Mensch und alle, die ihm nahestehen, neigen in solchen Augenblicken der letzten Entscheidung dazu, Geistliche und Ärzte noch mehr als sonst für allwissend und gottähnlich zu halten, obgleich die Ausbildung, die diesen Vaterfiguren für die ihnen aufgezwungene Rolle zuteil geworden ist, eine sehr mangelhafte Vorbereitung war und ihnen höchstens teilweise ermöglicht, der übermenschlichen Aufgabe, die man von ihnen erwartet, ja sogar verlangt, gerecht zu werden.

Auf einer Konferenz über Euthanasie, die am 5. Dezember 1970 in der New Yorker Academy of Medicine veranstaltet wurde, berichtete Professor Robert E. Neal vom Union Theological Seminary den Anwesenden über eine Übung, die er auf dieser Hochschule eingeführt hatte. Das Vorlesungsverzeichnis führte den Kurs so auf:

> PSYCHIATRIE UND RELIGION. 384. TOD.
> *Kursteilnehmer werden ihre unbewußte Todesleugnung, Todesbewußtheit, Todesfurcht sowie ihre Suizid-, Trauer- und Glaubensreaktionen auf den Tod durch Vorlesungen, Lektüre, Diskussionen und andere Medien explorieren.*

Neal beschrieb seinen ungewöhnlichen Übungskurs so: «Im Mittelpunkt stehen die Kursteilnehmer – unsere *eigene* Furcht, Trauer, unbewußte Leugnung. Wir laufen nämlich Gefahr, uns zu früh um andere zu kümmern, und das bedeutet fast immer, daß wir unsere eigenen Reaktionen auf den Tod vermeiden.» Der Kurs, so Neal, habe den Zweck, «den Studenten und mir selbst dabei zu helfen, mit dem Tod vertrauter zu werden. Es ist ein einfacher Zweck, aber er erfüllt noch viele Nebenabsichten. Drei davon werde ich zum Schluß aufzählen. Vertrautheit mit dem Tod setzt voraus, daß man persönliche Voreingenommenheiten entdeckt. Ich finde, das ist ebensogut, als wenn sich die Studenten ständig gegen eine solche Entdeckung wehren. Wir neigen dazu, uns ausgeprägte und starre Meinungen über andere zu bilden, und wir neigen dazu, die Konsequenzen zu ignorieren. Der Kurs dient aber nun dem Zweck, Untersuchungsgebiete zu erschließen, statt zu versperren. Wir alle finden diese Herausforderung sehr schwierig und sehr aufschlußreich.»

Neal gab zu, der Kurs verfolge «eine Nebenabsicht, die ich den Studenten gegenüber nicht direkt erwähne. Zuletzt werde ich es ihnen aber doch sagen. Den Tod erforschen, bedeutet – sogar in der akademischen Situation eines großen Hörsaals – den Tod erleben. Ich fasse diesen Kurs als vorläufige Bemühung um das auf, was man früher geistliche Unterweisung zu nennen pflegte. Im Mittelpunkt steht unser eigener Tod, damit wir sterben und neu geboren werden können. Das klingt vielleicht ein bißchen okkult, aber ich meine es nicht so. Die ursprüngliche, klassische und noch heute gültige Rolle eines Geistlichen besteht darin, menschliche Wesen zum Tod und über den Tod hinauszuführen. Wenn er diesen Weg nicht selbst zurückgelegt hat, kann er das nicht. Wenn der Kurs so weit ausgearbeitet ist, daß er zu diesem besonderen Ziel führt – sofern er das überhaupt jemals tut –, werde ich meine Absicht ganz offen darlegen. Dann wird man die Vertrautheit mit dem Tod als das sehen, was sie schon immer gewesen ist: als Schritt, den wir hier und jetzt vom Tod zum Leben zurücklegen.»

Eine Reihe von Untersuchungen hat gezeigt, daß in den USA und England rund ein Viertel der Bevölkerung überhaupt nicht an religiöse Dinge glaubt. Etwa die Hälfte der Bevölkerung – darunter ein Drittel der Menschen, die an religiöse Dinge glauben – glaubt nicht an ein Leben nach dem Tod. Herman Feifel, Dozent für klinische Psychiatrie an der University of Southern California in Los Angeles, hat eingehende Untersuchungen über die Psychologie des Todes und des Sterbens durchgeführt. Bei einem dieser Projekte fragte er eine Reihe von Menschen, was der Tod für sie bedeute. Viele bezeichneten den Tod als Beginn eines neuen Lebens, aber noch mehr nannten ihn einfach das Ende des Lebens. Bei einer anderen Studie gab W. M. Swenson zweihundert Personen, die über sechzig waren, eine Reihe ausgewählter Feststellungen über den Tod und fragte sie anschließend, welcher Feststellung sie beipflichten würden. Doch selbst an ihrem Lebensabend, da die Gedanken an den Tod von größerer Tragweite sein sollten, betrachteten nur 45 Prozent der Befragten den Tod als Beginn eines neuen und besseren Lebens. Feifel hat auch festgestellt, daß die Intensität der religiösen Gläubigkeit eines Menschen nicht unbedingt anzeigt, inwiefern dieser Mensch den Tod akzeptiert; die betreffende Stichprobenerhebung ergab sogar, daß die lautstärksten Exponenten des Glaubens an ein Leben nach dem Tode zuletzt die größte Angst vor dem Sterben hatten.

Die katholische Kirche verurteilt die aktive Euthanasie bedingungslos. Im Oktober 1970 erklärte Papst Paul VI. vor katholischen Ärzten, Euthanasie ohne die Zustimmung des sterbenden Menschen sei Mord, Euthanasie mit dessen Zustimmung Selbstmord. «Was moralisch ein Verbrechen ist», sagte der Papst, «darf unter keinen Umständen legal werden.»

Trotz seiner grundsätzlichen Verurteilung der aktiven Euthanasie schien sich Papst Paul VI. der allgemeinen Haltung der Gläubigen gegenüber der passiven Euthanasie anzuschließen, als er den katholischen Ärzten erklärte, sie hätten zwar die Pflicht, den Tod mit allen der Wissenschaft zur Verfügung stehenden Mitteln zu bekämpfen, seien deshalb jedoch nicht gezwungen, sämtliche von der Wissenschaft entwickelten Überlebenstechniken anzuwenden, um den Patienten am Leben zu halten. Um das Ergebnis einer Verlängerung des Lebens im letzten Stadium einer unheilbaren Krankheit zu charakterisieren, benutzte er den Ausdruck «unnütze Qual». Nun fragt sich natürlich, wie der Vatikan den Fall eines sterbenden Krebsopfers kennzeichnen würde, das sich – wie es nicht selten vorkommt –, eine Lungenentzündung zuzieht. Darf der fromme Arzt moralisch ungestraft die Antibiotika zurückhalten, mit denen er die Lungenentzündung heilen könnte? Wenn er das tut, tritt vielleicht der Tod dazwischen und verkürzt die Leiden des Krebspatienten,

52 Tage vor dem Ende – Aus dem Pflegeprotokoll:

2.30 Uhr Demerol 75 mg gegen Schmerzen. Verband gewechselt. Große Menge weicher Stuhl tritt seitlich vom Katheter aus. Sehr müde. 7 Uhr Frühstück Milch 30 ccm, geschlagenes Ei mit Teelöffel. Infusion beendet, Kanüle entfernt. Kolostomie 1 Stunde ausgespült, bis wieder klar. Kolostomiebeutel angelegt. Pat. ist s. angeekelt. 11 Uhr Dramamine 100 mg. Darvotran-Kapsel gegen Beschwerden. 14 Uhr Milch 120 ccm. Reinigungsbad. Aufrecht im Sessel. Schlechter Vorm. Heute nachm. besser. 15.30 Uhr ⅓ geschl. Ei, ½ Glas Milch. 16.30 Uhr 120 ccm Zwiebelsuppe m. 2 Salzkeksen gegessen. Erklärt, sie sei s. müde. 21 Uhr Gelee m. 60 ccm Milch. Scheint zu schlafen. Auf l. Seite gedreht.

Die Bemerkung des Arztes: *Foley-Katheter aus Kolostomie entfernt. Freier Fäkalaustritt. Zustand unverändert.*

Letzter Eintrag des Radiologen: *Flüssignahrung 2–3 Wchn. vor Kolostomie vor 4 Tagen. Große, harte Masse im Becken. Keine Leber-(?) oder Lungenmetastasen. Werde in rd. 4 Wchn. mit 5FU beginnen.*

aber dann hat der Arzt es unterlassen, alles in seiner Macht Stehende zu tun, um den Tod durch Lungenentzündung zu verhindern. Viele Nichtkatholiken sind wahrscheinlich ebenfalls der Meinung, das Zurückhalten der Antibiotika sei menschenfreundlicher und barmherziger als deren Verabreichung. Katholiken scheinen da nicht so sicher. Die Christenliebe spricht dafür, die katholische Moral dagegen. Die katholische Kirche hat sich bei Gelegenheit mit bemerkenswert drakonischer Rachsucht gegen Befürworter der Euthanasie gewehrt. Vor einigen Jahren unterzeichneten 166 Ärzte aus dem Bundesstaat New Jersey eine Petition an die gesetzgebende Körperschaft ihres Landes, «die Gesetze dahingehend zu ergänzen, daß freiwillige Euthanasie bei unheilbar Leidenden erlaubt ist, wenn sie von einem ordentlichen Gericht nach Eingang eines vom Kranken unterschriebenen und ärztlich attestierten Gesuchs und nach Untersuchung des Falles durch ein vom Gericht bestimmtes Ärztegremium autorisiert wird». Die Medical Society of New Jersey erteilte ihren unbotmäßigen Mitgliedern einen Verweis, indem sie sie offiziell daran erinnerte, daß «die Vornahme der Euthanasie nicht mit den akzeptierten moralischen Grundsätzen und der vernünftigen medizinischen Praxis zu vereinbaren war, ist und sein wird». Für *The Advocate*, das Nachrichtenorgan der Erzdiözese Newark und der Diözese Paterson, war das nicht genug: Man sah sich bemüßigt, die Namen aller 166 Ärzte zu veröffentlichen, die sich dergestalt versündigt hatten.

Die Opposition der Kirche gegen Euthanasie beschränkt sich natürlich nicht ausschließlich auf katholische Kreise. 1952 verurteilte der allgemeine Kongreß der protestantischen Episkopalkirche von Amerika alle Bemühungen, die Euthanasie zu legalisieren, und zwar ohne Rücksicht auf Begleitumstände und Form der Euthanasie. 1957 erklärte der Erzbischof von Canterbury im britischen Oberhaus, der «Gnadentod sollte als Mord und als nichts anderes betrachtet werden».

Viele religiöse und nichtreligiöse Menschen, die – mit welcher Begründung auch immer – gegen jede Form der Euthanasie sind, argumentieren, *jede* Legalisierung *jeder* Art von Euthanasie bilde, ganz gleich wie sorgfältig sie kontrolliert und beschränkt werde, unweigerlich ‹den ersten Schritt› und führe früher oder später zu Auswüchsen wie in der Nazizeit. Dieses Argument läßt sich ziemlich schnell widerlegen. In der gesamten menschlichen Geschichte hat man sich mit einer entsprechend trügerischen und reaktionären Dialektik gegen *jeden* Reformvorschlag auf *allen* Gebieten gewandt, wie gemäßigt oder vorsichtig sie auch sein mochten.

Obwohl wir wissen, daß wir alle einmal sterben müssen, wollen wir von unserem eigenen Tod nichts wissen. Dieser Schwäche sucht man im Fall des Todes oft abzuhelfen, indem man Zuflucht beim Übernatürlichen, bei einer mehr oder weniger orthodoxen Religion oder beim einfachen, offenkundigen, primitiven Aberglauben sucht. Die Folklore hat die durch die unvermeidliche Konfrontation mit dem Unbekannten erzeugten Ängste seit Jahrhunderten vergrößert. Schon vor mehr als dreihundertfünfzig Jahren besaß Francis Bacon die Einsicht, folgendes zu bemerken: «Die Menschen fürchten den Tod wie Kinder sich vor der Dunkelheit fürchten; und wie die natürliche Furcht bei Kindern durch Geschichten vermehrt wird, so geschieht es auch mit der anderen.» Wenn sich heute viele Menschen bewußt von der Religion abwenden, bedeutet das keinesfalls immer eine Auflösung der unbewußten Ängste, die dem Menschen helfen, an die Unsterblichkeit seiner Seele zu glauben. Der Psychoanalytiker Gardner Murphy bemerkt dazu: «Die Angst vor dem ewigen Höllenfeuer, wie es Dante schilderte, ist zum Beispiel in der bewußten oder nahe der bewußten Struktur sehr vieler Menschen und tief in der Kultur verankert.» Diese so früh eingepflanzte, tiefgreifende und subjektive Furcht führt kaum dazu, daß man leidenschaftslos und logisch über Dinge wie Euthanasie oder den Tod selbst denkt.

Wilhelm Stekel, ein anderer, früherer Psychoanalytiker, war der Meinung, die unbewußte Furcht vor dem Tod liege jeder anderen Furcht, ganz gleich wovor, zugrunde. Das Verhalten primitiver Völker bietet gewiß eine Fülle von Beispielen, wie der Mensch aus der Realität in die Magie, in das Übernatürliche und die reine Unvernunft flüchten kann, wenn er mit dem Phänomen des Todes konfrontiert wird. Der Mensch des Mittelalters hatte seine *Ars moriendi*, einen religiösen Traktat, in dem nach einer Schilderung des englischen Psychiaters John Hinton beschrieben wird, wie «Legionen schrecklicher verführerischer Dämonen ihre heimtückischen Angriffe auf den Menschen verstärken, wenn er in seiner letzten Krankheit ermattete. Den Dämonen, die ihm Kronen reichten, standen Engel gegenüber, die den Sterbenden zur Demut mahnten und ihn auf die Wohltaten des Christenglaubens hinwiesen.»

Das Phänomen des Todes ist auch Anlaß für einen tiefen inneren Zorn, der sich auf verschiedene Art und in verschiedener Richtung Luft machen kann. Die amerikanische Anthropologin Margaret Mead beschrieb, wie eine vollständige Stammesgemeinschaft auf den Tod eines ihrer Mitglieder durch allumfassende Erbitterung und Wut reagieren kann. I. Goldman, der die Kwaitkuitl-Indianer auf der Insel Vancouver studierte, beobachtete, wie das Sterben eines Partners den betroffenen Stammesangehörigen dazu veranlassen konnte, das Leben eines anderen Menschen zu fordern oder gar zu nehmen, um den Verlust, den er und seine Familie erlitten hatten, auszugleichen – obgleich der Tod durch natürliche Ursachen eingetreten sein konnte.

Da sich unbewußter Zorn und andere ungestüme Emotionen gegen den Tod so tiefgreifend und heftig äußern können, ist es verständlich, daß nicht alle Menschen logisch und objektiv bleiben, wenn sie über das Sterben nachdenken. Bei einer Untersuchung von Menschen, denen der Tod einen Partner oder Verwandten geraubt hatte, stellte E. Lindemann fest, daß die Trauer oft Gefühle der Feindseligkeit enthielt; für alle, die solche beunruhigenden Emotionen spürten, war es eine Erleichterung, wenn sie Gelegenheit hatten, diese Gefühle auszudrücken und zu entdecken, daß sie deshalb weder unnormal noch böse waren. Bei einer anderen Untersuchung trauernder Personen fand C. M. Parkes heraus, daß 8 Prozent von ihnen Zorn auf den verstorbenen Menschen zeigten.

Das manchmal überraschende, sogar unerklärliche Verhalten von Menschen kurz vor ihrem Tod hat die Aura des Übernatürlichen, die das Sterben noch heute umgibt, weiter genährt. Relativ wenig Leute wissen zum Beispiel, daß Geistesgestörte, besonders Schizophrene, oft wieder bei völlig klarem Verstand sind, wenn sie kurz vor dem Tod stehen. Geisteskranke Patienten, die viele Jahre abgestumpft und blöde dahinsiechten, beginnen plötzlich nicht nur wieder zu reden, sondern auch auf völlig natürliche Weise von der Vergangenheit zu sprechen. Der norwegische Arzt Finn Rud berichtet, daß solche Patienten oft «ein gutes Faktengedächtnis, echtes Gefühlsverständnis und ein ziemlich gutes Urteilsvermögen» zeigen. Jahrhundertelang, bevor die moderne Medizin den Sterbenden in hohen Dosierungen Betäubungs- und Beruhigungsmittel verabreichte, so daß sie in ihren letzten Augenblicken nicht mehr klar denken oder sprechen konnten, schrieb man den letzten Worten eines Sterbenden eine beinah übernatürliche Bedeutung zu. Der Aberglaube verlieh Sterbenden unter anderem die Kraft der Prophezeiung.

Der Aberglaube äußert sich noch heute auf viele Arten, die mittelbar oder unmittelbar mit dem Tod zusammenhängen. Für viele Leute ist die Vorstellung, am Körper eines Menschen, den sie liebten, eine Autopsie vornehmen zu lassen, zutiefst beunruhigend, und in die namenlose, unbestimmte Angst vor diesem Vorgang mischt sich meist die Sorge um das Weiterleben des Betreffenden. Viele glauben, daß Tote in der alten, leiblichen Gestalt wiederauferstehen – körperliche Entstellung bedrohe also die Aussicht auf das ewige Leben. Viele fürchten, der im Krieg erlittene Bomben- oder Granatentod zerstöre nicht nur die leibliche Hülle, sondern auch die verheißene Unsterblichkeit. Wahrscheinlich fällt es den meisten Menschen schwer, oder sie finden es sogar unmöglich, zwischen dem Leichnam eines Menschen und der ehemaligen Person dieses Menschen zu differenzieren, und deshalb geraten sie in tiefste Sorge, wenn an diesem Leichnam Veränderungen vorgenommen werden. Analysiert man solche Gefühle objektiv, so stellt man fest, daß sie nicht auf Vernunft, sondern rein auf primitivem Aberglauben beruhen.

Es ist nicht ganz einfach, die genaue Trennungslinie zwischen den Anhängern eines primitiven Aberglaubens und den ‹Vitalisten› zu

51 Tage vor dem Ende – Aus dem Pflegeprotokoll:

> *2 Uhr Demerol 75 mg gegen Beschwerden. Schläft in Abständen. Häufig etw. Wasser. Beutel gesäubert – teils flüssig und teils fest. 8 Uhr Weizenbrei m. Milch und Zucker, gr. Portion, ½ Portion Gelee. 9 Uhr Darvotran-Kapsel gegen Beschwerden. 12 Uhr Suppe knapp 100 g, ½ geschl. Ei, Milch 240 ccm. 40 Min. aufrecht im Sessel. Gut vertragen. Zum Sessel und zurück gegangen. 16.20 Uhr Darvotran-Kaps. gegen Beschwerden. 17.30 Uhr aufrecht im Sessel. 18.15 Uhr ½ geschl. Ei, Suppe mit Salzkeksen, warmen Tee genommen. Pat. deprimiert. 20.10 Uhr Darvotran-Kaps. gegen allg. Beschwerden. 21 Uhr Sustagen-Rezept 240 ccm. So beq. wie mögl. gemacht. Scheint zu schlafen. 22.30 Uhr Demerol 75 mg gegen Schmerzen.*

ziehen, wenn man einmal diese philosophische Bezeichnung für Menschen benutzen will, die das Leben als solches zu einem Götzen machen. Der Theologe Joseph Fletcher hat dieses Problem eingehend untersucht und ist zu folgendem Schluß gekommen: «Es gibt sehr verschiedene Meinungen über die Natur von Leben und Tod und von Körper und ‹Seele›, und die meisten beruhen auf Aberglauben oder Ignoranz. Das gilt nicht nur für die Gruppe der Patienten, sondern auch für Ärzte und Krankenschwestern und Angehörige paramedizinischer Berufe. Im religiösen Bereich finden wir Einstellungen, die von undoktrinärer Situationsethik bis zu der extremen Ansicht reichen, Leben und Tod sollten als eine Art göttliches Monopol ‹in Gottes Hand› liegen.»

Nach Fletcher ist der Glaube, «Gott sei direkt oder indirekt bei allen natürlichen Phänomenen am Werk ... eine Form des Animismus oder einfach Pantheismus. Nähmen wir ihn wirklich ernst, würde alle Wissenschaft einschließlich der Medizin dahinsterben, weil man Angst davor hätte, ‹Gott zu sezieren› oder ihm ins Handwerk zu pfuschen. Derartige Ansichten sind eine hoffnungslos primitive Art des Denkens und Sprechens von Gott, hängen aber noch lange in der Luft, nachdem Theologen ihnen bereits ade gesagt haben.» Als Beispiel nennt Fletcher den Fall eines dreiundachtzigjährigen Patienten, der durch einen Schlaganfall gelähmt wurde und noch ein halbes Dutzend weitere Krankheiten hat; sein Arzt erklärt der Familie, er werde es ‹Gott überlassen›, werde mit anderen Worten also nichts tun. «Aber Gott», erklärt Fletcher trocken, «arbeitet nicht mit ihm zusammen. Vielleicht braucht der Arzt eine bessere und kreativere Theologie.»

Mary McDermott Shideler, eine amerikanische Schriftstellerin, hat die letzte Krankheit ihrer Mutter ergreifend geschildert. «Religiöse Menschen», schreibt sie, «verbieten meist den *coup de grâce*, weil sie glauben, wenn Gott bereit sei, jemanden – in meinem Fall meine Mutter – zu sich zu nehmen, werde dieser Mensch sterben, aber wir dürften keinesfalls Gottes Willen vorgreifen. Bei anderen Leidenden stellen Fromme jedoch gewöhnlich nicht diese stumme Forderung nach einem Eingreifen himmlischer Mächte. Gewöhnlich behaupten sie nicht, wenn Menschen Hunger litten, sei es offensichtlich Gottes Wunsch, daß sie Hunger litten, und wir dürften seine Absichten nicht durchkreuzen. Sie warten nicht, daß der Herr Slums saniert oder die Analphabeten von der Bürde der Unwissenheit befreit. Außerdem kann man argumentieren, daß Gott meiner Mutter schon vor vielen Jahren das Geschenk des Todes gab, als ihre Krankheit noch im frühen Stadium war, und daß wir (und auch sie selbst) seinen Willen in den dreißig Jahren, in denen noch die Hoffnung bestand, sie könne sich schließlich so weit erholen, um ein einigermaßen normales und befriedigendes Leben zu leben, dauernd durch chirurgische Eingriffe und längere Perioden intensiver ärztlicher Versorgung durchkreuzten. In dieser Zeit war jedoch der Tod für sie das ‹Natürliche›, und ihr künstlich verlängertes Leben war ‹unnatürlich›. Wenn man zuletzt erklärt, es müsse ihr erlaubt sein, einen ‹natürlichen Tod› zu sterben, ist das ein Widerspruch in sich.»

Ralph Greenson, einer der führenden Psychoanalytiker unserer Zeit, hat ebenfalls festgestellt, daß die Menschen Angst vor dem Sterben haben – «nicht nur Angst, sondern eine panische Angst, und das beeinflußt ihr Denken, weil so viele Leute sich nicht nur vor dem Tod fürchten, sondern sich *irrational* vor ihm fürchten. Sie werden alle möglichen Schlußfolgerungen ziehen, um den Tod zu verdrängen, statt eine intelligente, richtige, moralische oder ehrliche Einstellung zu gewinnen ... Warum sollte das Unbekannte schrecklich sein, es sei denn, man umgibt es mit allen möglichen schrecklichen Dingen? Man sagt, die Furcht vor dem Tode sei die Furcht vor dem Nichts, die Furcht vor dem Verlust der Identität, dem Ausgelöschtwerden, der Vernichtung der Persönlichkeit. Doch warten Sie einen Moment – wenn man tot ist, nimmt man nichts mehr wahr. Und beides gleichzeitig ist unmöglich: Man kann den Tod nicht betrachten, wenn man tot ist, und sagen: ‹Da bin ich nun, ich Armer – tot, ohne

Identität.› Hier liegt ein echtes Beispiel für animistisches Denken vor.»

Vertreter einer philosophischen Medizin haben diese Tatsachen in den letzten drei Jahrhunderten immer wieder abgewogen und sind zu dem Schluß gekommen, die Pflicht zwinge den Arzt zum Eingriff in die Natur, wenn sie Krankheit und Leid bringe, und er müsse die Natur mit Werten und zu Zeitpunkten, die nicht von Gott, sondern vom Menschen bestimmt würden, entweder benutzen oder überlisten. Bereits im 17. Jahrhundert definierte Thomas Sydenham, der «englische Hippokrates», die Medizin als «Unterstützung der Schwachen und Bändigung der zügellosen Natur». In unserer Zeit hat sich unter anderem W. R. Matthews, 1934 bis 1967 Domkapitular der Londoner St. Pauls-Kathedrale, mit dem Konflikt zwischen den Vitalisten und den Befürwortern der freiwilligen Euthanasie befaßt. In einer Rede vor der Euthanasia Society erklärte er 1950 in London: «Es wird manchmal gesagt, die freiwillige Euthanasie sei ein Versuch, in die Vorsehung einzugreifen und die verliehene Lebensspanne zu verkürzen. Wer so argumentiert, scheint davon auszugehen, daß Gott jedem Menschen eine bestimmte Anzahl von Tagen – die Zeit seines natürlichen Lebens – zugewiesen hat und daß jede Maßnahme, diese Anzahl zu verringern, unter allen Umständen falsch sein muß. Wir sollten aber bedenken, daß dieses Argument auch umgekehrt gilt und jeden Versuch, die verliehene Lebensspanne zu verlängern, ebenfalls verurteilen würde. Dann wäre jede medizinische Behandlung, die letzten Endes immer einen Eingriff in die natürlichen Vorgänge darstellt, falsch, und viele unter uns, die noch leben, weil ihnen ein Arzt das Leben gerettet hat, hätten im Grunde kein Recht, ihr Dasein auf dieser Welt fortzusetzen. Eine solche Auffassung von der Vorsehung ist sicher nicht die wahre. Logisch zu Ende gedacht, würde sie zu unerträglichen Absurditäten und sogar zu der Doktrin führen, jeder Versuch des Menschen, das Leben zu verlängern oder seinen Gesundheitszustand zu verbessern, sei als Einmischung in den Willen Gottes abzulehnen.»

Mary Lou und ich hatten die Religion praktisch schon mit der Muttermilch einsaugen müssen. Es fing schon an, als wir noch kleine Kinder waren: obligatorische Sonntagsschule und Kirchgang an jedem, aber auch jedem Sonntagvormittag, und außerdem Sonntag abends die theoretisch freiwillige, praktisch aber ebenso obligatorische Teilnahme an den Veranstaltungen der B.Y.P.U. (Baptist Young People's Union) sowie am Abendgottesdienst. Es war ganz unvermeidlich, daß wir uns allmählich mit unseren eigenen verzweifelten Mitteln gegen diesen Zwang auflehnten. Mary Lou kam zu dem Schluß, die vielen Höllenfeuer und Schwefeldämpfe, die in der Baptistenkirche des Südens so reichlich waberten, vertrügen sich nicht mit ihrer Vorstellung von einem liebenden Gott, und so logisch und methodisch, wie man sich nur denken kann, begann sie die Suche nach der für sie richtigen Kirche. Sie ging einfach die Einträge im Branchenverzeichnis des Telefonbuchs durch und untersuchte sie dann nach Konfessionen, einen nach dem anderen. Es gab in El Paso einige ziemlich exotische Blüten – die Spiritisten zum Beispiel –, doch sie wandte ihnen allen respektvolle und eingehende Aufmerksamkeit zu, ehe sie schließlich entschied, sie gehöre zu den Presbyterianern. Jener Satz in ihren Bestattungsanweisungen – «seitdem ich eine Christin wurde» – bezieht sich auf diese Zeit der Suche nach dem Christentum, wie sie es begriff.

In der First Presbyterian Church von El Paso dominierte damals ein bemerkenswerter Mann, William Burroughs. Sicher hat es nicht viele Gemeinden gegeben, die ihren Pfarrer so achteten und liebten wie die Presbyterianer ihren Bill. Da Mary Lou ihre neue Religion praktisch ausübte, erhielt sie schnell einen Platz in der neuen Gemeinde, und die Tatsache, daß Bill die Schwester Mary meines besten Freundes Ben Mason von der High School geheiratet hatte, half ihr, sich von Anfang an heimisch zu fühlen. Mary Lous Mann Pete, ein Bostoner mit italienischen Eltern, blieb Katholik, obgleich kein ‹praktizierender›; technisch gesehen, hatte er sich natürlich automatisch selbst exkommuniziert, als er eine Nichtkatholikin zur Frau nahm, aber das störte ihn nicht sehr. Er lehnte es ab, Mary Lou zu den presbyterianischen Gottesdiensten zu begleiten – bis zu ihrer letzten Krankheit hatte er etliche Jahre lang nicht einmal die Messe besucht –, ermutigte sie aber wie bei allen anderen Dingen, auch in der Religion das zu tun, was sie für richtig und sinnvoll hielt. Schließlich wurde sie von ihrer Gemeinde zur Diakonin gewählt.

Es gab nur eine Sache, die in ihrer Ehe mit Pete nicht stimmte: die

50 Tage vor dem Ende – Aus dem Pflegeprotokoll:

> *4 Uhr Klagt nicht über Schmerzen. 6 Uhr Eine gute Nacht. 8 Uhr Weichgekochtes Ei, 2 Scheiben Toast, Kaffee, Cornflakes mit 60 ccm Halb & Halb. Gut geschmeckt. Kolostomie ausgespült bis wieder klar. 10 Uhr Sustagen m. 240 ccm Milch. Waschen und allg. Körperpflege im Bett. 30 Min. im Sessel. 11.30 Uhr Darvotran-Kaps. gegen Beschwerden. Kolostomie ausgespült, um Fäkaltropfen zu entfernen. Guter Tag. Aufrecht im Sessel. Dr. da. Keine Klagen. Besucher. 22.30 Uhr Demerol 75 mg gegen Schmerzen. Ziemlich guter Nachm.*
>
> Die Bemerkung des Arztes: *Innere Verfassung besser, aber Temp. steigt jeden Abend. Steht auf und benutzt Sessel.*

beiden hatten keine Kinder. Sie hatten relativ spät, im Krieg, geheiratet, und nachdem Pete aus Europa zurückgekehrt war, hatten sie gewartet, damit er sein Universitätsstudium beenden und sich beruflich etablieren konnte. Zu jener Zeit hatte Mary Lou ein Alter erreicht, in dem es für viele Frauen schwierig ist, ein erstes Kind zu bekommen. Als sie schließlich doch schwanger wurde, erlitt sie im sechsten Monat eine Fehlgeburt, und die Begleitumstände ließen darauf schließen, daß sie unbewußt Angst davor gehabt hatte, die Schwangerschaft fortzusetzen und einen neuen Menschen auf diese Welt zu bringen – dieser Schrecken hing sicher mit der Tatsache zusammen, daß sie als Erwachsene durch eine Amnesie das Erinnerungsvermögen an die Zeit ihrer Kindheit vor dem vierzehnten Lebensjahr verloren hatte. Sie wurde nie wieder schwanger, und als sie und Pete sich mit dieser Realität abgefunden hatten, hielten sie sich für zu alt, um an Adoption zu denken.

Wie viele kinderlose Frauen fand auch Mary Lou in sozialen Aktivitäten ein Ventil für ihre Energien, aber diese Aktivitäten waren nicht von der Art, wie sie in der *El Paso Times* unter der Rubrik «Aus der Gesellschaft» geschildert wurden. Zu meiner großen Überraschung entwickelte sie nun zum erstenmal in ihrem Leben nicht nur ein Interesse für Politik, sondern setzte es auch in die Tat um. Ihre politische Lieblingszeitschrift wurde *The Progressive*, das Organ der La Follette-Tradition, die nicht weiter links angesiedelt ist als der liberale Flügel der Demokratischen Partei, aber El Paso hat eine starke und einflußreiche Ortsgruppe der rechtsradikalen John Birch Society, und viele Mitbürger betrachteten Mary Lou als so etwas wie eine enthemmte Radikale. Das verstärkte sich, als sie sich mit einer Gruppe anderer Damen von der Kirche zusammenschloß und begann, in den Speiselokalen der Stadt die Aufhebung der Rassentrennung durchzusetzen. Sie gingen nicht mit Slogans und Demonstrationen an die Öffentlichkeit. Sie organisierten einfach einen rassengemischten Klub, dessen Mitglieder sich einmal im Monat trafen, um religiöse Dinge zu diskutieren. Wenn sie beschlossen hatten, welches Restaurant ihr nächstes Ziel sein sollte, rief eine von ihnen an, um für einen religiösen Frauenverein eine bestimmte Zahl von Plätzen reservieren zu lassen, und erwähnte nach Bestätigung der Reservierung beiläufig, es würden auch farbige Damen kommen. Kein einziger Restaurantbesitzer wagte es, sich ihnen in den Weg zu stellen, und so schafften sie es mit ihrer ruhigen, gelassenen, christlichen Art im Laufe der Monate, allmählich in sämtlichen Restaurants von El Paso die Rassentrennung aufzuheben. Bei diesem Unternehmen spielte Mary Lou eine Hauptrolle, und sie war auf ihre bescheidene Weise richtig stolz darauf.

Dies kostete sie einige Freunde, die ihr lieb gewesen waren. Besonders zwei Ehepaare, mit denen sie und Pete Umgang gehabt hatten, strichen sie von ihrer Gästeliste und lehnten weitere Einladungen von den beiden ab. Die von einem der Ehemänner vorgebrachte Erklärung dafür wurde Mary Lou hinterbracht: «Man weiß nie, wer sich bei ihnen neben einen setzt.» Die Frau dieses Mannes, eine Malerin, brachte Mary Lou bei ihrem letzten Krankenhausaufenthalt Bilder, damit sie ihr Zimmer etwas freundlicher gestalten konnte, und sobald sie und ihr Mann gehört hatten, daß Mary Lou gestorben war, kamen sie bei Pete vorbei und brachten ihm Essen zum Aufwärmen. Sie versuchten kein einziges Mal, mit Worten auf das Vorgefallene zurückzukommen, schienen ihr Verhalten aber ehrlich zu bereuen. Das andere Ehepaar ließ nie wieder von sich hören und wahrte die Distanz. Sie alle hatten Mary Lou als angriffslustige Vertreterin der politischen Linken und als Aktivistin betrachtet. Mary Lou hatte sich lediglich als engagierte und tätige Christin betrachtet, die das wenige tat, was in ihrer Macht stand, damit sich die Menschen mit Achtung und Anstand statt mit Grausamkeit und Unterdrückung behandelten.

Was die Philosophen Vitalismus nennen, wird – treibt man es etwas weiter – unstreitig zum Fatalismus, der sich auf religiösem Gebiet in einer seltsamen Art von frommem Masochismus äußert. Die religiösen Konsequenzen sind verschwommen und schwülstig und wenden sich an das unmeßbare Übernatürliche; wir hören vom ‹geistig-schöpferischen Wert des Leidens›, wir sollen glauben, ‹kein Leiden ist sinnlos, wenn es Christus geopfert wird›. Wie immer und für alle Gelegenheiten bietet die Heilige Schrift auch hierfür Belegmaterial, wenn man nur lange genug sucht. So zum Beispiel Psalm 116, 15: «Der Tod seiner Heiligen ist wert gehalten vor dem Herrn.» Die Hauptstelle für die Theologie des Todes ist Römer 5, 12: «Derhalben, wie durch Einen Menschen [Adam] die Sünde ist kommen in die Welt und dem Tod durch die Sünde, und ist also der Tod zu allen Menschen durchgedrungen, dieweil sie alle gesündigt haben.» In den von der Catholic University of America, Washington, herausgegebenen *Studies in Sacred Theology* tut Rev. Joseph V. Sullivan die seelische Qual des nahenden Todes ab als «Teil des Opfers, das Gott für die Sünden und Fehler des Lebens fordert» und sagt mit göttlicher Endgültigkeit: «Etwas Leiden ist notwendig; Gott weiß, wieviel jeder Mensch *braucht*» – die Hervorhebung stammt von mir. Der Gleichmut des Menschen gegenüber dem nicht selber erlebten, sondern nur bei anderen beobachteten Leiden erleichtert die Produktion derartiger scheinbar tiefgründiger und maßgeblicher Erklärungen.

Es gibt sogar Ärzte, die ähnlich masochistische Argumente vorbringen. Finn Rud aus Bergen in Norwegen schreibt in einem Aufsatz gegen Euthanasie: «Kann man davon ausgehen, daß die Euthanasie vielleicht moralische Qualen verursacht, die genauso schlimm oder gar noch schlimmer sind als körperliche Schmerzen, wenn die letzte seelische Vereinigung noch nicht stattgefunden hat? Wenn man dem Patienten körperliche Schmerzen erspart, kann man ihm, obgleich vielleicht nur kurzfristig, unvorstellbare seelische Qualen aufbürden. Viele Melancholiker haben zum Beispiel gestanden, daß die schlimmsten körperlichen Schmerzen sich nicht entfernt mit seelischen Qualen vergleichen lassen.» Die Schwäche derartiger Argumente liegt in ihrer Tendenz, im Zweifelsfall nicht den Kranken, sondern den Arzt entscheiden zu lassen, was der Patient wirklich spürt und will.

Als *Die Zeit* eine deutsche Fassung meines in der *Saturday Even-*

ing Post erschienenen Artikels brachte, fühlte sich die Redaktion genötigt, einen Kommentar von Prof. Dr. med. Arthur Jores, Hamburg, beizufügen. Jores, von der *Zeit* als «ein Nestor der Medizin in Deutschland» apostrophiert, schrieb: «Wenn diese Welt nicht von einem Dämon geschaffen wurde, der seine Freude am Quälen hat, dann ist nichts im Leben eines Menschen ohne einen tieferen Sinn. Not, Leid und Schmerzen, wenn wir auch aufgerufen sind, sie zu lindern, wo wir können, sind für uns oft nicht verstehbar. Aber auch sie müssen eine Funktion und einen Sinn haben.» – Müssen sie? So spricht das Wunschdenken eines gläubigen Menschen, nicht mehr der medizinische Wissenschaftler.

Schon als Kind fand ich es seltsam widersprüchlich, daß die Leute einerseits beteten: «Dein Wille geschehe», daß sie andererseits aber sagten: «Wenn es Dein Wille ist», sobald sie um etwas Bestimmtes beteten. Welcher Wille soll nun den Sieg davontragen, wenn man voraussetzt, daß Gott allmächtig ist? Was würde von dem Anspruch göttlicher Allmacht übrigbleiben, wenn ein anderer Wille siegte? Und wenn in jedem Fall der Wille eines allmächtigen, allwissenden Gottes siegte, können menschliche Gebete sich dann noch anmaßen, diesen Willen anders als auf völlig imaginäre Weise zu beeinflussen? Wo liegen die Grenzen dessen, was so viele gläubige Menschen unterschiedslos als den ‹Willen Gottes› zu akzeptieren sich gedrungen sehen?

Als das amerikanische Hausfrauenmagazin *Good Housekeeping* seine Leserinnen über das Problem der Euthanasie befragte, berichteten die Redakteure: «Eine beträchtliche Zahl wies darauf hin, daß Gott den betreffenden Menschen zum Leiden bestimmt habe und daß der Mensch Gott nicht ins Handwerk pfuschen dürfe. ‹Als Menschen sind wir zum Leiden bestimmt›, schrieb eine Leserin. ‹Einem Menschen das Recht zu bestreiten, sich durch Leiden einen glücklicheren Platz im späteren Leben zu sichern, steht nicht in der Macht des Menschen.›» Eine andere Frau beantwortete die Umfrage mit den Worten: «Wenn ich nicht an ein besseres Leben nach dem Tode glaubte, würde ich zustimmen. Um die ewige Belohnung zu verdienen, müssen alle leiden ... Wir müssen lernen, das Leben zu nehmen, wie es ist, und dürfen nicht versuchen, es so zu machen, wie es unserer Meinung nach sein sollte.»

Als mein Euthanasie-Artikel zum erstenmal erschien, erreichte mich eine Flut von Leserzuschriften. Der Großteil der Briefe stammte – aus welchen Gründen auch immer – von Frauen. Die meisten unterstützten meinen Standpunkt und machten mir Mut. Von den anderen Briefen möchte ich drei ausführlicher zitieren, weil sie meiner Meinung nach eine wertvolle und sonst nicht leicht zu erhaltende Einsicht in jene primitive, masochistische Religiosität verschaffen, die es noch heute so vielen Leuten unmöglich macht, die bedrohlichen Phänomene Tod und Sterben wirklich vernunftgemäß zu überdenken.

Eine Frau aus New Hampshire: «Über den Artikel von Paul Moor, er denkt völlig falsch. Es steht ihm nicht zu, daß er sagt, wieviel Leid seine Schwester durchmachen soll, bevor sie den Tod erreicht. Wir alle müssen in einem bestimmten Maß leiden, bevor wir sterben. Abwarten, wie er sich fühlt, wenn seine Zeit kommt.» Ich hatte in meinem Artikel betont, nicht ich, sondern Mary Lou hätte das Recht haben müssen, zu entscheiden, wieviel Leid sie noch ertragen wollte. Wenn meine Zeit kommt, wird das Ausmaß meiner Beschwerden darüber entscheiden, ob mein Lebenswillen meinem Wunsch zu sterben nachgibt.

Aus Woodstock, Illinois, erhielt die Redaktion den Brief einer Dame, die folgendes schrieb: «Ich nehme an, daß Mr. Moor mit praktizierendem Christentum meint, man solle Christus dienen. Wenn er die Seligpreisungen mit ‹Selig sind die Barmherzigen› zitieren kann, kann er die Schrift hoffentlich auch weiterlesen und sehen, wie weit ein Christ Christus dienen muß. Er hatte alles gemein mit Heiligen und Sündern (außer der Sünde), aber er starb den qualvollen Tod des gewöhnlichen Verbrechers. Und für diejenigen, die das Wunder der Erlösung verstehen, war der schreckliche Tod Christi nicht sinnlos! Ganz gleich, wie oft Mr. Moors Schwester in diesen acht Wochen und einem Tag um Erlösung bat (Christus tat es auch), bevor sie ‹die Arme nach oben ausbreitete und starb›. Ich hoffe, er wird eines Tages begreifen, daß dies vielleicht tatsächlich die Erlösung war, die in ihr von neuem vor sich ging.

Noch etwas: Meine Definition der Barmherzigkeit lautet, daß sie die Tugend derer ist, die warten und die letzten Qualen der Kranken und Sterbenden teilen werden; die die Nächstenliebe besitzen, dem

Leidenden so viel Mut zu geben, daß er nicht um vorzeitige Erlösung bittet, was er in seinem irrationalen Stadium der Krankheit vielleicht möchte. Was er in Wirklichkeit aber nicht will.» Ich glaube, ich kann besser entscheiden, ob Mary Lou in Wirklichkeit Erlösung wollte oder nicht.

Eine Dame aus Montana schrieb: «Ich war wirklich sehr traurig, daß Mr. Moors Schwester so sterben mußte, wie sie starb. Ich muß aber sagen, ihr Leiden war ganz umsonst.

Gott erwählt die, die er liebt, seine schwersten Kreuze zu tragen; je mehr er sie liebt, desto schwerer das Kreuz. Er hat eine Prüfzeit für alle und jeden von uns. Wenn wir Gott in dieser Zeit unsere Versuchungen und Sorgen mitteilen, dann ist die Zeit wohl angewandt. Wenn nicht, dann ist unser Leiden umsonst.

Ich würde sagen, daß die Leiden von Mr. Moors Schwester wirklich umsonst waren, da sie nicht als gottgesandt, als sein besonderer Segen anerkannt wurden. (Wie Mr. Moor sagt: ‹sinnlose Qual›.)

Niemand erwählt den Tod, den diese arme Frau sterben mußte. Gott erwählt ihn für uns, und wir müssen Seinen heiligen Willen hinnehmen.»

Ich denke, daß sich derartige Argumente für den redlich nachdenkenden, aufgeklärten Leser selbst widerlegen. Statt selbst mit den theologischen Streitfragen zu ringen, möchte ich noch einmal W. R. Matthews zitieren, der vierunddreißig Jahre lang höchster Geistlicher der Londoner St. Pauls-Kathedrale war: «Man behauptet, das Ertragen von Leiden könne ein Weg zur Gnade sein, und kein Christ würde das leugnen, aber ich möchte nachdrücklich erklären, daß man dies nicht bei einem Menschen behaupten kann, dessen Existenz ein fortwährender Drogentraum ist.

Obwohl wir zugeben müssen, daß das Ertragen von Leiden im richtigen Geist ein Weg zur Gnade für die Intensivierung des seelischen Lebens sein kann, sollten wir doch bedenken, daß Leiden an sich böse ist. Wäre das nicht der Fall, wie kann es dann eine Pflicht sein, es zu erleichtern, soweit wir dazu fähig sind? Wir sollten uns alle gegen einen Menschen empören, der die Leiden eines anderen selbstgefällig als ‹verborgenen Segen› betrachtet und sich deshalb weigert, irgend etwas dagegen zu unternehmen. Wenn wir einem Leiden gegenüberstehen, dessen Folgen gänzlich zerstörend sind

49 Tage vor dem Ende – Aus dem Pflegeprotokoll:

Gut geschlafen bis 5 Uhr. Kolostomiebeutel geleert. Morgenpflege. Eine gute Nacht. Keine Klagen. 6.40 Uhr Sustagen in Milch. Frühst. Ei, Toast, Kaffee, Milch. Kolostomie ausgespült. Urin klar, mit Blut durchsetzt. Will jetzt nicht gebadet werden. 1 Std. im Sessel. Ins Bad gegangen, um zu entleeren. Mittags Suppe, Hüttenkäse, Toast, Eiscreme, Milch. 13.30 Uhr Demerol 75 mg. Klagt über plötzlichen ‹drückenden› Schmerz unten am Bauch. Mit Bad einverst. Zieml. guter Tag. 15 Uhr Aufrecht im Sessel. 17 Uhr Schlecht gegessen. 19 Uhr Rektales Gleitklistier mit dünnem Stuhl-Ergebnis. Kolostomie gesäubert – teilweise fester Stuhl. Scheint Angst zu haben. 21 Uhr Demerol 75 mg gegen Schmerzen. Tuinal 1 ½ gr zum Schlafen.

und das, soweit wir es beurteilen können, keinerlei positive Ergebnisse haben kann, scheint es ein unumstößlicher Grundsatz, daß wir zunächst einmal die Pflicht haben, es zu beenden.»

WIE KANN ICH FÜR KREBS DANKBAR SEIN?

VON MARY LOU PETRELLO

Vor etwa einem Jahr entdeckte ich, daß ich Krebs hatte und daß er nicht mehr operiert werden konnte. Zu meiner Überraschung geriet ich nicht in Panik und behielt die Nerven. Auch als mir der Arzt die Situation erklärte, fuhr eine leise Stimme in mir fort zu sagen: «Vertraue auf Gott.» Trotz der Stimme schrieb ich jedoch die Anweisungen für meine Bestattung auf und verteilte im Geiste alle meine Besitztümer.

Als die Monate verstrichen und die Behandlung, die ich bekam, meine Krankheit einzudämmen schien, dachte ich daran, nach meiner Genesung einen Artikel für Presbyterian Life *zu schreiben. Während ich überlegte, was ich schreiben sollte, kam mir ein Engelsgedanke: «Warum bis zur Genesung warten, wenn es überhaupt eine gibt? Die Genesung ist wirklich nicht das, worauf es ankommt. Es kommt darauf an, wie Gott in dieser Zeit der Not unterstützt und tröstet und wie wir allmählich erkennen, daß wir für eine Krankheit, die in Wirklichkeit Versuchung heißt, dankbar sein können.»*

Im Herbst nahm ich an einem dreitägigen Einkehr-Seminar auf der Ghost Ranch teil. Bei einem der Gespräche wies der Seminarleiter Dr. C. F. Whiston daraufhin, wie sehr der Apostel Paulus die Tatsache betonte, daß wir für alles dankbar sein müssen. Er zitierte Pas-

sagen wie den zweiten Brief an die Korinther, 2, 14: «Aber Gott sei gedankt, der uns allzeit Sieg gibt in Christo» und den Brief an die Epheser, 5, 20: «Und saget Dank allezeit für alles Gott und dem Vater, im Namen unseres Herrn Jesu Christi.» Paulus dankte dann für Gefangenschaft und unzählige Schläge, für fünfmal vierzig Streiche weniger einen, Stäupen, eine Steinigung, dreimaligen Schiffbruch, für Gefahren zu Wasser, unter den Mördern, unter den Juden, unter den Heiden, für Gefahren in den Städten, in der Wüste, auf dem Meer, für Gefahren unter den falschen Brüdern, für Mühe und Arbeit, schlaflose Nächte, Hunger und Durst, Frost und Blöße (2. Korinther, 11, 23–27).

Während Dr. Whiston immer wieder darauf hinwies, daß Paulus für alles gedankt hatte und daß auch wir für alles danken sollten, fragte ich mich: «Lieber Gott, wie kann ich für Krebs dankbar sein?» Und die Antwort kam sofort: «Wenn er von Gott erlaubt wird, kannst du dafür dankbar sein, denn du hast schon vor langer Zeit gelernt, daß Gott dich auf vollkommene Weise führt und führen wird. Sollte es ein Bote des Satans sein, wie Paulus seinen Pfahl im Fleische nannte, dann sollst du auch weiterhin alles in deiner Macht Stehende tun, um ihn zu vernichten.»

Das schien mir der Antwort zu gleichen, die Paulus bekam, als er den Herrn anflehte, den Pfahl zu entfernen: «Laß dir an meiner Gnade genügen; denn meine Kraft ist in den Schwachen mächtig» (2. Korinther, 12, 9). Oder wie jemand anders es ausgedrückt hat: «Es ist genug für dich, daß du meine Gnade besitzest: Meine Kraft macht sich bemerkbar, wenn es keine andere Hilfe mehr gibt.»

Zuerst wußte ich nicht genau, wie ich mein Problem in meinen Gebeten behandeln sollte. Meine liebe Freundin von den Christlichen Wissenschaftlern versuchte mir zu erklären, ich müsse mir vorstellen, daß ich Gottes vollkommene Vorstellung sei. Diese Sache könne mich nicht berühren, weil Gott nur Gutes gemacht habe, und Krankheit und Leiden könnten nicht als solche bezeichnet werden. Ich sah ihren Standpunkt ein und schätzte ihn, aber ich hatte schon vor langer Zeit gelernt, daß es nicht in meiner Macht steht, zu sagen, was gut und was schlecht ist. Ich glaube, das könnte nur jemand, der Gottes Weitblick besitzt. Wer konnte überhaupt in der Kreuzigung Christi etwas Gutes gesehen haben? Doch in Gottes Hand stellte sich das als glorreichstes Ereignis der Geschichte heraus. Ich betete also aus ganzem Herzen, Gott und sein Geist möchten ganz von mir Besitz nehmen, von jeder Zelle meines Körpers, und alles von mir entfernen, was seinem Wesen fremd sei – allen Neid, Eifersucht, Egoismus, Haß, Ungeduld, Bitterkeit etc.

Der Hauptteil meiner Gebete besteht aus Dank – für jeden neuen Tag, der mir geschenkt wird, für einen verständnisvollen und liebenden Ehemann, für eine gütige und besorgte Familie, für die vielen lieben Freunde, deren Freundlichkeit und Liebe sich mir offenbart haben, und vor allem für Gottes Wort, das wirklich meine Schritte lenkt und meinen Weg beleuchtet.

Ich benutze meine Stunden der Ruhe, um einige meiner Lieblingspsalmen auswendig zu lernen, und ein großer Teil meiner Gebete ist eine Bekräftigung der glorreichen Verheißung und Zuversicht, die ich in ihnen gefunden habe. Psalm 34: «Ich will den Herrn loben allezeit; sein Lob soll immerdar in meinem Munde sein ... Da ich den Herrn suchte, antwortete er mir, und errettete mich aus aller meiner Furcht ... Der Engel des Herrn lagert sich um die her, so ihn fürchten und hilft ihnen aus ... aber die den Herrn suchen, haben keinen Mangel an irgendeinem Gut.» Psalm 37: «Befiehl dem Herrn deine Wege, und hoffe auf ihn: Er wird's wohl machen.»

Psalm 46: «Gott ist unsere Zuversicht und Stärke, eine Hilfe in den großen Nöten, die uns getroffen haben. Darum fürchten wir uns nicht, wenngleich die Welt unterginge.» Psalm 121: «Der Herr behütet dich, der Herr ist dein Schatten über deiner rechten Hand. Daß dich des Tages die Sonne nicht steche, noch der Mond des Nachts. Der Herr behüte dich vor allem Übel; er behüte deine Seele.»

Ich war erstaunt, daß ich dem Tod ins Auge sehen konnte und keine Angst hatte. Als ich darüber nachdachte, begriff ich, daß es in Wirklichkeit keine Frage des Todes war. Ich begriff, daß ich vom Tod ins Leben geschritten war, als ich mich Gott ganz gelobt hatte. (Das geschah übrigens viele Jahre, nachdem ich in einer baptistischen Kirche getauft worden war und begann, mich eine wirkliche Christin zu nennen.) Es ist also in Wirklichkeit nicht eine Frage des Todes oder des Lebens. Für mich ist das ewige Leben eine Beschaffenheit des Lebens, und dieses habe ich gehabt, seitdem ich mich dem

Herrn gab. Wie ich es sehe, ist es eher eine Frage des Hinübergehens. Ich muß gestehen, daß ich diese wunderschöne, teilnahmeheischende Welt liebe, und ich hoffe, daß der Herr mich hier noch braucht. Wenn aber nicht, bin ich völlig damit einverstanden, daß er mich woanders braucht und wünscht.

Religiöser Masochismus? Meiner Ansicht nach ja. Psychoanalytiker einer bestimmten Schule haben dem Masochismus die einfachste Definition gegeben, die möglich ist: eine Form der Verteidigung gegen Aggression. Angesichts der unerbittlichen und unbarmherzigen Aggression des Krebses auf ihren zerbrechlichen Körper brauchte Mary Lou jede Verteidigung, die sie sich – ob aus der Vernunft oder auf andere Weise – vorstellen konnte.

Es war eine ihrer letzten Freuden, daß *Presbyterian Life* den Artikel annahm; gedruckt sah sie ihn allerdings nie. Als der Honorarscheck eintraf, girierte sie ihn als Teil ihres Zehnten auf die Kirche.

Du sollst nicht töten. Dieses Gebot ist in seiner hergebrachten, lapidaren Übersetzung ganz eindeutig – die gebräuchliche Übersetzung vermittelt allerdings nicht die wahre Übersetzung des ursprünglichen Gebotstextes. Die ursprüngliche Bedeutung lautet eher: Du sollst nicht Mord begehen. In seinem Werk *Morals and Medicine* weist der Theologe Joseph Fletcher darauf hin, daß in der hebräischen Urfassung beide Male (2. Buch Mose 20, 13 und 5. Buch Mose 5, 17) das Verb *ratsach* für das Gebot benutzt wird – heimtückisches, rachsüchtiges Töten, zum Beispiel aus persönlicher Rache oder Gewinnsucht. Im Neuen Testament (zum Beispiel Matthäus 5, 21, Lukas 18, 20, Römer 13, 9) wird für das Gebot das griechische Verb *phoneuo* gebraucht, das ebenfalls Gesetzlosigkeit impliziert. «Also könnten wir», fügt Fletcher hinzu, «den bibelgläubigen Moralisten daran erinnern, daß weder Abimelech, der sterben wollte, noch sein getreuer Schwertträger, der seinen Wunsch erfüllte, verurteilt wurden.» Die Übersetzung *Du sollst nicht töten* kann also schon aus semantischen Gründen nicht als abschließendes theologisches Argument in der Euthanasie-Debatte dienen. In seinem *Modern Decalo-*

48 Tage vor dem Ende – Aus dem Pflegeprotokoll:

6 Uhr Ei, Toast, Schinken, Kaffee, Milch. 9 Uhr Sustagen mit Milch. Kolostomie ausgespült. Mäßige Menge weichen Stuhl entfernt. Dann ausgespült, bis wieder klar. Bad abgelehnt. 10.15 Uhr Darvotran-Kaps. gegen Beschwerden. Pat. s. deprimiert. Weint wiederholt. 12 Uhr Immer noch deprimiert. Mittags Suppe, Kartoffel, Eiscreme, Milch. 13.15 Darvotran-Kaps. gegen ‹dauernde Blähungsschmerzen›. 14 Uhr Klagt weiter über ‹dauernde Blähungsschmerzen›. Rasselnder Atem. 14.45 Uhr Demerol 75 mg gegen Schmerzen. Bad nach dem Mittagessen. Will sich nicht in Sessel setzen. Abendessen Fleisch, Kartoffeln, Pudding, Milch, Hüttenkäse. Ungefähr 1 Stunde im Sessel. Kolostomiebeutel voll mit weichem, braunem Stuhl – erneuert. 21 Uhr Tuinal zum Schlafen. 21.30 Uhr Darvotran gegen Schmerzen. Pat. lehnte Sustagen ab, sagte, es würde sie wachhalten. 22.30 Uhr Demerol 75 mg gegen Schmerzen und um Schlaf herbeizuführen.

gue unternahm der viktorianische Dichter Arthur Clough den Versuch, das Gebot den Bedingungen der neueren Zeit anzupassen:

> «Du sollst nicht töten, brauchst aber auch nicht
> übertrieben danach trachten, das Leben zu erhalten.»

Donald W. McKinney, Pfarrer der First Unitarian Church von Brooklyn, interpretiert: «Im Gebot geht es vor allem um die Achtung vor dem Leben. Es geht nicht um das Töten, sondern darum, das Leben zu ehren, um die Würde.» Fletcher erklärt ebenfalls: «Das Heilige – was es kostbar macht – ist nicht etwas dem Leben Innewohnendes; es ist äußerlich und ein *bonum per accidens, ex casu* – je nach der Situation. Verglichen mit manchen Dingen ist das Töten ein kleineres Übel, und verglichen mit manchen Dingen ist auch das Sterben ein kleineres Übel.» Der streitbare englische nonkonformistische Geistliche Leslie Weatherhead fragt pointiert: «Behandelt man das Leben, als wäre es geheiligt? Oft beginnt es zufällig, weil die Eltern zehn Minuten lang von Leidenschaft gepackt waren, und ein Arzt wird es schon bei der Geburt beenden, wenn die Gesundheit der Mutter auf dem Spiel steht.» Und William Temple, Erzbischof von Canterbury, hat kategorisch erklärt: «Die Vorstellung, das Leben sei etwas absolut Heiliges, ist hinduistisch oder buddhistisch, aber nicht christlich.» Ein großer Teil der unter Christen verbreiteten Todesfurcht und Todestabus entspringt gewiß der Tatsache, daß der Tod ihres Religionsgründers eine so entscheidende Rolle für den Glauben spielt. Erst mit Etablierung des Christentums verlor der Tod seine Identität als Naturereignis und nahm eine neue Bedeutung als ‹Lohn der Sünde› an, und diese Bedeutung liefert dem passiven Christen mehr als genug Rechtfertigung dafür, in keine Todesart, wie schrecklich sie auch sein möge, einzugreifen.

Robert B. Reeves jr., Kaplan des großen New Yorker Presbyterian Hospital, schreibt: «In unserer Gesellschaft stehen wir vor zwei großen Herausforderungen. Die erste lautet, daß wir ein ehrenvolles Äquivalent für das spartanische Aussetzen auf den Felsen an dem einen Ende des Lebens finden müssen, und die zweite lautet, daß wir ein ehrenvolles Äquivalent am anderen Ende des Lebens für das Loch finden müssen, das die Eskimos ins Eis hacken. Andere Kulturen haben diese Probleme würdig gelöst. Wir nicht. Wir haben die jüdisch-christliche Überlieferung zu der Meinung pervertiert, schon das biologische Leben *als solches* sei von höchstem Wert, und sind auf Grund dieser Deutung in die Sackgasse eines ethischen Dilemmas von gespenstischen Ausmaßen geraten ...

Die Positionen der verschiedenen Religionen sind weit freizügiger, als allgemein bekannt sein dürfte. Die Gruppe, von der man annehmen sollte, daß sie am meisten gegen eine Beschleunigung des Todes ist, nämlich die orthodoxen Juden, ist im Prinzip überhaupt nicht dagegen. In seinem Buch *Jewish Medical Ethics*, das praktisch als Standardwerk der orthodoxen Meinung gilt, akzeptiert der Rabbi Immanuel Jakobovits, ‹die Berechtigung, den Tod eines unheilbar kranken, im Todeskampf liegenden Patienten zu beschleunigen, indem man alle Medikamente von ihm fernhält, die sein Leben durch unnatürliche Mittel verlängern›.»

Seit 1957 hat sogar der Vatikan dem zugestimmt, was die Euthanasie-Gesellschaften passive Euthanasie nennen. Im Februar jenes Jahres schrieb Papst Pius XII. persönlich: «Wenn es zwischen der Narkose und der Verkürzung des Lebens keine auf den Willen der interessierten Parteien oder auf die Art der Umstände (das wäre der Fall, wenn man die Schmerzen nur durch eine Verkürzung des Lebens unterdrücken könnte) zurückgehende Kausalverbindung gibt und wenn die Verabreichung der Narkotika als solche im Gegenteil zwei bestimmte Wirkungen hat, nämlich die Erlösung von den Schmerzen und die Verkürzung des Lebens, ist sie erlaubt; man muß sich aber trotzdem vergewissern, daß zwischen diesen beiden Wirkungen ein vernünftiges Verhältnis besteht und daß die Vorteile der einen die Nachteile der anderen ausgleichen. Es ist auch wichtig, zunächst darzulegen, daß sich dasselbe Ergebnis beim gegenwärtigen Stand der Wissenschaft nicht mit anderen Mitteln erreichen läßt, und dann bei der Verabreichung der Narkotika nicht die Grenzen des praktisch Notwendigen zu überschreiten.»

Dieser Standpunkt wirft eine subtile juristische Frage auf, die Weatherhead mit gewohnter Schärfe kommentiert: «Wenn ein Arzt eine Überdosis Narkotika mit der Absicht gibt, das Leben des Patienten zu beenden, dann ist er ethisch im Unrecht. Wenn er *dieselbe Menge von Narkotika* mit der Absicht gibt, die Schmerzen zu erleichtern, dann ist er ethisch im Recht. Das ist absurde Kasuistik.»

Sieben Monate nach seinem Edikt über das Schmerztöten nahm Pius XII. auch Stellung zu den komplizierten Hilfsmitteln der modernen Medizin, die immer häufiger benutzt werden, um den Körper von Menschen, die sonst bereits gestorben wären, noch am Atmen zu halten. Dr. Bruno Haid, Leiter der Anästhesie-Abteilung der chirurgischen Universitätsklinik Innsbruck, kam auf dem Internationalen Anästhesistenkongreß in Rom auf dieses Problem zu sprechen. Haid wandte sich mit folgenden Worten an den Pontifex Maximus: «Manchmal kommt es vor, daß für einen Patienten keine Hoffnung mehr besteht und daß er tagelang, nur durch künstliche Beatmung am Leben gehalten, dahinsiecht. In solchen Fällen ist manchmal daran zu zweifeln, daß der Patient noch wirklich lebt.» Dann fragte Haid den Papst genau:

«Haben wir das Recht oder sogar die Pflicht, die modernen Apparaturen zur künstlichen Beatmung auch dann zu benutzen, wenn der Fall als hoffnungslos gilt?

Ist es erlaubt, daß wir die Apparatur zur künstlichen Beatmung mit sicherer Todesfolge entfernen, wenn sich das Stadium der tiefen Bewußtlosigkeit nach mehreren Tagen nicht gebessert hat?

Wann kann man einen Menschen, dessen Blutkreislauf gänzlich von künstlicher Beatmung abhängt, als tot betrachten? Muß man abwarten, bis der Blutkreislauf ohne den Beistand der künstlichen Beatmung zum Stillstand kommt, um ihn als tot zu betrachten?»

In seiner Antwort an die versammelten Anästhesisten nannte Pius XII. die Technik der Wiederbelebung «nicht an sich unmoralisch, weil der Patient den Arzt autorisieren könnte, solange er noch zu persönlichen Entscheidungen fähig ist. Da diese Form der Behandlung andererseits aber weitergeht als die gewöhnlichen Methoden, kann man nicht behaupten, sie sei obligatorisch.» Er sagte weiter, die Ärzte könnten die künstliche Beatmung abschalten, weil dann «kein direktes Auslöschen des Lebens des Patienten und keine [aktive] Euthanasie stattfindet, die niemals erlaubt sein wird».

Vierzehn Jahre später, im Herbst 1971, warnte Papst Paul VI. katholische Ärzte in der Frage einer Verlängerung des Lebens im letzten Stadium vor «unnützen Qualen» – wie er sich völlig zu Recht ausdrückte.

Zu dieser Frage scheint es keine einzige maßgebende protestantische Stellungnahme zu geben, doch zahlreiche protestantische Geistliche haben sich persönlich nicht nur für die passive, sondern auch für die aktive Euthanasie ausgesprochen. Dr. W. R. Inge, Domkapitular der St. Pauls-Kathedrale in London, weist in seinem Buch *Christian Ethics and Modern Problems* auf ein Paradoxon hin, das immer wieder in Diskussionen über die Euthanasie auftaucht: «Es scheint inkonsequent und unlogisch, daß ein Mensch, der sein krankes Pferd oder seinen kranken Hund nicht von seinen Leiden erlöst hat, wegen dieses Tatbestands verurteilt wird, während ein anderer, der einem Krebspatienten eine Überdosis Morphium gab, zum Tode durch den Strang verurteilt wird.

Cosmo, Lord Lang, der ehemalige Erzbischof von Canterbury, widersetzte sich aktiv einem von der englischen Euthanasia Society unterstützten Gesetzesentwurf, räumte aber gleichzeitig ein, es gebe ‹Fälle, in denen manche Mittel zur Verkürzung des Lebens gerechtfertigt scheinen mögen›.»

Letzten Endes wird das theologische Dogma natürlich für jeden Sterbenden seine individuelle Bedeutung haben. Der englische Psychiater John Hinton, der eingehend alle Aspekte des Sterbens untersucht hat, berichtet: «Diejenigen, die einen festen religiösen Glauben besaßen und einmal in der Woche oder häufig zur Kirche gingen, hatten am wenigsten Angst; nur ein Fünftel von ihnen äußerte Furcht. Die zweitzuversichtlichste Gruppe, von der nur ein Viertel Angst hatte, waren diejenigen, die offen zugegeben hatten, sie seien praktisch ungläubig. Die Halbgläubigen, die angeblich der

47 Tage vor dem Ende – Aus dem Pflegeprotokoll:

> *6.40 Uhr Ei, Toast, Kaffee, Milch. Kolostomie ausgespült. Will erst nachmittags baden. 11 Uhr Darvotran-Kaps. gegen allg. Beschwerden. Einige Bissen Leber, Brühe, $^1/_2$ gebackene Kartoffel, Hüttenkäse, Halbgefrorenes, Milch. $^3/_4$ Std. im Sessel. Zweimal Zimmerlänge gegangen. 14 Uhr Darvotran-Kaps. gegen allg. Beschwerden. 14.45 Uhr Demerol 75 mg gegen Schmerzen. Ziemlich guter Tag. 15 Uhr Ruht im Bett. Gute Stimmung. Ungefähr 1 Std. im Sessel. Gut vertragen. 17 Uhr Abendmahl erhalten. Diät bis auf geringen Rest gut gegessen. 19 Uhr Ruht offensichtlich bequem im Bett. Kolostomiebeutel geleert – mäß. Menge, weicher, brauner Stuhl. 22 Uhr Demerol 75 mg gegen Schmerzen. Gute 8 Std.*
> Die Bemerkung des Arztes: *Fühlt s. besser. Psychisches Befinden gut. Heute kein Fieber. Ißt recht gut.*

Religion anhingen, sie jedoch kaum befolgten, waren viel ängstlicher.»

Das Selbstmordtabu ist fast ebenso stark und widerstandsfähig wie das Tabu gegen die aktive Euthanasie und beruht nahezu ausschließlich auf religiösen Gründen. Doch, um mit Weatherhead zu sprechen: «Schließlich wollte Christus selbst den Tod: ‹Niemand nehme ihn von mir. Ich werde selbst über ihn bestimmen.›» Wer sich auf der Suche nach den fundamentalen christlichen Wahrheiten auf den eigentlichen Bibeltext beschränkt, wird nirgends eine ausdrückliche Verurteilung des Selbstmordes entdecken. Im Gegenteil, die Heilige Schrift berichtet von mehreren Selbstmorden, ohne die Betreffenden zu verdammen: Ahitophel durch Erhängen, Simri durch Feuer, Abimelech durch das Schwert und natürlich Samson. Erst die Ausleger der Schrift haben den Selbstmord verurteilt. Augustinus wurde offenbar von Verdruß und Sorge befallen, als ihm auffiel, daß die Bibel den Selbstmord nicht ausdrücklich verbot, und er begann darüber zu grübeln. Als später dem heiligen Thomas von Aquin auffiel, daß der Selbstmord die Möglichkeit der Reue ausschloß, ging er einen Schritt weiter als der heilige Augustinus und benutzte diese Tatsache als Rechtfertigung für die Verurteilung des Selbstmords als «schlimmste aller Sünden» – obgleich die Bibel selbst ihn weder verdammt noch als Sünde bezeichnet hatte. Keine dieser Auslegungen ändert jedoch etwas an der Tatsache, daß in der Bibel kein einziger Mensch verurteilt wird, der sich das Leben genommen hat. Für manche Leidenden, die Euthanasie wünschen, bleibt der Selbstmord unter Umständen die einzig mögliche Lösung.

In ihrem Artikel über den Tod der Mutter schreibt Mary Shideler: «Nach alter Überlieferung wurde der Selbstmord als Zurückweisung des göttlichen Geschenks des Lebens und damit als Zurückweisung Gottes und der Hoffnung auf Erlösung verdammt. Gleichzeitig fanden andere Formen der Selbstzerstörung, die gleichbedeutend mit Selbstmord sind, die uneingeschränkte Zustimmung der Kirche. Die Märtyrer sind heiliggesprochen worden, obwohl sie den Tod in vielen Fällen so leicht hätten vermeiden können, daß man sie manchmal als Selbstmörder eingestuft hat. Ein Mensch, der sein Leben aufs Spiel setzt oder verliert, um einen anderen zu retten, wird verehrt, obwohl das Risiko vielleicht derart unnötig und närrisch gewesen sein mag, daß man auf das Vorhandensein einer Art ‹Todeswunsch› schließen muß.» Rechtgläubige Katholiken finden reichlich Stoff zum Nachdenken, wenn sie einmal die Ansichten des heiligen Alfonso Maria de' Liguori, eines italienischen Ordensstifters und Kirchenlehrers aus dem 18. Jahrhundert, untersuchen. Wie er in seiner *Theologia moralis* beschreibt, überdachte der heilige Alfonso einst das Dilemma eines Mannes, der ohne Aussicht auf Rettung in einem brennenden Gebäude eingesperrt ist und vom sicheren Flammentod bedroht wird. Er zieht es jedoch vor, aus einem Fenster des brennenden Gebäudes in einen anderen sicheren Tod zu springen. Alfonso kam zu dem Schluß, man könne den Selbstmordsprung rechtfertigen, weil diese Todesart sich «der Rettung anpaßt› – obgleich von vornherein feststeht, daß der ‹Rettungsversuch› mißglückt. Man kann nicht umhin, zwischen dieser Kasuistik und der Absicht des Arztes, der die abschließende Morphiuminjektion gibt, eine rührende Parallele der Selbsttäuschung festzustellen.

Die gegenwärtige Euthanasie-Kontroverse wurde aber durch zweierlei vernebelt: man täuschte sich nicht nur selbst, sondern schob sich auch auf höchster Ebene gegenseitig den Schwarzen Peter zu. Im November 1957 verkündete Papst Pius XII. den Grundsatz der katholischen Lehre, der Tod trete im Augenblick der «vollständigen und endgültigen Trennung von Leib und Seele» ein. In der Praxis, fügte er hinzu, seien die Begriffe «Leib» und «Trennung» nicht genau genug. In strittigen Fällen den genauen Zeitpunkt des Todes festzustellen, sei allerdings nicht Aufgabe der Kirche, sondern des Arztes. Entsprechend scheuen viele Leute davor zurück, eine Änderung der jetzigen gesetzlichen Bestimmungen über Euthanasie zu verlangen, und ziehen es statt dessen ebenfalls vor, den Schwarzen

Peter weiterzugeben und «es dem Arzt zu überlassen». «Diese Einstellung», sagt der schon mehrmals zitierte Matthews «scheint mir wirklich unmoralisch, weil sie als Entschuldigung dient, sich vor der Verantwortung zu drücken. Mit welchem Recht bürden wir dem einzelnen Arzt diese schreckliche Last auf?»

Glanville Williams, ein international anerkannter Rechtswissenschaftler und Mitglied des Jesus College der Universität Cambridge, erklärt: «Die Anmaßung des in seiner ruhigen Studierstube sitzenden Moraltheologen auf diktatorische Vollmachten der Moraldeutung muß zurückgewiesen werden. Zumindest diese Frage muß der Patient oder der praktische Arzt beantworten, denn nur diese beiden kennen die grausamen und schrecklichen Fakten der letzten Stadien bösartiger Leiden.» Und Weatherhead hat für Leute, die den Schwarzen Peter weitergeben, noch einen Rat: «Diejenigen, die Euthanasie aus religiösen Gründen verurteilen, scheinen ihren gesunden Menschenverstand verloren zu haben. Sie sagen: ‹Überlaß es Gott.› Ich würde ihnen gern die Teile meines Gartens zeigen, die ich Gott überlassen habe! Ein Freund von mir überließ Gott seinen gebrochenen Ellbogen, und jetzt kann er den Arm nicht mehr heben.»

Harry Emerson Fosdick, einer der Patriarchen der heutigen amerikanischen Theologen, erläuterte im Alter von neunundsiebzig Jahren seinen Standpunkt zur Euthanasie: «Die Euthanasie ist ein umstrittenes Thema; ich werde wohl nicht mehr erleben, daß es geklärt wird. Immer noch ist das alte Argument verbreitet, Gott allein habe das Recht, über eine Beendigung des Lebens zu entscheiden. Darüber entscheidet jedoch bereits der Mensch, da seine wissenschaftliche Medizin die durchschnittliche Lebensspanne von dreißig bis vierzig Jahren in der frühen Kolonialepoche auf jetzt beinahe siebzig Jahre gesteigert hat und in einzelnen Fällen das hoffnungslose Leiden derer verlängert, die die Natur, ließe man sie gewähren, erlösen würde. Der Mensch muß die Verantwortung auf sich nehmen, die ihm damit zufällt, und er muß einen Weg finden, die hoffnungslos Kranken von unnützen Todesqualen zu befreien.»

Zahlreiche amerikanische Geistliche sind aktive Mitglieder und Förderer der American Euthanasia Society geworden, zeigten jedoch mehr Zurückhaltung als ihre britischen Kollegen, wenn es darum ging, sich in der Öffentlichkeit über das Problem zu äußern. F. W. Norwood, ein ehemaliger Pfarrer des City Temple, sagte einmal: «Eine Gesellschaft, die für Männer und Frauen jeden Alters in reichem Maß den Tod bereithält, ist ungebührlich zimperlich, wenn sie es den unerträgliche Todesqualen leidenden Menschen verbietet, aus dem Leben zu scheiden.» J. M. Creed, Professor der Theologie in Cambridge, erklärte: «Wenn es genügend Sicherheitsvorkehrungen gegen Mißbrauch gibt, dann scheint es mir eine Pflicht vor Gott und den Menschen, alles hoffnungslose und unheilbare Leiden zu beseitigen, vorausgesetzt, der Leidende wünscht es ... Meiner Meinung nach sind unsere Vorschläge zutiefst mit dem christlichen Ethos vereinbar, und ich bin froh, daß ich Gelegenheit habe, sie meinen geistlichen Kollegen zu empfehlen.» Und der Domkapitular Peter Green erklärte zum Selbstmord bei schmerzhaften und unheilbaren Krankheiten: «Man argumentiert oft, ein Mensch, der seiner schmerzhaften Krankheit selbst ein Ende setzt, umgehe damit eine von Gott auferlegte Probe der Versuchung und des Leidens. Vielleicht sollte man darauf hinweisen, daß viele Leute genau dasselbe Argument gebrauchten, um zu beweisen, Narkosemittel wären ungesetzlich. Doch ein Mensch, der die Benutzung von Chloroform bei einer größeren Operation aus religiösen Gründen verbietet, würde ausgelacht werden ... Ich fand es unmöglich, irgendein wirklich überzeugendes Argument gegen den Selbstmord zu entdecken, der unter angemessenen Voraussetzungen erfolgt.»

R. A. Lambourne von der Theologischen Fakultät der Universität Birmingham sagt: «Ich glaube, daß die Medizin uns in Zukunft – wir wissen allerdings nicht, wie weit diese Zukunft noch entfernt ist – eine neue Theologie und Philosophie des Todes geben wird, die dann tatsächlich dem Neuen Testament entsprechen werden und bei denen jeder Tod Sache der persönlichen Entscheidung ist. Ich weiß, daß es noch sehr lange dauern wird ... In Anbetracht des Fortschritts der medizinischen Wissenschaft ist es nicht unmöglich, daß immer mehr Menschen sich eines Tages entscheiden müssen, zu sterben, wenn sie nicht wollen, daß es ein anderer, also der Staat, tut. Das entspricht genau den Vorgängen am Beginn des Lebens. Die Zeugung ist zu einem Akt geworden, bei dem der Mensch die Verantwortung für das neue Leben übernommen hat. Meiner Ansicht nach werden

46 Tage vor dem Ende – Aus dem Pflegeprotokoll:

Pat. hat Geburtstag. 2.10 Uhr Demerol 75 mg gegen Beschwerden. 8 Uhr Gute 8 Stunden. Dr. hier, um Wunde zu untersuchen. Sustagen m. Milch, Ei, Toast, Kaffee, Saft, Milch. Kolostomie ausgespült. Mäß. Menge weichen Stuhl entfernt. Ausgespült, bis wieder klar. Pflaster am klaffenden mittleren Einschnitt belassen. 30 Min. im Sessel. 10.30 Uhr Darvotran-Kaps. gegen allg. Beschwerden. 12 Uhr Demerol 75 mg gegen starke Schmerzen. Mittagessen abgelehnt. 14 Uhr Gelee und Milch. Bad. 15 Uhr Fröhlich und in guter Verfassung. Im Bett Scrabble gespielt. Mit fremder Hilfe im Zimmer herumgelaufen. Diät bis auf geringen Rest zieml. gut gegessen. 19 Uhr Demerol 75 mg gegen Unterleibsschmerzen (am Schnitt). Im Zimmer herumgegangen. Verband ist sauber, trocken und in Ordnung. Gute 8 Std.

wir allmählich immer mehr einsehen, daß auch der Tod ein Gebiet ist, auf dem der Mensch die Freiheit der Entscheidung besitzt. Und dann, an diesem Punkt, wird die Entscheidungsfreiheit auf tätiger Liebe beruhen, denn wahrscheinlich wird man sich auf Grund seiner Liebe für alle Betroffenen entscheiden.»

Weatherhead geht sogar noch weiter: «Wenn man streng auf das Einhalten der angemessenen Sicherheitsvorkehrungen achtet – und die Euthanasia Society hat unter Berücksichtigung aller Gefahren und Risiken eine umfassende Tabelle zusammengestellt –, dann wäre ich sogar bereit, einem Patienten das Heilige Abendmahl zu geben und bei ihm zu bleiben, während ein Arzt, dessen Verantwortung ich auf diese Weise teile, ihm gestattet, seinen nutzlosen Körper zu verlassen und würdig und friedlich in die nächste Phase des Seins hinüberzugehen.»

Im April 1972 kündigte das Zentralbüro der Reformierten Kirche der Niederlande (Den Haag, Javastraat 100) die Veröffentlichung eines umfassenden Berichts über *Euthanasie: Sinn und Grenzen der medizinischen Behandlung* an, der den entscheidenden Problemen mutig auf den Grund gehen sollte. In der Ankündigung hieß es: «Die Kirche der Niederlande wurde von ärztlichen Kreisen wiederholt um Stellungnahme zum Problem der Euthanasie gebeten, da sich die Ärzte mit der Weiterentwicklung der medizinischen Wissenschaft immer komplizierteren ethischen Problemen gegenübersehen. Indem die Synode diesen Bericht zusammenstellte, hat sie gezeigt, daß sie bereit ist, diese Probleme auf das Basis des Evangeliums mit anderen zu überdenken.

Nach einer Einführung in das Problem der Euthanasie, wie es sich in der heutigen Zeit stellt, und einer medizinisch-ethischen

Beschreibung der Situation, wo das Leben endet und der Tod beginnt, werden folgende Themenkreise behandelt: der Arzt und der sterbende Patient; das Baby mit schweren körperlichen Mißbildungen; Opfer von Verkehrsunfällen; der alte und der chronisch leidende Patient; das Niemandsland zwischen Leben und Tod; die Eigenverantwortung des Patienten; Selbstmord als Form der Euthanasie; aktive Euthanasie.»

Die Zusammenfassung des Berichts trägt die Überschrift «Reformierte Kirche der Niederlande akzeptiert passive Euthanasie. Aktive Euthanasie zur Diskussion freigegeben».

Unter der Rubrik «Biblische Erwägungen» erklärt der Report, «man sucht in der Bibel vergeblich nach umfassend definierten Richtlinien für das ethische Verhalten des Menschen. Die Bibel liefert nicht mehr hieb- und stichfeste ethische Grundsätze als eindeutige Dogmen. Bestimmte Probleme waren für die Alten wichtig, sind es für uns aber nicht mehr. Fragen, die uns angehen, waren damals unbekannt. Es ist deshalb keine Überraschung, daß sich die Bibel nicht mit den komplizierten Problemen befaßt, die mit der Frage der Euthanasie verbunden sind.»

Der Bericht, der von einem Komitee aus Theologen, Ärzten und Fachleuten für ethische Fragen erarbeitet wurde, vertritt den Standpunkt, daß das Leben «im Sinne der Bibel die Möglichkeit der Kommunikation voraussetzt. Bei Fällen, wo man nach eingehender medizinischer Untersuchung festgestellt hat, daß diese Möglichkeit ohne jede Aussicht auf Wiederherstellung ausgeschaltet wurde, ist die Grenze des Niemandslandes zwischen Leben und Tod überschritten worden. Dann hört der Patient auf, eine Person der Zeitgeschichte zu sein mit irgendeiner eigenen Persönlichkeit und der Fähigkeit, zu irgendeinem zukünftigen Zeitpunkt Kontakte mit der Außenwelt herzustellen ... Es ist deshalb ethisch gerechtfertigt, in diesem Fall mit der medizinischen Behandlung aufzuhören, weil eine Fortsetzung keine Aussicht auf irgendein Ergebnis hat. Dementsprechend kann es genauso gerechtfertigt sein, gar nicht erst mit einer medizinischen Behandlung zu beginnen, wenn die Prognose zweifelsfrei ergibt, daß man keinerlei Ergebnisse erreichen kann.

Außerdem ist es nicht gerechtfertigt, das Leben von Kindern mit schweren körperlichen oder geistigen Mißbildungen, die unfähig sein werden, irgendein kommunikatives Leben zu führen, durch chirurgische Eingriffe zu verlängern.»

In der dringenderen Frage der aktiven Euthanasie bezieht der niederländische Bericht allerdings nicht so eindeutig Stellung wie bei der passiven Euthanasie. So ist es auch bei einem Quäker-Dokument, das Ende der sechziger Jahre vom Friends' Service Committee veröffentlicht wurde und die indirekten Formen der freiwilligen und unfreiwilligen Euthanasie ebenfalls uneingeschränkt unterstützt. Zur aktiven Euthanasie erklärt der Quäker-Report: «Wir sind noch nicht imstande, umfassend und vernünftig Stellung zur Euthanasie zu beziehen, zu einem Akt, der mit der bewußten Absicht unternommen wird, das Leben eines leidenden Menschen zu beenden ... Wir glauben, daß dieses Thema besondere, seiner Tragweite und Komplexität angemessene Prüfung und Untersuchung bedarf.» Professor Fletcher kommentiert diese Ausflucht mit einem Pascal-Zitat: «Da es den Menschen nicht gelungen ist, den Tod abzuschaffen, haben sie beschlossen, nicht an ihn zu denken.»

Wer – auf welchem Gebiet auch immer – vor der Entscheidung zurückschreckt, wird natürlich nicht sehr weit kommen und das Problem nicht lösen. Er wird nicht aufklären, sondern verdunkeln. Um diesen Abschnitt über die zahlreichen religiösen Fragen der Euthanasie zu beschließen, möchte ich noch einmal zu Dr. Matthews zurückkehren: «Ich verkenne nicht die Möglichkeit einer ‹seelischen Genesung› und schließe noch nicht einmal die Möglichkeit eines Wunders aus, kann aber nicht einsehen, wieso jemand, der Erfahrungen mit Kranken gemacht hat, den Grundsatz bezweifeln kann, daß es Fälle gibt, wo nur ein Wunder den Patienten heilen oder seiner Auflösung innerhalb kurzer Zeit Einhalt gebieten kann, wo man nur sinnlose Todesqualen erwarten darf. Wir können uns überhaupt nicht mehr folgerichtig verhalten, wenn wir nicht davon ausgehen, daß unser Verhalten sich nach unserem gegenwärtigen Wissensstand richtet. Wir betrachten es als gegeben, daß bekannte Ursachen in der überwältigenden Mehrzahl aller Fälle bekannte Wirkungen haben werden. Jede andere Voraussetzung würde das Fundament der geistigen Gesundheit erschüttern.

Der Fortschritt der Medizin hatte die Bedingungen des menschlichen Lebens geändert. Es stimmt, daß sich die letzten Prinzipien der christlichen Moral nicht ändern. Die Wurzel aller christlichen Moral ist das Gebot, Gott und unseren Nächsten zu lieben. Wie Paulus sagt: ‹Liebe ist die Erfüllung des Gesetzes.› Doch obgleich sich die fundamentalen Prinzipien nicht ändern, muß man sie entsprechend den Bedürfnissen der Zeit unter Umständen verschieden anwenden. Vorschriften, die einst sinnvoll und nützlich waren, können mit der Zeit überholt sein und sogar die ‹Erfüllung des Gesetzes› verhindern. Davor müssen wir uns hüten, wenn wir durch unser Festhalten an der ‹Schrift› nicht den ‹Geist› verraten wollen. Ich glaube fest, daß es zur Berufung des Christen gehört, jederzeit darauf zu achten, ob das Gesetz der Liebe ‹neue Pflichten› verlangt.»

Mildred, die einzige Spezialschwester, die Mary Lou jetzt noch hatte, begann jeden Morgen um sieben ihren Dienst. Zu ihren ersten Pflichten gehörte es, den Verband auf der eiternden Wunde zu erneuern, die Mary Lous letzte Operation hinterlassen hatte. Wegen ihrer Nähe zum künstlichen Auslaß konnte die Infektion nicht heilen; man konnte sie nur reinigen und den Verband wechseln, und schließlich bestand im Grunde ja auch gar keine echte Notwendigkeit, daß sie ausheilte. Die tägliche Behandlung der Wunde war so schwierig, daß sie nicht von einer einzigen Person geschafft werden konnte, und deshalb holte Mildred dann immer ihre Freundin Hattie May, die im Nebenzimmer als Spezialschwester Dienst tat.

Der Versuch, das Kreuzworträtsel in der Zeitung zu lösen, gehörte zur frühmorgendlichen Routine von Mary Lou und mir. Wir fingen damit an, wenn die beiden Krankenschwestern begannen, an ihrem Unterleib zu arbeiten, wobei eine von ihnen die Ränder der klaffenden Wunde so eng wie möglich zusammenzog, während die andere die Öffnung über Kreuz mit Pflaster verklebte, so gut es ging. Ich saß neben Mary Lous Bett, und wir hielten die Zeitung senkrecht über ihrer Brust und versuchten, uns auf das Kreuzworträtsel zu konzentrieren. Das Rätsel selbst war natürlich kaum eine Ablenkung, aber die senkrecht gehaltene Zeitung fungierte wenigstens als Schutzwand, so daß Mary Lou nicht zu sehen brauchte, was dahinter lag und passierte.

Ich hatte Mary Lou noch niemals nackt gesehen, doch wenn die beiden Krankenschwestern die Wunde verbanden, entblößten sie manchmal ihren Bauch bis zu den Schamhaaren. Erst nach einiger Zeit begriff ich, wie sehr Mildred meine Anwesenheit unter solchen Umständen mißbilligte.

Dr. P. David Sholin, Pfarrer der presbyterianischen Kirche St. Markus in Tucson, veröffentlichte 1968 in allen Einzelheiten, wie er und der Kinderarzt seiner Familie beschlossen hatten, nicht um das Leben des neugeborenen, geistig und körperlich schwer behinderten Sohnes der Sholins zu kämpfen. Das Baby, dem man den Beistand der modernen medizinischen Hilfsmittel ersparte, lebte infolgedessen weniger als einen Monat. Die Tatsache, daß Pastor Sholin der Ansicht war, er könne endlich die Tatsachen bekanntgeben, weist darauf hin, in welchem Ausmaß sich die herrschende Einstellung zu dieser Art passiver Euthanasie geändert hat. Er hatte allerdings zwanzig Jahre gewartet, bevor er das, wozu er sich moralisch gezwungen gesehen hatte, auch offen zugab.

Vier Tage nach der Entbindung des Babys ließ der Gynäkologe den Vater zu sich kommen und sagte ihm: «Sie haben einen Sohn, aber er ist nicht ganz in Ordnung. Er ist behindert zur Welt gekommen und in schlechter körperlicher Verfassung.» Der Arzt erklärte weiter, daß der Kleine, für den die Sholins schon vor der Geburt den Namen Edward Allen ausgesucht hatten, nicht saugen konnte, nicht die Fäuste zusammenballen konnte, nicht strampeln konnte und keine der anderen Bewegungen ausführen konnte, die normale Babies ganz natürlich und automatisch machen. Bei der Geburt waren die Nabelschnur geklemmt und die Sauerstoffzufuhr des Babys vorübergehend unterbrochen worden, und wenn das Gehirn auch nur wenige Minuten ohne Sauerstoff ist, trägt es irreparable Schäden davon.

Dr. Sholin selbst erinnert sich an seinen neugeborenen Sohn als «geistig zurückgeblieben und körperlich zerbrechlich. Wenn er überhaupt leben würde, sagte mir der Arzt, dann wäre er nicht nur ein langsamer Lerner, sondern fast so etwas wie ein lebloser Gegenstand.» Der Kleine lag die ganze Zeit unbeweglich und ohne einen Ton von sich zu geben. «Er sah aus wie ein friedlich schlafendes Baby – außer, daß er niemals aufwachte. Er öffnete niemals die Augen und schrie niemals, und er bewegte sich nur, um zu atmen.»

Die Tage krochen dahin. Norma Sholin, die Mutter des Kleinen, die immer noch beträchtliche Schmerzen litt, blieb im Krankenhaus. Als Sholin eines Morgens die Station verließ, nahm ihn der Gynäkologe beiseite. «Er reagiert nicht», erklärte er dem Vater. «Er reagiert einfach nicht.» Der Arzt sagte, das Baby sei mit medizinischer Hilfe trotzdem noch am Leben, zeige aber keinerlei Anzeichen, daß sein Zustand sich bessere. «Ich denke», fügte er hinzu, «wir sollten es ab und zu eine Zeitlang aus dem Sauerstoffzelt nehmen.» Während der Arzt sprach, wurde Sholin allmählich deutlich, was er wirklich meinte: Wenn das Baby nicht aus eigener Kraft weiterleben könnte, sollte es besser überhaupt nicht leben.

«Niemals stand ich vor einer schwereren Entscheidung», schreibt Sholin. «Ich liebte mein Kind, mußte aber einsehen, daß ich den von uns erhofften Sohn liebte, aber nicht das schlafende Kind, das wir bekommen hatten. Ich glaube, daß Gott den Menschen dazu erschuf, ein liebendes Wesen zu sein, das auf andere Menschen und auf die Quelle allen menschlichen Geistes, auf Gott selbst, reagieren kann. Edward Allen, das wußte ich, würde niemals ein liebendes menschliches Wesen sein, wie Gott es im Sinn gehabt hatte. Daran dachte ich, als ich dem Arzt erlaubte, ihn aus dem Sauerstoffzelt zu nehmen. Ich besuchte Edward Allen sehr oft. Er schlief immer noch friedlich, merkte nichts von der Trauer, die ihn umgab. Drei Tage später starb er im gleichen Tiefschlaf. Nachdem ich mit dem Arzt gesprochen hatte, hatte ich Norma noch am selben Tag meine Entscheidung mitgeteilt. Mit dem Mut, den sie schon immer bewiesen hatte, war sie damit einverstanden gewesen.»

Pfarrer Sholin sagt, er habe keine Schuldgefühle und sei sich auch keiner Schuld bewußt. «In den letzten Jahren hat die Medizin so viele Fortschritte gemacht, daß es möglich ist, Menschen noch am Leben zu halten, lange nachdem man ihnen eigentlich erlauben müßte, zu sterben. Das klingt aus dem Munde eines Geistlichen seltsam? Lassen Sie mich erklären. Die meisten von uns glauben, alles Leben komme von Gott und werde ihm zurückgegeben. Wir tragen die feierliche Verantwortung, dieses Leben nach unseren besten Kräften zu benutzen. Wenn wir das Leben jedoch unter allen Umständen und um jeden Preis erhalten wollen, dann beten wir das

45 Tage vor dem Ende – Aus dem Pflegeprotokoll:

1.25 Uhr Demerol 25 mg gegen Schmerzen verabreicht. Sustagen in Milch. Ei, 1 Scheibe fetten Schinken, Toast, Kaffee, Milch. Kolostomie ausgespült. Zieml. große Menge Stuhl, dann solange ausgespült, bis wieder klar. Aufgestanden und im Sessel. 11 Uhr Demerol 75 mg gegen Schmerzen im unteren Unterleib. Den größten Teil des Vormittags deprimiert. Weint in Abständen. Teil-Bad. Mittagessen gut genommen, von allen Gerichten auf dem Tablett etwas. Klagt über Sodbrennen. 15 Uhr Gute 8 Stunden. 16 Uhr Will nicht aufstehen. 17.40 Uhr Demerol 75 mg gegen Schmerzen. Diät bis auf geringen Rest ziemlich gut gegessen. Fühlte sich übel, sagte es aber nicht. Spielte mit Ehemann Karten. 19 Uhr Gleitklistier abgelehnt – spürt jetzt nicht ‹diesen Druck›. Das letzte (Klistier) hätte sie ‹fast umgebracht›. 21 Uhr Tuinal zum Schlafen. Unteren Teil des Laparotomie-Verb. gewechselt. Gr. Menge dikker, grünlicher Ausfluß aus Wunde ausgetreten. 23.15 Uhr Demerol 75 mg gegen starke Schmerzen.

Leben zu Unrecht an als Ersatz für Gott ...

Bei einem Menschen, der ein langes und tätiges Leben hinter sich hat, kann man leichter über einen würdigen Tod reden als bei einem neugeborenen Kind. Manche Leute glauben, wenn Gott zuließe, daß ein geistig behindertes Kind geboren wird, stelle er unseren Glauben auf die Probe. Ich kann das nicht glauben. Das wirkliche Wunder ist, daß die meisten Babies gesund zur Welt kommen. Wird ein Kind geboren, das in keiner Weise an der umgebenden Welt partizipieren kann, dann sollte man, glaube ich, auch an die Familie dieses Kindes denken.

Nach dem Gesetz haben der Arzt und ich nicht unser Äußerstes getan, um Edward Allens Leben zu erhalten. Man hätte uns deshalb verklagen können, und doch wurde nichts gesagt und nichts getan. Tragische Entscheidungen wie diese werden jeden Tag gefällt. Ich finde, man sollte die Menschen, die sie unter den entsprechenden Umständen fällen, nicht länger als Gesetzesbrecher betrachten.»

Diese Überzeugung veranlaßte Sholin dazu, seine Geschichte bekanntzumachen. «Ich denke, es ist an der Zeit, daß die Amerikaner der Wahrheit ins Auge sehen. Der Fortschritt der Medizin hat uns an den Punkt gebracht, wo wir neue Gesetze brauchen, die uns bei der Entscheidung helfen, wer leben und wer sterben soll.» Nach Sholins Ansicht «erwartet Gott von uns, unser Wissen und unsere Vernunft zu benutzen, um immer mehr Kontrolle über das Leben – und den Tod – ausüben zu können. Ich bin kein Jurist und mache auch keine Gesetze, aber ich bin überzeugt, daß man Gesetze verabschieden sollte, die anerkennen, daß keinerlei Bedürfnis besteht, das Leben über den Punkt hinaus zu verlängern, an dem ein Patient nicht mehr auf seine Umgebung reagieren kann. Dieses Gesetz müßte selbstverständlich alle zum Schutz der Menschenrechte nötigen Sicherheitsmaßnahmen enthalten. Bevor wir jedoch auch nur ein Stadium erreichen können, in dem Gesetze gemacht werden, müssen Ärzte und Geistliche, Rechtswissenschaftler und Gesetzgeber und – vor allem – die allgemeine Öffentlichkeit offen und ehrlich darüber diskutieren, ob es wirklich moralisch ist, das Leben künstlich zu verlängern.»

Man sollte Sholin nicht mißverstehen oder seinen Standpunkt falsch deuten. «Manche behinderten Kinder», sagt er, «können das Leben enorm bereichern. Ich denke da zum Beispiel an die Enkelin von Hubert Humphrey. Die Liebe, die sie in den Menschen ihrer Umgebung geweckt hat, eine Liebe, die sie durch ihr eigenes liebendes Wesen erzeugte, ist genau das, worum es beim Christentum im Grunde geht. Edward Allen war zu diesem Austausch von Liebe nicht fähig. Ich wünschte, er wäre das normale, gesunde Baby gewesen, nach dem wir uns gesehnt hatten. Unsere Familie ist jetzt auf sechs Kinder angewachsen, aber in unserem Herzen bewahren wir für ihn einen besonderen Platz auf. Er siechte nicht in einem unwissenden und nichts fühlenden Dasein dahin, das meiner Ansicht nach eine Verleugnung des Lebens ist. Dafür danke ich Gott.»

Gewöhnlich wachte Mary Lou morgens auf, bevor Mildred ihren Dienst antrat. Sobald ich bemerkte, daß sie erwacht war, stand ich auf, um die Jalousien hochzuziehen. Ihr Zimmer im siebten Stock lag gegenüber vom College, das sie früher besucht hatte und in dem sie später angestellt gewesen war, gegenüber vom Rio Grande zwischen Texas und Mexiko, gegenüber dem Mount Christo Rey mit der riesigen Statue des Gekreuzigten auf seinem Gipfel, und dahinter konnte man noch die endlose Weite der Wüste New Mexicos erkennen. Während ich Mary Lous Bett etwas in Ordnung brachte, blickte sie mit auffälliger Aufmerksamkeit aus den Fenstern nach Westen, als wolle sie sich jeden Morgen den Anblick aufs neue einprägen, vielleicht für das letzte Mal.

An einem solchen Morgen, als sie gerade ungewöhnlich lange und schweigend aus dem Fenster geschaut hatte, sagte sie ruhig: «Du wirst nie erfahren, wie oft ich aus diesen Fenstern gesehen habe, besonders kurz nach der Operation, und mich fragte, ob ich wohl soviel Kraft hätte, hinauszuspringen. Und ich glaube wirklich, ich hätte es getan, wenn du nicht gekommen wärst.»

Sobald sie sich genügend von der Operation erholt hatte, um wieder Interesse an solchen Dingen zu finden, bat sie mich, ihr vorzulesen. Heute, durch die Erfahrung klüger gemacht, kann ich nur noch mit Verlegenheit an meine anfängliche Reaktion zurückdenken, denn meine Ehrfurcht vor der schrecklichen Majestät der Begleitumstände veranlaßte mich, nur an die allergrößten Klassiker zu denken. Ich mobilisierte sogar den Leiter der Collegebibliothek, den ich kannte, mir die beste vorhandene Übertragung der *Göttlichen Komödie* zu besorgen. Glücklicherweise erwähnte ich diese exaltierten Vorstellungen niemals Mary Lou gegenüber. Als sie mich dann bat, mit dem Vorlesen anzufangen, stellte sie klar, daß sie nichts wollte, was sie in intellektueller oder anderer Hinsicht übertrieben beanspruchte.

Sie äußerte ein paar besondere Wünsche – in dieser Beziehung hat mein Erinnerungsvermögen mich fast ganz verlassen –, und wenn es die Bücher in El Paso gab, besorgte ich sie sofort. Nachdem wir zwei oder drei durchhatten, sagte sie, sie habe noch nie *Pu der Bär* von A. A. Milne gelesen, und auf ihre Bitte las ich ihr diese Kindererzählungen vor. Ebenfalls auf ihre Bitte las ich Louis Nizers Bericht von der Verleumdungsklage, bei der er für unseren alten Freund John Henry Faulk drei Millionen Dollar gewonnen hatte, sowie das Buch eines Schweizer Journalisten, der die angebliche Verschwörung hinter der Ermordung Präsident Kennedys enthüllen wollte – später wurde nachgewiesen, daß er die Tatsache tendenziös verfälscht hatte. Wenn Mildred nicht den Raum verließ, hörte sie mit stummer, aber offensichtlicher Mißbilligung dieser Themen zu, die sie zumindest für die Gelegenheit unpassend fand.

Eines Morgens erschien Mildred mit einem Buch in der Hand zum Dienst. «Mary Lou», sagte sie entschlossen, «ich glaube, das hier wird dir gefallen.» Sie gab mir das Buch *Ein Kleid von Dior* von Paul Gallico. Was mir der Name des Verfassers nicht sagte, sagte sein Titel. Mildred blickte streng und befehlend, und mit ihrer gewöhnlichen Rücksicht auf andere Menschen versuchte Mary Lou, Interesse zu zeigen. Mit dem Versuch, das gleiche zu zeigen, schlug ich das Buch auf und begann mit dem Vorlesen.

Ein fürchterliches Buch! Dieser offenkundige Vielschreiber hatte es mit der deutlichen und zynischen Absicht zusammengehauen, die Wünsche, Phantasien und Träume von Damen eines gewissen Alters zu erfüllen, die ihre Lektüre kaugummikauend unter der Trockenhaube absolvieren, und er hatte versucht, es so reizvoll wie möglich zu gestalten, indem er den größten Teil der Dialoge in einem Cockney-Dialekt geschrieben hatte, wie ihn sich amerikanische Durchschnittsbürger vorstellen. Es handelte von einer Londoner Putzfrau, Mrs. Harris oder Mrs. 'Arris, die es irgendwie schafft, ihre fixe Idee von einer Reise nach Paris zu verwirklichen, um sich dort bei Dior ein Kleid zu kaufen. Nebenbei macht sie natürlich auch ein junges Liebespaar glücklich.

Zu meiner Bestürzung mochte Mary Lou das Buch. Vor einigen Jahren hatte sie sich mit zwei Freundinnen aufgeschwungen, einen der Träume ihres Lebens zu erfüllen, und die drei waren mit einem Volkswagen durch Europa gefahren, und die Abenteuer der Mrs. Harris weckten hier in El Paso die verzauberten Erinnerungen an die Besuche in London und Paris wieder. Mister Gallico hatte das, was er unter Cockney verstand, mit gnadenloser Präzision zu Papier gebracht, und Mary Lou bestand darauf, daß ich ihm in der Aussprache bis zum letzten Apostroph und Buchstaben gehorchte. Mildred lauschte zustimmend und befriedigt, beruhigt und bestätigt in ihren Erfahrungen auf dem Gebiet der Literatur, die sich für Sterbende eignet. Mein Vorlesen muß glaubwürdig geklungen haben, denn Mary Lou hätte mich niemals gebeten, weiterzulesen, wenn sie nicht den Eindruck gehabt hätte, mir mache es genausoviel Spaß wie ihr.

Paul Gallico, ich danke Ihnen.

Die ärztliche Fähigkeit, dem Patienten zu helfen, beruht in erheblichem Ausmaß auf der Vorstellungskraft dieses Patienten, auf seinem Glauben – auf seiner Leichtgläubigkeit; ohne diesen Glauben, dieses unerschütterliche Vertrauen, das auf einer Art Selbstüberzeugung basiert, verschwenden Arzt und Patient ihre Zeit miteinander. So mancher ältere, erfahrene praktische Arzt wird – unter vier Augen

44 Tage vor dem Ende – Aus dem Pflegeprotokoll:

5 Uhr Darvotran-Kaps. gegen Beschwerden. Eine recht gute Nacht. Frühstück gut gegessen. Kolostomie mit gutem Resultat ausgespült, bis wieder sauber. Etwas gelaufen. 45 Minuten im Sessel. Mittagessen ungefähr halb gegessen. 13.30 Uhr Demerol 75 mg – stöhnt vor Schmerzen, ganz plötzlicher Anfall. 13.40 Uhr Dr. hier. Fäden korrigiert, Verbände erneuert. 15 Uhr Fühlt sich besser. Spielt Karten mit ihrer Mutter. Normaler Tag. 16 Uhr Ruht im Bett. Scheint etw. deprimiert. Diät bis auf geringe Reste ziemlich gut gegessen. 18.30 Uhr Demerol 75 mg gegen Unterleibsschmerzen – ‹scheinen nach dem Essen zu kommen›. Kolostomie hatte nur wenig Ausfluß. 21 Uhr Tuinal zum Schlafen. Wollte lieber nicht aufstehen. Gute 8 Stunden.

Die Bemerkung des Arztes: *Fäden korrigiert. Mittlerer Teil der Wunde klafft etwas auf, mit eitrigem Ausfluß. Kolostomie wird jeden Morgen ausgespült. Beutel füllt sich mit Stuhl und muß jeden Nachmittag erneuert werden.*

– zugeben, daß er wirklich nicht weiß, warum viele seiner Patienten eigentlich genesen. Die Erklärung dieses Geheimnisses liegt in der Fähigkeit des Patienten, zu glauben und zuversichtlich zu sein. Wenn wir es mit einem Arzt zu tun haben, neigen wir fast alle dazu, ihm mehr oder weniger bereitwillig und unbewußt magische Kräfte und halbgöttliche Weisheit zuzuschreiben. Wir sind vor allem überzeugt, seine Ausbildung und Erfahrung hätten ihn darauf vorbereitet, zu heilen, zu retten und Leben zu erhalten. Wenn es jedoch darum geht, mit Sterbenden umzugehen, für die es keinerlei Hoffnung mehr gibt – wieviel Ausbildung haben diese Supermänner für eine solche Aufgabe erhalten? Nicht sehr viel, wie sich schnell herausstellt.

August M. Kasper, Dozent für klinische Psychiatrie an der University of Southern California, faßt zusammen, wie weit die jungen Ärzte an den meisten Universitäten auf diese besondere Aufgabe vorbereitet werden: «Bei der einzigen Universitätsdiskussion über die Gefühle der Sterbenden oder vielmehr ihrer Verwandten, an die ich mich erinnere, handelte es sich um die kurze Besprechung einer Stegreifuntersuchung über die Methoden, wie man Trauer, Schuldgefühle und Verwirrung ignorieren – oder sogar ausnutzen – kann, um die Zustimmung zu einer Autopsie zu erhalten.»

Krankenschwestern schneiden im allgemeinen nicht besser ab. Dazu erklärt Richard A. Kalish, Professor für Verhaltenswissenschaften an der University of California, Los Angeles: «In den drei Jahren ihrer Schwesternausbildung sah meine Frau nur ein einziges Mal einen sterbenden Menschen, und das geschah nur durch Zufall

– es gibt bestimmt zahllose Medizinstudenten, die selten oder nie mit einem Sterbenden zusammenkommen.»

Eine derart mangelhafte Vorbereitung hinterläßt beim Medizinstudenten zwangsläufig einen wahrscheinlich bleibenden Stempel, eine Unsicherheit, ein Gefühl des Unbehagens in der Nähe des Todes. Er kommt sich schuldig vor und versucht, diese Schuld zu kompensieren, indem er den Tod in einem Ausmaß bekämpft, das über realistische und vernünftige Grenzen hinausgeht. Vincent Collins, Chirurg an der Northwestern University in Evanston, Illinois, ist überzeugt, solche «unseligen Bemühungen resultieren aus einer schwerwiegenden Fehldeutung des hippokratischen Eids, aus der Unkenntnis der eigentlichen Glaubenslehre, aus übermäßigem Stolz auf die moderne Technik, sogar aus der Verwirrung, was Leben und Tod eigentlich sind».

1968 nahm Lael Wertenbaker an einer vom Euthanasia Educational Fund veranstalteten Diskussion über die medizinischen, juristischen, sozialen und ethischen Aspekte der Euthanasie teil. Mrs. Wertenbaker hatte in dem ergreifenden Buch *Death of a Man* die Geschichte ihres Mannes, des Journalisten und Romanciers Charles Wertenbaker, erzählt. Der an einem unheilbaren und nicht mehr operablen Krebs leidende Wertenbaker hatte schließlich den Punkt erreicht, an dem er beschloß, Selbstmord zu begehen, und seine tapfere Frau hatte soviel Liebe und Kraft besessen, sich auf seine Seite zu stellen und ihn zu unterstützen, als es soweit war. Nachdem er auf die wiederholt verabreichten, starken intramuskulären Morphiuminjektionen nicht mehr ansprach, mußte sich der Verzweifelte schließlich die Pulsadern aufschneiden, um sterben zu können. Offenbar hatten weder er noch seine Frau gewußt, daß eine Morphiumspritze, schnell und intravenös verabreicht, schmerzlos das von beiden ersehnte Ende herbeigeführt hätte.

Bei jenem Treffen in New York berichtete Mrs. Wertenbaker über die Gegenstimmen, die sich während einer Vorlesungsreihe an der University of North Carolina gegen sie erhoben hatten. Man hatte sie um eine Vorlesung über das Recht zu sterben gebeten, doch bei einer Fakultätsversammlung wandten sich mehrere Kollegen dagegen, daß sie über ihr Buch sprach. «Man fand», berichtete sie, «das sei ein deprimierendes Thema, und irgendein sensibler junger

Mensch könnte in der Nacht hinausgehen und sich erschießen, und deshalb sagte der Professor außerordentlich bedauernd: ‹Wir halten das für ein zu gefährliches Thema, noch gefährlicher als Sex, als daß man darüber sprechen sollte.› Und ich sagte: ‹Also, wenn jemand nach meiner Vorlesung Selbstmord verübte, wäre ich sehr überrascht, denn der Tod meines Mannes war im Grunde eine Bestätigung des Lebens. Deshalb habe ich darüber geschrieben.› Da waren sie einverstanden, daß ich die Vorlesung hielt. Ich sagte zu den Studenten: ‹Ich behandle Sie hier als erwachsene Menschen. Der Tod ist eine Tatsache, und deshalb wollen wir über ihn und über das Recht zu sterben sprechen. Wir wollen auch über die Tatsache reden, daß man das Leben würdig beenden sollte.›»

Im Laufe dieser Diskussion in New York erklärte Mrs. Wertenbaker außerdem, das Martyrium ihres Mannes habe in ihrer Familie nicht zum erstenmal das Problem Euthanasie auftauchen lassen: «Ich hatte auf Hilfe gehofft, als man meinen geliebten Vater im Alter von siebenundachtzig Jahren durch eine Lungenentzündung schleppte, und als es ihm endlich gelang zu sterben, sagte meine Mutter: ‹Das einzige, was dein Vater, dieser gottesfürchtige Mann, mir nie vergeben hat, ist, daß ich ihn nicht sterben ließ, als er die Lungenentzündung hatte.› Und er durfte nicht sterben, weil sich eine liebende Familie und der Ärztestand zusammengetan hatten.»

Bilden die Universitäten die Medizinstudenten heute besser für den Umgang mit Sterbenden aus als die ältere Ärztegeneration? In den meisten Fällen offensichtlich nicht. Auf der Zweiten Euthanasiekonferenz, die 1969 in der New Yorker Academy of Medicine abgehalten wurde, zählte auch Alexander R. Sussman, Jurastudent im ersten Jahr an der University of Yale, zu den Sprechern. «Ein Medizinstudent wird im ersten Universitätsjahr beim Anatomiekurs mit einer Leiche konfrontiert, und für viele ist das der einzige Kontakt mit dem Tod, den sie in diesem Jahr haben», berichtete er. «Von Anfang an tendiert ihre Ausbildung dazu, ihnen Furcht vor dem Tod einzujagen oder sie gar zu veranlassen, den Tod zu ignorieren», sagte er dann. «Das Potential für psychische Konflikte, Zweifel und Unruhe ist enorm.»

Auf der im folgenden Jahr veranstalteten Dritten Euthanasiekonferenz berichtete Barbara Taylor, Studentin der Sozialwissenschaften am Oberlin College in Oberlin, Ohio, über eine Umfrage an medizinischen Fakultäten ihres Bundesstaates, die sie mit durchgeführt hatte. Man schickte drei verschiedene Fragebögen an zweiundzwanzig Universitäten oder Colleges mit medizinischen Fakultäten – den ersten an den College-Direktor, den zweiten an den Dekan der medizinischen Fakultät und den dritten an den Dekan der psychiatrischen Fakultät. «Die Fragen waren einfach», erklärte Miss Taylor. «Jeder Fragebogen enthielt nur sieben oder acht. Wir fragten die Dekane, ob es in ihren Lehrplänen Kurse über den Tod oder das Sterben gebe. Von neunzehn Beantwortern sagten siebzehn nein. Wir fragten, ob sie Kurse mit theoretischen Anweisungen über den Umgang mit todkranken Patienten, mit sterbenden Patienten hatten. Sieben Fakultäten hatten einige Kurse, fast ausschließlich Kurse über die psychiatrische Betreuung oder Kurse, die auf andere Weise psychiatrisch ausgerichtet waren.»

Sie fragten die Dekane, ob die Medizinstudenten ihrer Meinung nach irgendwelche Schwierigkeiten beim Umgang mit tödlichen Krankheiten, Tod, Sezierungen oder Autopsien hatten. 50 Prozent der Dekane antworteten, sie glaubten nicht, daß die Medizinstudenten überhaupt irgendwelche Schwierigkeiten hätten. Auf die Frage: «Was würden Sie tun, wenn Ihre Studenten zufällig doch Schwierigkeiten hätten?» antworteten fast alle, sie würden solche Studenten zum Psychiater schicken. «Meiner Ansicht nach», kommentierte Miss Taylor, «geht daraus hervor, daß man entweder verrückt oder krank oder irgendwie unnormal sein muß, wenn man angesichts des Todes eine emotionale Reaktion spürt oder eine persönliche Krise erlebt. Wie ist es möglich, daß der Dekan einer medizinischen Fakultät glaubt, die Konfrontation eines Arztes oder einer Krankenschwester mit dem Tod sei nicht wichtig oder führe zu keinerlei Schwierigkeiten?»

Die Dekane der Medizinfakultäten wurden auch gefragt, ob es bei der praktischen Ärzteausbildung Zeit für Probleme wie den sterbenden Patienten und seine Familie gebe. Dabei führte man besondere Situationen auf. Es kamen achtzehn bejahende und einundvierzig verneinende Antworten.

Eine weitere Frage: «Werden Sie jemals von Studenten angesprochen, die sagen: ‹Ich habe Probleme. Ich möchte, daß man mir

43 Tage vor dem Ende – Aus dem Pflegeprotokoll:

> *0.15 Uhr Demerol 75 mg gegen Schmerzen. 5.45 Uhr Demerol 75 mg gegen Schmerzen. Will nicht, daß Kolostomiebeutel um diese Zeit geleert wird. Schlief recht gut. Frühstück gut gegessen. Kolostomie ausgespült. Will nicht aufstehen. 10.30 Uhr Demerol 75 mg gegen starke Schmerzen im Unterleib. Den ganzen Vormittag deprimiert und lethargisch. Vom Mittagessen nur wenige Bissen. Nahm alle Flüssigkeiten. 13 Uhr Heute mittag noch deprimierter. Bad und allg. Körperpflege. 14 Uhr Will immer noch nicht aufstehen. Schlechter Tag. 16.30 Uhr Demerol 75 mg gegen Schmerzen im Unterleib. Abendessen im Sessel. Diät bis auf geringen Rest ziemlich gut gegessen. Wieder ins Bett und ruht. 19.55 Uhr Demerol 75 mg gegen Schmerzen im Unterleib. Ferngesehen. Verbd. erneuert. Verbd. mit dickem grünlichem Ausfluß getränkt. Mäß. Menge weicher St. in Kolostomiebeutel – nicht geleert. Scheint schwächer. Nachmittagspflege gemacht. Beruhigt. Tuinal. 23.30 Uhr Wach, unruhig – bittet um Schlafmittel. Nochmal Tuinal zum Schlafen.*

irgendwie hilft. Wir möchten irgendeinen Unterricht auf diesem Gebiet›?» Die Hälfte der Antworten lautete negativ – solche Studenten gebe es nicht. «Das», so Miss Taylor, «ist außerordentlich interessant. Als wir nämlich den Psychiatern dieselbe Frage stellten, antwortete weit über die Hälfte: ‹Ja, man hat sich an uns gewendet.› Das ist vor allem dann eigenartig, wenn man bedenkt, wie viele Patienten bei den Medizinern und wie wenige bei den Psychiatern sterben.»

Die Dekane der medizinischen Fakultäten wurden gefragt: «Wie viele Studenten haben Ihrer Ansicht nach Probleme? – Viele? Einige? Wenige? Alle?» Siebzehn Herren antworteten. Zwei davon äußerten die Meinung, angesichts des Todes hätten alle Studenten Probleme; diese Dekane hatten auch erklärt, ‹viele› Studenten wendeten sich an sie und bäten um Hilfe, um das Problem bewältigen zu können. Sechs Dekane sagten, daß nur sehr wenige oder überhaupt keine Studenten derartige Probleme hätten; diese sechs hatten auch angegeben, sie seien niemals von Studenten wegen diesbezüglicher Schwierigkeiten angesprochen worden. «Offensichtlich», folgerte Miss Taylor, «signalisierten diese Leute auf irgendeine Art, das Gebiet des Todes sei tabu.»

Eine andere Frage lautete: «Wo können die Studenten solche Probleme Ihrer Meinung nach am besten bewältigen – im Sprechzimmer des Psychiaters, in Seminaren mit anderen Ärzten? Wie sollen sie mit dem Problem der tödlich verlaufenden Krankheiten konfrontiert werden?» Die überwältigende Mehrheit führte an erster Stelle der Liste die Antwort: «Unmittelbare Erfahrung in unserem praktischen Ausbildungsprogramm» auf. Theoretische Unterweisung, Seminare und dergleichen rangierten auf der Liste weiter hinten.

Miss Taylor schloß daraus: «Sie gaben mit anderen Worten zu verstehen: ‹Wir erteilen unseren Studenten theoretischen Unterricht in Diagnostik. Wir würden sie ganz bestimmt nicht durch praktische Erfahrung, durch das Zusammentreffen mit ein paar Patienten und das Beobachten von genügend Symptomen Diagnostizieren lernen lassen. Wir unterrichten sie auf allen Gebieten theoretisch, aber wenn es ums Sterben geht, erwarten wir, daß sie wie durch Zauberei intuitiv verstehen, wenn sie nur das Sterbezimmer betreten und Arzt sind – es ist wie ein Initiationsritus.› Und man bringt Leute, die vielleicht von Anfang an Probleme mit dem Tod hatten – was durchaus dazu beigetragen haben mag, daß sie überhaupt Medizin studierten –, in Situationen, auf die sie nicht durch theoretischen Unterricht vorbereitet wurden, und ermutigt sie noch nicht einmal richtig, Fragen zu stellen. Man bürdet ihnen die gesamte Verantwortung auf, mit dem Tod eines Patienten, mit dessen Familie zurechtzukommen. Man läßt zu, daß ihre Verantwortung ausschließlich auf Zufall basiert, nämlich darauf, was sie zufällig in ihrer praktischen Ausbildung oder in den klinischen Semestern erlebt haben. Es ist wohl kein Wunder, daß wir so viele traurige Geschichten über die Begleitumstände tödlicher Krankheiten erzählen können.»

Diese Lücken in der heutigen Medizinerausbildung beschäftigen auch die Londoner Society for the Study of Medical Ethics. Die Herausgeber des *British Journal of Medical Education* erklärten: «Über die moralischen Probleme gibt es an den medizinischen Fakultäten keinen theoretischen Unterricht, und die Diskussionen auf Stationsvisiten sind zwangsläufig sehr begrenzt. Viele Ärzte und Chirurgen sind selbst der Meinung, daß ihre diesbezügliche Ausbildung unzureichend war.» Der Medizinkorrespondent der *Times* drückte es so aus: «Fast unmerklich hat der Fortschritt der Medizin die Menschen vor Probleme gestellt, für die man die gesammelten Kenntnisse von Rechtsanwälten, Ethikern und Theologen braucht, wenn die Würde des menschlichen Lebens gewahrt werden soll.» I. B. Pless erklärt im *British Journal of Medical Education*: «In der medizinischen Praxis kann es kaum wichtigere Probleme, kaum demoralisierende Situationen und kaum andere Phänomene geben, die schneller zu einem Verfall der medizinischen Betreuung führen als unüberlegte Entscheidungen auf Gebieten mit ethischen Konsequenzen ...» Und John Rowan Wilson schreibt in *World Medicine*, der Arzt werde dauernd mit moralischen Fragen konfrontiert, und zwar «nicht bei Diskussionen, sondern in der unmittelbaren Praxis ... Man kann sich vorstellen, was passieren würde, wenn man irgendein Fakultätsmitglied aufforderte, eine Vorlesungsreihe über die ethischen Aspekte der Medizin zu halten. Er würde entweder so scheinheilig sprechen, daß die Studenten ihn verachten, oder er würde sich jeder entschiedenen, persönlichen Stellungnahme so geschickt entziehen, daß alle Argumente in einem Sowohl-als-auch-Nebel verschwimmen.»

Austin H. Kutscher, Professor für Zahn- und Kieferchirurgie an der Columbia University, hat eine Stiftung für Thanatologie, für die Lehre vom Tod, ins Leben gerufen, die sich bemüht, die Einstellung der Medizinstudenten zum Tod zu ändern und Medizinfakultäten sowie Schwesternschulen zu veranlassen, ihre Schüler im Umgang mit sterbenden Patienten und deren Familien zu unterrichten. Kutscher erklärt, bisher habe man nur langsame Fortschritte gemacht. Außer der Columbia University hätten nur die Tulane University, New Orleans, das Einstein College of Medicine, New York, und die Tufts University, Medford, Massachusetts, als rühmliche Ausnahmen Seminare über das Sterben in ihren Lehrplan aufgenommen. Was diesen – in der späteren Praxis außerordentlich wichtigen und zwangsläufig auftauchenden – Aspekt der Medizin betrifft, so sind die heutigen Medizinstudenten und Krankenschwestern nach ihrer Ausbildung immer noch beklagenswert unvorbereitet für die moralischen Probleme, die sich in solchen Situationen ergeben. Auf ein so neues und verwickeltes Problem wie die Euthanasie sind sie natürlich noch viel weniger vorbereitet.

Die noch heute vorherrschenden Angstreaktionen auf Versuche, dieses Gebiet der medizinischen Ausbildung zu reformieren, zeigen sich besonders in der Einstellung anderer Wissenschaftler zu Kollegen, die hier Pionierarbeit leisten. Der Psychologe Prof. Leonard Pearson hatte während seiner Tätigkeit an der Case Western Reserve University in Cleveland einen Kurs entwickelt, in dem die psychologischen Probleme behandelt wurden, die in unserer Gesellschaft beim Sterben und beim Tod auftreten. «Kurz darauf», erinnert er sich, «wurde ich zum Gegenstand eines eigenartigen Interesses von seiten meiner Kollegen. Bei einem geselligen Fakultätstreffen begrüßte mich der Gastgeber eines Abends an der Haustür, führte mich ins Wohnzimmer und stellte mich mit den Worten vor: ‹Und hier ist unser Todesbote.› Studenten, die an meinem Kurs teilnahmen, galten auf dem Campus allmählich als Exzentriker, da sie ihre Freunde oft nach dem Tod, nach deren Einstellung zum Verlust nahestehender Menschen und nach ähnlichen Dingen fragten.»

Wenn unsere jungen Ärzte und Krankenschwestern von den Medizinfakultäten und Schwesternschulen nur unzureichend auf Konfrontationen mit dem Tod vorbereitet werden, so ergeht es den jungen Psychiatern nur selten besser. «Wie können wir überhaupt annehmen», fragt Gardner Murphy, Forschungsleiter an der Menninger Foundation, «daß wir bei der Erforschung der Einstellungen zum Tod die nötigen Parameter, den nötigen Bezugsrahmen für die Untersuchung des Todes besäßen und daß es nur der Bezugsrahmen sein könnte, den uns die Entwicklung der letzten Jahrzehnte verschafft hat? Besteht nicht die Möglichkeit, daß die allgemeine Psychologie dann sagt: ‹Für die Todesforschung haben wir ebensowenig einen Raum–Zeit-Bezug, wie für die Persönlichkeitsforschung›? Wir besitzen einen ziemlich guten Bezugsrahmen für die Medizin; wir besitzen einen ziemlich guten Bezugsrahmen für die historischen Wissenschaften; aber was den Bezugsrahmen für die Persönlichkeitsforschung angeht, so haben wir einfach keinen – das heißt, wir besitzen keine verfeinerte Nomenklatur, mit deren Hilfe wir genau sagen könnten, was wir über die Persönlichkeit wissen und was wir über sie nicht wissen. Deshalb befinden wir uns in der sonderbaren Lage, daß wir versuchen müssen, die Begriffe persönlicher Fehlentwicklungen – Psychose, psychosomatische Medizin etc. – sowie das allgemeine Begriffssystem der Psychologie zu benutzen, wenn wir das vielschichtige System menschlicher Ansichten und Einstellungen, Erwartungen und Frustrationen angesichts des Endes unserer körperlichen Existenz bestimmen und ordnen wollen.»

Über die Beziehungen des Psychiaters zum Tod gibt es erstens nur relativ wenig Fachliteratur, und zweitens zeigen auch die Psychiater eine ganz ähnliche innere, unbestimmte Ablehnung wie ihre nichtpsychiatrischen Ärztekollegen, wenn sie mit dem Phänomen des Todes konfrontiert werden. Charles W. Wahl, Professor der Psychiatrie an der U.C.L.A. und praktizierender Psychiater am Sepulveda Veteran's Administration Hospital, betrachtet es als «eine überraschende und bezeichnende Tatsache, daß das Phänomen der Todesfurcht oder der Angst vor dem Tod (in der Fachsprache Thanatophobie) zwar alles andere als eine medizinische Seltenheit ist, in der psychiatrischen oder psychoanalytischen Fachliteratur aber trotzdem so gut wie überhaupt nicht behandelt wird. Es glänzt buchstäblich durch Abwesenheit. Geht daraus vielleicht hervor, daß Psychiater genauso wie andere Sterbliche davor zurückschrecken, ein Problem zu betrachten oder zu untersuchen, das so unmittelbar und persönlich mit der Vergänglichkeit des menschlichen Daseins verknüpft ist? Vielleicht bestätigen sie nicht weniger als ihre Patienten die Maxime La Rochefoucaulds, man könne weder der Sonne noch dem Tod direkt ins Auge blicken. Es ist ebenfalls interessant, darauf hinzuweisen, daß die Angst vor dem Tod, wenn sie in der psychiatrischen Literatur erwähnt wird, lediglich als Neben- oder Sekundärerscheinung, häufig als eine der leichter zu ertragenden Formen der ‹Kastrationsangst› geschildert wird... Man muß sich aber fragen, ob diese Formulierung im Grunde nur einem defensiven Bedürfnis der Psychologie selbst dient.»

Der in der Forschung und klinisch tätige Psychologe Herman Feifel stimmt Wahl zu: «Freud leitete seine Todesfurcht von der Kastrationsangst und von der Furcht ab, den Gegenstand seiner Liebe zu verlieren, das heißt die Angst vor Trennung von der Mutter. Es gibt stichhaltige klinische Anhaltspunkte dafür, daß es tatsächlich zu solchen Übertragungen kommt, [und] man fragt sich, ob diese Formulierung teilweise auch einem defensiven Bedürfnis der Psychiater selbst dient. Doch wie dem auch sei, meiner Meinung nach besteht einer der schwerwiegenden Fehler, den wir bei der Behandlung todkranker Patienten machen, darin, daß wir eine psychologische Schranke zwischen den Lebenden und den Sterbenden errichten. Manche Leute denken und sagen, es sei grausam und traumatisch, mit sterbenden Patienten über den Tod zu reden. Ich habe aber festgestellt, daß Patienten sich sehr gern über ihre Gefühle und Gedanken angesichts des Todes unterhalten wollen, daß sie jedoch glauben, wir, die Lebenden, verbauten ihnen den Weg dazu.»

Charles Wahl selbst verweist auf Sigmund Freud: «Dieser alte Mann, der sechzehn Jahre lang tagtäglich mit einem bösartigen Krebsleiden konfrontiert wurde, während seine eigenen Söhne dem Tod auf den Schlachtfeldern gegenüberstanden, wies in seiner Abhandlung *Zeitgemäßes über Krieg und Tod* (1915) darauf hin, es sei vielleicht sehr gut für uns, wenn wir uns über die wahre Art unserer Einstellung zum Tod klar würden, da wir nur allzu bereit seien, diese Einstellung zu vernebeln und zu unterdrücken. Er sagte: ‹Sich ganz offen mit der Psychologie des Todes zu beschäftigen, bietet den Vorteil, den wahren Stand der Dinge stärker zu berücksichtigen und uns das Leben erträglicher zu machen.› Das mag eine sehr nüchterne und spartanische Hoffnung sein, doch der Fortschritt der Menschheit hängt nun einmal von solchen Hoffnungen, nicht aber von den Versprechungen der Mystiker ab.»

Manchmal schien es, als könne man von einem Tag zum anderen feststellen, daß Mary Lous Krebs größer geworden war. Ihr Unterleib schwoll an, bis sie beinahe schwanger wirkte, und die Masse darin dehnte die Haut auf ihrem Bauch so stark, daß sie fast glänzte. Als ich eines Tages neben ihrem Bett saß und ihr vorlas, bemerkte ich, daß sie Konzentrationsschwierigkeiten zu haben schien, und als ich ein Kapitel beendet hatte, sagte sie ganz unvermittelt: «Kannst du dir überhaupt vorstellen, wie sich das Ding in mir anfühlt?» Ohne auf eine Antwort zu warten, nahm sie meine Hand und legte sie auf das Tuch, das die Erhöhung auf ihrem Bauch bedeckte. Meine Hand ruhte bestürzt auf etwas, das so hart und scharfkantig war wie ein Betonblock.

In den meisten Fällen liegt die Entscheidung, ob sich die Kunst, unser Leben zu verlängern, in die profane Tätigkeit verwandelt, den Akt des Sterbens hinauszuschieben, beim Arzt. Auf Grund der unzureichenden Ausbildung, die sie in dieser Hinsicht genossen haben, werden die meisten Ärzte wahrscheinlich ihr ganzes Leben nicht richtig mit dem Tod und den Sterbenden umgehen können. Psychologen können sogar mit einiger Berechtigung argumentieren, die

42 Tage vor dem Ende – Aus dem Pflegeprotokoll:

0.30 Uhr Unruhig. 2.45 Uhr Wach, bittet um Spritze gegen Schmerzen. Demerol 75 mg gegen Schmerzen gegeben. Anderes Nachthemd angezogen. 4 Uhr Scheint zu ruhen. Frühstück gut gegessen. 8.35 Uhr Demerol 75 mg gegen Schmerzen. Kolostomie m. gutem Ergebnis ausgespült. Aufgestanden und herumgelaufen. 1 Std. im Sessel. 10 Min. m. Besucher von außerhalb. 11.30 Uhr Demerol 75 mg gegen starke Schmerzen. Mittagessen gut genommen. Bad und allg. Körperpflege. 14.45 Uhr Heute nachmittag gelöster. Schlechter Vormittag. 15.30 Uhr Demerol 75 mg gegen Schmerzen. 16 Uhr Döst. Ein bißchen Reis, Suppe, Kirschen. 19.45 Uhr Demerol 75 mg gegen Schmerzen. 20 Uhr Sieht fern. 21.30 Uhr Tuinal. Sustagen. Pat. ruhig, scheint aber deprimiert. Recht guter Nachmittag. 22.40 Uhr Demerol 75 mg. Schmerzen.

Medizin als Beruf ziehe vor allem diejenigen jungen Leute an, die sich unbewußt am meisten vor dem Tod fürchten.

Es gibt sehr viele Ärzte, die durch ihre unbewußten Gefühle in einen ungelösten Konflikt gestürzt werden, wenn sie beruflich mit dem Tod in Berührung kommen. Es ist ganz unvermeidlich, daß manche Patienten sterben. Es ist ebenso unvermeidlich, daß die meisten Ärzte solche Todesfälle als persönliche Niederlagen betrachten, und diese Niederlagen wecken in ihnen unbewußte oder bewußte Schuldgefühle. Ärzte, die diese Schuldkonflikte nicht austragen, haben es nicht gerade leichter, an erster und übergeordneter Stelle die Gefühle und das letzte Wohlergehen eines sterbenden Patienten zu berücksichtigen – besonders wenn dieser Patient bei klarem Verstand den Wunsch äußert, er wolle sterben. Jeder Arzt weiß, daß seine Patienten ihn als Heilenden, als Lebensspender, als lebendes Symbol der Hoffnung betrachten. Das verschärft und intensiviert nur noch den Konflikt, der entsteht, wenn ihn ein sterbender Patient auffordert, diese gewohnte Rolle aufzugeben und ihm den Segen des Gnadentods zu verschaffen.

Nur zu häufig werden Verwandte eines Sterbenden durch unausgetragene Schuldkonflikte veranlaßt, den behandelnden Arzt zu ermutigen, er möge den leichteren Weg einschlagen und sich den Wünschen des Patienten entgegenstellen. Kaplan Reevs vom New Yorker Prebyterian Hospital ist der Meinung: «Die Schuld spielt eine ungeheure Rolle, besonders weil heute ein Teil der alten Solidarität innerhalb der Familie verschwunden ist. Fast jeder Angehörige der Generation, die jünger ist als die des kranken Patienten, trägt eine Last von Schuld. Wir leben nicht mehr so, daß wir die Älteren in Ehren halten und für sie sorgen können, und deshalb fühlen wir uns schuldig, denn wir haben nicht getan, was wir nach unserer eigenen Meinung für unsere älteren Anverwandten hätten tun sollen, und das trübt unser Urteilsvermögen ganz entscheidend. Fast immer wird die Familie sagen: ‹Tun Sie alles, was Sie können, Herr Doktor!›» Ein anderer Theologe, Charles W. Blaker von Brandon Hall, Atlanta, sagt: «Familienbeziehungen sind kompliziert. Welcher Sohn hat in seiner Wut über die von der väterlichen Autorität auferlegten Verbote nicht schon einmal gedacht: ‹So stirb doch endlich, damit ich endlich frei sein kann!› Welcher Ehemann und welche Ehefrau hat sich nicht schon einmal insgeheim gewünscht, der Partner möge sterben? Das von derartigen Wünschen erzeugte Schuldgefühl treibt viele Familien dazu, darauf zu bestehen, daß alles Menschenmögliche getan wird, um die Lebensflamme nicht erlöschen zu lassen, selbst wenn sie nur noch schwach in einem unheilbar kranken Körper flackert. Zutiefst religiöse Familien hegen manchmal die unausgesprochene Hoffnung, ein Wunder werde schaffen, was die medizinische Wissenschaft nicht schaffen kann. Wenn ihr Glauben fest genug wäre, würde Gott ihnen den geliebten Menschen zurückgeben. Der Körper muß am Funktionieren gehalten werden, bis sie die eigene seelische Vollkommenheit erreicht haben.»

Echte Schuldgefühle können im Gegensatz zu unrealistischen oder neurotisch bedingten Schuldgefühlen nur dann in einem aufgeklärten Menschen entstehen, wenn ein anderer als Ergebnis einer realen Handlung leidet. Vor kurzer Zeit benutzten die Vertreter der Legalisierung homosexueller Akte, die von Erwachsenen an privaten Örtlichkeiten ausgeführt werden, den Ausdruck ‹Delikt ohne Opfer›. Derselbe Ausdruck trifft auch auf einen Menschen – sei er nun Arzt oder nicht – zu, der die Bitte eines Sterbenden um Euthanasie erfüllt. *Volenti non fit iniuria*, wie der alte römische Grundsatz lautet: Dem, der es will, geschieht kein Unrecht. Den Nutznießer eines Aktes der Linderung und Barmherzigkeit, der sich diesen Akt zudem noch ernstlich gewünscht hat, kann man gewiß nicht als Opfer bezeichnen. Und wo es kein Opfer gibt, kann man auch nicht mehr von einem Verbrechen sprechen, wenn man logisch denkt. Der Theologe Joseph Fletcher erklärt: «Es gibt keinen Grund für Gewissensbisse, obgleich es natürlich Grund für Schmerz und Trauer gibt.» Schuldgefühle in einer solchen Situation wären, wie er sagt, «falsche

Schuldgefühle und wahrscheinlich eine unbewußte Form von psychischem Masochismus». Einen weit realeren Grund für Schuldgefühle sieht Fletcher darin, einen leidgequälten Menschen am Leben zu halten, weil «man sich fälschlich einbildet, eine diesbezügliche Verpflichtung oder Pflicht zu haben, während man sich gleichzeitig nicht im geringsten verpflichtet fühlt, das Geld und die Emotionen» zum Nutzen anderer Menschen zu verwenden, die weiterleben werden.

Die New Yorker Euthanasia Society hat viele tausend Bitten um Zusendung eines Formblattes erfüllt, dem sie die einigermaßen ungeschickte Bezeichnung «Lebendes Testament» gab. Alle, die es ausfüllen, geben ihren Verwandten und Ärzten Kopien, solange sie noch bei bester Gesundheit sind. Auf diesen Kopien teilen sie den Betreffenden ihren wohlüberlegten Wunsch mit, man möge sie ohne Benutzung medizinischer Hilfsmittel, die lediglich den Tod hinausschieben, friedlich sterben lassen. Wie die Euthanasia Society wissen auch sie, daß solche Dokumente beim gegenwärtigen Stand der Gesetzgebung niemanden gesetzlich verpflichten. Die Dokumente dienen jedoch dem Zweck, die Schuldgefühle zu lindern oder abzuwälzen, mit denen die Verwandten oder der Arzt sonst vielleicht zu kämpfen hätten – Schuldgefühle, die sie andernfalls vielleicht zwängen, sogar in offensichtlich hoffnungslosen Fällen das Ende so lange wie möglich hinauszuzögern.

Als man im Februar 1971 in Rochester, New York, eine Zweigstelle des Euthanasia Educational Fund gründete, sprach auf der Gründungsversammlung auch Roland Stevens, Professor für klinische Chirurgie an der University of Rochester und Zweiter Chefchirurg am Strong Memorial Hospital. «Der Durchschnittsbürger», sagte Dr. Stevens, «befaßt sich in seinem Leben meist nur bei wenigen isolierten und denkwürdigen Anlässen mit dem Tod. Ärzte spielen beim Vorgang des Sterbens jedoch eine bemerkenswert aktive Rolle. Andere betrachten sie als Helden, deren einzige Aufgabe darin besteht, das Leben zu erhalten, und so sehen sie sich auch selbst. Dieses Image wird unmerklich so sehr gefördert, daß es zuletzt sakrosankt ist, und wenn doch ein Todesfall eintritt, kommt sich der Arzt schuldig und geschlagen vor, hat das unbestimmte, irrationale Gefühl, sein berufliches Können sei nicht so gewesen, wie es hätte sein sollen. Er muß diese Dinge gründlich durchdenken und an erster Stelle das Wohl des Patienten berücksichtigen, der bald sterben wird. Er muß lernen, daß menschliche Erwägungen manchmal wichtiger sind als wissenschaftliche Methoden.»

Neben den unausgetragenen Schuldkonflikten des Arztes über die Grenzen seiner eigenen Fähigkeit entdecken wir etwas, das eng damit verbunden ist: eine nahezu magische Verleugnung der Tatsache des Todes selbst. Trotz ihres Berufes gilt Freuds These, niemand von uns könne wirklich an seine Sterblichkeit glauben, wenn es soweit sei, auch für Ärzte. Relativ wenig Ärzte könnten innerlich vollkommen gelassen die Antwort aus den alten amerikanischen Versen singen, die Kinder sich beim Tauspringen zurufen:

Doctor, Doctor, will I die? –
Yes, my child, and so will I.

Ihre Einstellung zum Unvermeidlichen würde durch eine ähnlich kernige Äußerung wie die Worte des amerikanischen Revolutionsgenerals Ethan Allen (1738–1789) wohl besser charakterisiert. Der Pfarrer hatte dem General fromm angekündigt: «General Allen, die Engel warten auf Sie.» – «Warten auf mich?» schnaubte der alte Krieger. «Sie warten also auf mich? Gut, verdammt noch mal, dann sollen sie eben warten!»

Anselm Strauss, Professor der Soziologie am Medical Center von San Francisco, das der University of California angegliedert ist, schreibt: «Ärzte und Krankenschwestern sind sich im allgemeinen darüber klar, daß die Arbeit mit und bei sterbenden Patienten beunruhigend und manchmal traumatisch ist. Infolgedessen spezialisieren sich manche Ärzte ganz bewußt auf Fachgebiete, wo sie nur selten mit sterbenden Patienten konfrontiert werden. Viele Krankenschwestern geben offen ihre Vorliebe für Stationen oder Gebiete der Schwesterntätigkeit zu, wo sie kaum etwas mit dem Tod zu tun haben. Diejenigen, die die Last der Versorgung todkranker Patienten tragen, neigen dazu, es als notwendiges Übel zu betrachten – entweder man ‹schafft es›, mit diesen Patienten zu arbeiten, oder man schafft es nicht. Verständlicherweise entwickeln Ärzte und Krankenschwestern sowohl kollektive als auch individuelle Verhaltensweisen, um mit den schlimmsten Fällen fertig zu werden. Die verbreitetste kollektive Verhaltensweise – die von den Ärzten und Krankenschwestern selbst zugegeben wird – besteht in der Neigung, möglichst Kontakte mit Patienten zu vermeiden, die noch nichts von ihrem bevorstehenden Tod wissen und das Krankenhauspersonal immer wieder danach fragen. Außerdem vermeiden sie Kontakte mit Kranken, die ihr bevorstehendes Ende noch nicht ‹akzeptiert› haben, sowie mit Patienten, deren tödliche Krankheit sehr schmerzhaft ist. Die Bemühungen des Krankenhauspersonals, mit tödlich verlaufenden Leiden fertig zu werden, haben oft unerwünschte Wirkungen auf die sozialen und psychologischen Aspekte der Krankenpflege und auf die innere Ruhe der Ärzte und Schwestern selbst. Ärzte und Schwestern, die mit todkranken Patienten in Berührung kommen, sind oft beunruhigt über die eigene Unfähigkeit, mit Sterbenden umzugehen.

Die sozialen und psychologischen Probleme, die bei tödlich verlaufenden Krankheiten auftreten, sind vielleicht am akutesten, wenn der Kranke selbst weiß, daß er sterben wird. Aus diesem und anderen Gründen schrecken amerikanische Ärzte meist davor zurück, ihren Patienten den bevorstehenden Tod mitzuteilen, und von den Krankenschwestern wird erwartet, daß sie es nicht ohne Zustimmung des verantwortlichen Arztes mitteilen.»

1965 veröffentlichte die New Yorker Group for the Advancement of Psychiatry eine Untersuchung mit dem Titel *Death and Dying: Attitudes of Patient and Doctor*, in der bestätigt wurde, daß Ärzte sich häufiger vor dem Tod fürchteten als Kontrollgruppen von Patienten. Charles Aring, Vorsitzender der Neurologischen Abteilung der University of Cincinnati, kommentierte das so: «Es handelt sich hier um eine faszinierende Statistik, und wenn sie stimmt, reflektiert sie wahrscheinlich die Unruhe und Verwirrung des Arztes angesichts einer Situation, die angeblich ganz natürlich ist. Wird der Arzt, der einen Sterbenden versorgen muß, noch auf andere Weise in den Vorgang des Sterbens hineingezogen, als er sich bewußt ist? Wenn ja, auf welche Weise wird er dann hineingezogen und wie sehen die Folgen aus? ... Das Krankenhauspersonal ist im allgemeinen abgebrüht und so sehr damit beschäftigt, Routineaufgaben zu erledigen, daß es nichts über einen Prozeß lernt, den es schließlich selbst durchmachen wird. Es ist immer wieder erschreckend, wenn man den Primat der Krankenhausroutine über Würde, Achtung und Menschlichkeit entdeckt.»

Medizinprofessoren können ihre inneren Gefühle natürlich nicht vor den jungen Männern und Frauen verbergen, die sie ausbilden. Das zeigte sich zum Beispiel in verschiedener Form auf einer 1969 an der New York Academy of Medicine veranstalteten Konferenz über die Einstellungen heutiger Studenten zum Leben und zum Tod. Bernard Arons, der damals im ersten Jahr an der Case Western Reserve University in Cleveland Medizin studierte, sprach über die Schuldgefühle des Arztes beim Tod eines Patienten: «Wieviel besser wäre es doch, wenn ein Arzt sagen könnte: ‹Ich habe diesem Menschen über eine schwere Zeit hinweggeholfen und es ihm leichtergemacht.› Es geht darum, die Einstellungen dahingehend umzustrukturieren, daß sie die gesamte Persönlichkeit eines Menschen erfassen ... Unsere Professoren wollen am liebsten überhaupt nicht über das Problem des Umgangs mit Sterbenden sprechen.» Alan Wachtel, damals Student im zweiten Jahr an der Mount Sinai School of Medicine in New York, beschrieb die Auswirkungen solcher Schuldgefühle auf die Unterrichtsmethoden seines eigenen Professors: «Das Ausmaß der Schuldgefühle, die diese Ärzte mit sich herumtrugen und an das Auditorium weitergaben, war so groß, daß einer von uns fragte: ‹Wie wäre es denn, wenn man einen Psychiater zuzieht?› – ‹Der Patient weiß es doch nicht, wie kann man da einen Psychiater zuziehen?› antwortete der Lehrer. ‹Ich meinte, man sollte ihn für den Arzt zuziehen›, sagte der Student ...»

Nach der psychoanalytischen Lehre wird die unangebrachte Angst vor dem Tod auch dadurch verursacht, daß man mit Angstgefühlen die frühkindliche Kastrationsangst neu erlebt. Doch woher sie auch kommen mögen, die Ängste werden häufig auch dem sterbenden Patienten des ängstlichen Arztes bewußt, der bestimmt schon mehr als genug mit der eigenen Furcht zu kämpfen hat. August M. Kasper, Dozent für klinische Psychiatrie an der University of Southern California, erklärt dazu: «Die Ernüchterung des Arztes wird sich je nach seiner Reife als Mitgefühl, Zorn, Ekel, Gleichgültigkeit, Interesse, Enttäuschung oder Verlegenheit manifestieren. Obgleich diese Liste nicht erschöpfend ist, deutet sie an, auf wie viele

41 Tage vor dem Ende – Aus dem Pflegeprotokoll:

> *Alle 3 Std. regelmäßig Darvotran-Kaps. geben. 2.45 Uhr Darvotran-Kaps. gegen Schmerzen. 6 Uhr Schläft mit langen Pausen. 7 Uhr Darvotran-Kaps. Hat offenbar Schmerzen. Frühstück gut gegessen. 8 Uhr Demerol 75 mg gegen Schmerzen. Kolostomie ausgesp. Kl. Menge gut geformter Stuhl und mittl. Menge weicher Stuhl entfernt. Dann ausgespült, bis wieder sauber. Aus dem rechten Mittelteil der Wunde tritt dunkelrotes Blut aus. 12 Uhr Mittagessen recht gut gegessen. Aufgestanden und herumgelaufen. 1 Stunde aufgestanden. Bad und allg. Körperpflege. 20 Min. aufgestanden. 14.30 Uhr Scheint zu schlafen. 17.45 Uhr Demerol 75 mg gegen Schmerzen. 22 Uhr Tuinal zum Schlafen. Ehemann liest Pat. vor. 23 Uhr Demerol 75 mg. Klagt üb. Schmerzen. Med. gegeben.*
> Die Bemerkung des Arztes: *Wunde klafft. Blutet leicht. Pat. ißt recht gut. Steht auf und sitzt im Sessel.*

verschiedene Arten ein Patient bemerken kann, wie sein Schicksal auf seinen Arzt wirkt.» Dr. Kaspers britischer Kollege John Hinton hat folgendes beobachtet: «Manche Ärzte wollen bewußt oder unbewußt nicht, daß ihre Patienten von dem Tod sprechen, den sie als Ärzte nicht verhindern können. Der Patient spürt diesen Mangel an Aufnahmebereitschaft häufig und hält den Mund, um peinliche Situationen zu vermeiden.»

In seiner Rezension des Buches *The Quest for Identity* von A. Wheelis zeichnet Kasper das düstere Bild eines Arztes, der in seinem Beruf emotional nicht reif genug geworden ist und nun der «letzten, aber notwendigen Ernüchterung [gegenübersteht]. Wheelis schreibt davon, was passiert, wenn ein Mensch den langen Weg zur Erlösung zurücklegt und erkennen muß, daß er in einen Abgrund geht. In diesem Augenblick ist es aber zu spät zum Umkehren. Niemand hätte es ihm vorher sagen können. Seine Hoffnung liegt dann in der Einsicht, es wäre dasselbe gewesen, welchen Weg er auch eingeschlagen hätte, und er könne sich und anderen helfen, den Weg zurückzulegen. Eine reife Entscheidung, aber im Vergleich zu den früheren Träumen vom Sieg doch recht armselig. Bei dem Menschen, der nicht in seinem Beruf reifen kann, bedeutet jeder Tag seines Lebens einen Angriff auf seine Philosophie und damit auf seine Identität. Wie Dr. Faust hat er sein Leben darauf gesetzt, das Geheimnis zu ergründen, und er kann nicht zurück und seine Niederlage eingestehen. Er weiß recht gut, daß er nicht siegen kann – daß er genauso sterben wird wie seine Patienten. Er ist sich darüber klar, aber nicht innerlich gelassen, sondern mit dem Zynismus des frustrierten Idealisten. Er eignet sich weniger als andere Menschen dafür, den Sterbenden gegenüberzutreten. Sie sind ein persönlicher Affront, ein Symbol für seine Hilflosigkeit als Mensch und eine Bedrohung seiner Existenz.» Daß sich Ärzte in erster Linie mit ihren eigenen Gefühlen, nicht aber mit den Gefühlen des sterbenden Patienten beschäftigen, zeigt sich in überraschender Form und in überraschenden Zeugnissen. Als mein Artikel über Euthanasie zum erstenmal in der *Saturday Evening Post* erschien, schrieb mir ein Freund aus Kalifornien, ein Psychoanalytiker von internationalem Ruf, und wandte sich gegen meine Befürwortung der Euthanasie. Er nannte die letzten beiden Monate meiner Schwester, wie ich sie geschildert hatte, «vom Standpunkt des Arztes aus nicht unangemessen lang». (Lesern, die sich für Psychoanalyse interessieren, sei gesagt, daß mir derselbe Freund bei einer späteren Gelegenheit folgendes schrieb: «Es ist gefährlich, sich zuviel mit dem Tod und dem Sterben zu beschäftigen. Diese Gefahr kann aber gemeistert werden. Ich bin überzeugt, daß Du sie gemeistert hast. Grund dafür sind die unterschwelligen Schuldgefühle den Toten gegenüber.»)

Auch die unterschiedlichen Einstellungen der Ärzte zum Problem, ob sie dem Patienten die Wahrheit über seine Krankheit sagen sollen, offenbaren die Tatsache, daß viele Ärzte den Tod unbewußt verleugnen. 1961 veröffentlichte das *Journal of the American Medical Association* einen Bericht von Dr. Oken mit dem Titel: «Was man Krebspatienten sagen soll», in dem die Ansichten von über zweihundert an Krankenhäusern angestellten und frei praktizierenden Ärzten zusammengefaßt wurden. 88 Prozent der Ärzte, die sich an der Umfrage beteiligt hatten, erklärten, sie würden ihren Patienten nicht die Wahrheit sagen, wobei einige von ihnen Ausnahmen zugestanden. Sie begründeten ihr Verhalten mit der Behauptung, diesbezügliche Fragen sterbender Patienten seien im Grunde nur verschleierte Bitten um Beruhigung. Die restlichen 12 Prozent gaben an, sie sagten nur dann die Wahrheit, wenn Intelligenz und emotionale Stabilität des Patienten es ihrer Meinung nach zuließen. Die meisten Ärzte waren der Ansicht, einen Verwandten des Sterbenden müsse man informieren – und sie gaben zu, daß sie froh waren, die Last ihres Wissens mit jemandem teilen zu können. Die egozentrische Haltung der Ärzte zu den Patienten zeigte sich in der Tatsache, daß nicht weniger als 60 Prozent der Mediziner gleichzeitig erklärten, sie selbst wollten Bescheid wissen, wenn sie eine ebenso bösartige Form von Krebs hätten. Die Diskrepanz ihrer Einstellungen versuchten sie mit einem Hinweis auf die eigene überlegene Kraft oder Verantwortung zu begründen. Paradoxerweise widersprachen sich dieselben Ärzte jedoch, als sie zugaben, daß sie andere Mediziner, die sie wegen Krebserkrankungen behandelten, genauso täuschten wie ihre übrigen Patienten. Man muß allerdings fair sein und hier auch von einer anderen Studie berichten, die von W. D. Kelly und S. R. Friesen durchgeführt wurde und zeigt, daß krebskranke Laien ebenso widersprüchliche Ansichten äußern: sie wollten zwar die Wahrheit über sich selbst erfahren, fürchteten sich aber davor, anderen unheilbar Krebskranken die Wahrheit mitzuteilen. Oken fand heraus, daß 80 bis 90 Prozent der Ärzte ihre Patienten selten oder nie über den unheilbaren Charakter der Krankheit aufklärten, während V. A. Gilbertsen und O. H. Wangensteen in einer an der University of Minnesota durchgeführten Untersuchung feststellten, daß etwa 80 Prozent der von ihnen beobachteten Patienten sagten, sie wollten die Wahrheit wissen.

Professor Wahl aus Los Angeles bemerkte einmal, da sich das Faktum des Todes nicht der Wissenschaft oder der Vernunft offenbare, suchten die Menschen – und mit ihnen auch viele Ärzte – mit ihrer unbewußten Todesleugnung Zuflucht bei Magie und Irrationalismus. In der psychiatrischen Fachliteratur wird die Furcht vor dem Tod oder die spezifische Todesangst wenig erörtert. Wenn wir – so Wahl – den Tod und die Furcht vor ihm verstehen wollen, «müssen wir die Gedanken des Kindes verstehen, in denen sich die Furcht vor dem Tod zuerst manifestiert». Die englische Psychoanalytikerin Melanie Klein glaubte, die Furcht vor dem Tod sei die Wurzel aller Verfolgungsvorstellungen und somit indirekt aller Ängste.

Die Tatsache, daß Ärzten angesichts des Todes auf so mannigfaltige Weise unbehaglich zumute ist, hat zweifellos ihre Ansichten – oder ihren Mangel an Ansichten – über das Problem der passiven und aktiven Euthanasie beeinflußt, und junge, relativ unerfahrene Ärzte scheinen der Euthanasie unerbittlicher gegenüberzustehen als ihre älteren, erfahreneren Kollegen. Stanley Crosbie, Professor der Medizin an der University of Colorado, erklärt zur passiven Euthanasie: «Die meisten Ärzte, besonders die erfahreneren Kliniker, praktizieren diese Form der Euthanasie ziemlich häufig. Jüngere Ärzte scheinen weniger geneigt, ärztliche Hilfeleistung zu unterlassen, wenn sie das Leben des Patienten dadurch auch nur um wenige Tage verlängern können. Ich glaube, sie tun das entweder, weil sie unsicher sind oder weil der Tod eine Herausforderung für sie ist, gegen die sie sich ohne Rücksicht auf die Todesqualen des sterbenden Patienten bis zum bitteren Ende wehren müssen.»

1965 berichtete Dr. Charles Mayo der National Medical Association, wie sein alter Onkel, einer der Gründer der Mayoklinik, auf die Entdeckung reagiert hatte, seine unheilbare Krankheit werde zum Tode führen: er verweigerte jede intravenöse Nahrung und bat nur um soviel Morphium, wie zur Betäubung seiner Schmerzen nötig war.

Die größere Erfahrung mag den älteren, erfahreneren Arzt befähigen, mehr Mitgefühl zu zeigen als sein Kollege, der gerade erst angefangen hat. Die Frage der freiwilligen Euthanasie stellt sich nur in einer einigermaßen spezifischen medizinischen Situation: wenn die Mittel des Arztes nicht mehr ausreichen, die Krankheit zu heilen oder den Patienten zu retten. Je jünger und unerfahrener der behandelnde Arzt, desto geringer sind in Anbetracht unserer gegenwärtigen gesetzlichen Bestimmungen die Aussichten, daß er den Mut aufbringt, den Wunsch des Patienten nach der dritten Alternative zu erfüllen.

Hierzu hat der Theologe Fletcher wiederholt erklärt: «Nicht die Sterbenden fürchten den Tod, sondern die Lebenden.»

Eines Morgens, als Mary Lou und ich gerade die *El Paso Times* mit dem Kreuzworträtsel als Schild benutzten, um sie vom Anblick der Arbeit der beiden dahinterstehenden Krankenschwestern zu bewahren, lenkte Mildred absichtlich meine Aufmerksamkeit auf die Unterhaltung, die sie mit ihrer Kollegin Hattie May führte und der ich nicht zuhörte, indem sie mich fragte: «Was halten *Sie* eigentlich davon?»

«Was ich wovon halte?»

«Von dieser Wunde.» Ich blickte sie verständnislos an. «Schauen Sie mal», befahl Mildred.

Ich tat es, und plötzlich mußte ich meine ganze Selbstbeherr-

40 Tage vor dem Ende – Aus dem Pflegeprotokoll:

> *2.45 Uhr Demerol 75 mg gegen Schmerzen. 8.15 Uhr Demerol 75 mg gegen Schmerzen. Frühstück gut gegessen. Kolostomie ausgespült, bis sauber. Gute Resultate. Kein Blut im Mittelteil der Wunde bemerkt. Mittagessen recht gut gegessen. 14.15 Uhr Demerol 75 mg gegen Schmerzen. Stand heute nicht auf. 16 Uhr Spielt mit Familie Domino. 19.45 Uhr Demerol 75 mg gegen Schmerzen.*

schung aufbringen. Die Pflaster und Bandagen waren alle entfernt, und die riesige Wunde klaffte nur einen halben Meter von mir entfernt weit offen. Ich werde mir eine nähere Beschreibung ersparen.

«Was meinen Sie damit», stammelte ich, «was ich davon halte?»

«Ich wollte nur wissen, wie sie Ihrer Meinung nach aussieht.»

Hattie May warf ihrer Kollegin einen etwas ironischen Blick zu, sagte aber nichts. Ich glaube, ich antwortete Mildred irgend etwas Unzusammenhängendes über fehlende Vergleichsmöglichkeiten, da ich die Wunde vorher noch nie gesehen hätte.

«Gut», sagte sie, «ich wollte es nur wissen.» Die beiden Krankenschwestern nahmen ihre Arbeit wieder auf. Hattie May blickte erst mich, dann Mildred schnell an, und ich glaubte, in ihrem Blick die Andeutung zu bemerken, sie habe zumindest eine Ahnung von den Motiven hinter Mildreds Aktion, einer Aktion, die mich ebenso verblüffte und verwirrte wie entsetzte und abstieß.

Wenn es nur relativ wenige Psychiater gibt, die das Problem der Furcht vor dem Tod und die dadurch hervorgerufenen spezifischen Ängste ausführlicher behandelt haben, so brachten es noch weniger fertig, einen definitiven Standpunkt zu irgendeiner Form der Euthanasie zu beziehen. Zu denen, die es taten, zählt Sigmund Freuds großer Schüler und Biograph Ernest Jones. Einige Jahre nach Freuds Tod, auf den wir noch zu sprechen kommen, unterschrieb Dr. Jones, damals Präsident der Internationalen Psychoanalytischen Gesellschaft, eine Petition an die Vereinten Nationen, «das Recht von unheilbar Leidenden auf Euthanasie zu proklamieren». Psychoanalytiker, denen es die Erfahrungen ihrer Praxis besser als allen anderen ermöglicht, das Ausmaß und die Heftigkeit der Tötungswünsche, die auch im Unbewußten der Ausgeglichensten unter uns wüten, zu erkennen und richtig einzuschätzen, neigen im allgemeinen dazu, jeden laut geäußerten, bewußten Wunsch, der etwas mit der Herbeiführung des Todes zu tun hat, mit allergrößter Vorsicht zu betrachten – ob dieser Wunsch nun sich selbst oder einem Mitmenschen gilt.

Zu den Psychoanalytikern, die sich für die Euthanasie ausgesprochen haben, gehört auch Florence Clothier, die 1968 bei der Ersten Euthanasiekonferenz in New York einen Vortrag über «Die Notwendigkeit eines neuen beruflichen Todesverständnisses» hielt. Dr. med. Clothier promovierte an der Johns Hopkins University, Baltimore, und arbeitete dann eine Reihe von Jahren im psychiatrischen Lehrkörper der Harvard University und als Psychiatrische Beraterin an der zur Tufts University gehörenden Eliott Pearson School für Krankenschwesternausbildung in Medford, Massachusetts. Sie war 1968 Assistentin des Präsidenten und Sekretärin des Kuratoirums des Vassar College in Poughkeepsie, New York. Sie begann ihren Vortrag mit der kurzen Zusammenfassung einer früheren Untersuchung des bekannten Internisten Felix Deutsch, der sich später als Psychoanalytiker vor allem mit psychosomatischen Störungen beschäftigte. «Nach der Theorie von Dr. Deutsch», sagte sie, «gibt es im Unbewußten keine Barriere zwischen Psyche und Soma, zwischen Geist und Körper. Er glaubte, bei einer Krankheit, die unweigerlich mit dem Tod enden werde, akzeptiere das Unbewußte diese Krankheit und versuche auf geheimnisvolle Weise, das bewußte Ego zu schützen. Wenn sich der Zeitpunkt des Todes nähere, entwickle sich bei den Patienten, die *nicht* unter qualvollen und hartnäckigen Schmerzen leiden, relativer und unrealistischer Optimismus und Euphorie. Hier könne das einflußreiche instinktive Unbewußte eine wohltätige Wirkung auf das geplagte und leidende Ego ausüben.»

Dr. Clothier berichtete die Fallgeschichte eines jungen Kollegen und erklärte, wie sich die Todesleugnung bei ihm manifestiert hatte. Sie schilderte ihn als «hochbegabten, jungen, unverheirateten Arzt, der sich Anfang der dreißiger Jahre, bevor es Chemotherapie und Antibiotika gab, selbst die Diagnose subakute infektiöse Endokarditis stellte, die er im Massachusetts General Hospital bestätigen ließ. Er wußte, daß sein Tod nur noch eine Frage von Monaten war. Er nahm keine neuen Patienten mehr an und überwies alle, die er gerade behandelte, an andere Ärzte. Er brachte seine Angelegenheiten in Ordnung und berichtete seinen Eltern, Freunden und Kollegen mutig von der unheilbaren Krankheit. Er hatte Angst vor dem Tod, war aber so realistisch, sich in das Unvermeidliche zu fügen. Sein Ich war stark und hatte die Situation unter Kontrolle.

Er beruhigte uns und wies alle ab, die sich bemühten, ihm die damals falsche Hoffnung zu machen, er könnte geheilt werden.

Kurz nach der Bestätigung seiner Diagnose und zwei oder drei Monate vor seinem Tod kam er ins Krankenhaus. Ich besuchte ihn regelmäßig. Im Laufe der Wochen zeigte sich, daß er das perfekte Beispiel für Deutschs ‹Euthanasie› war. Zuerst begann er zu hoffen, wo es keine Hoffnung gab. Er begann zu behaupten, es gehe ihm besser, obgleich man sehen konnte, wie er abmagerte, zusehends verhärmte, wie sich seine ausgetrocknete graue Haut mit Pusteln bedeckte. Als das Ende nahe war, bestand er darauf, die Diagnose sei falsch gewesen, man habe im Laboratorium die Blutproben verwechselt. Obwohl sehr schwach, wurde er ein schwieriger Patient, warf den Ärzten, den Krankenschwestern und dem technischen Personal vor, sie hätten sich allesamt gegen ihn verschworen oder seien unfähig. Die beharrliche Schutzreaktion seines Unbewußten löschte in seinem bewußten Ego jeden Sinn für die Realität aus. Er konnte den Tod nicht mehr fürchten, weil dieser machtlos gegen ihn war. Er starb gut und schmerzlos in der Überzeugung, er werde genesen und sich an denen rächen, die ihn für unheilbar krank gehalten hatten. Für seine Freunde war sein Tod nicht so würdig wie seine frühere Krankheit – ihm selbst wurde er aber durch die schützenden psychologischen Tricks, die sein Unbewußtes gegen ihn ausspielte, erträglich gemacht.»

Dr. Clothiers britischer Kollege John Hinton beschreibt die vom Tod hervorgerufenen Gefühle als «Legion – Furcht, Kummer, Zorn Verzweiflung, Empörung, Resignation, Trotz, Mitleid, Geiz, Frohlocken, Hilflosigkeit und bis zu einem gewissen Grade praktisch jede Emotion, die es überhaupt gibt ... Bei Kindern äußert sich diese Angst vor dem Tod beginnend mit dem Alter von fünf Jahren.» Hinton sagt auch: «Wenn man Mythos und Ritual als Flucht in die Phantasie und in magische Akte betrachtet, um die von Ereignissen, die der Mensch nicht begreifen oder steuern kann, hervorgerufenen Ängste zu lindern, dann kann es nicht überraschen, daß der Tod in jeder Gesellschaft mit Glaubenssätzen und Bräuchen von außerordentlich großer emotionaler Signifikanz verbunden wird.» In unserer Gesellschaft wird der Sterbende gewöhnlich von Verwandten und medizinischen Helfern umgeben, muß in dieser Situation aber erwarten und fordern, daß er die wichtigste und zentrale Rolle spielt. Zu viele Verwandte, Ärzte und Krankenschwestern können nicht in sich hineinblicken und erkennen, ob sie sich in solchen Situationen in eine Haltung flüchten, mit der sie nicht den Patienten, sondern sich selbst vor Angst und Verlegenheit schützen.

Man muß unser Versteckspiel angesichts des Todes als typisches Phänomen der westlichen Zivilisation betrachten. In asiatischen Ländern verlangt die allgemeine Sitte von der Familie, daß sie sich vollzählig versammelt, wenn der nahende Tod eines Angehörigen gewiß ist, und dem Sterbenden offen zu verstehen gibt, man sei gekommen, um ihm bei seinem Scheiden aus dem Leben Gesellschaft zu leisten. Anthropologen bezeichnen diese Rituale als *rites de passage.* Unsere Furcht vor dem Prozeß des Sterbens – die Furcht vor dem Unbekannten, vor dem Verlassen des Bekannten – ist gewöhnlich stärker als die Furcht vor dem eigentlichen Tod. Nach vielen in der Psychiatrie gewonnenen Anhaltspunkten ist das Verlassen des Bekannten, besonders die Trennung von Personen, die dem Sterbenden besonders nahestehen, stärker als alles andere. Wahrscheinlich wurzeln die Vorgänge, die an diesem Punkt im Unbewußten stattfinden, in der ältesten aller Ängste des Wesens Mensch: in der Angst vor der Trennung von der Mutter.

Wie lächerlich weit wir in unserer unrealistischen, magischen Todesleugnung gehen können, wurde 1967 mit weltweiter Publicity offenbar, als der kalifornische Psychologieprofessor James H. Bedford Vorsorge traf, sich nach seinem Tod in einer Spezialtiefkühltruhe einfrieren zu lassen. Er hoffte auf eine Wiederauferstehung – und offensichtlich auf Unsterblichkeit –, wenn die medizinische Wissenschaft in ungewisser Zukunft soweit sein werde, Lungenkrebs heilen zu können. Dieser Krankheit erlag er dann auch. Im März 1968 erklärte Robert Nelson, Leiter der kalifornischen Cryonics Society, daß fünf weitere Vereinsmitglieder bereits dasselbe getan

39 Tage vor dem Ende – Aus dem Pflegeprotokoll:

4.15 Uhr Demerol 75 mg gegen Schmerzen. 8 Uhr Demerol 75 mg gegen Schmerzen. Frühstück mit Appetit gegessen. Kolostomie m. recht guten Resultaten ausgespült. Große Menge v. dickem, grünem Ausfluß m. Fäulnisgeruch aus Mittelteil der Wunde. Dünnerer Ausfluß blutfarben. Keine Anzeichen frischer Blutungen. Verbände getränkt. Neosporin-Salbe appliziert, Verbände angelegt. Mittagessen, wenig gegessen. 13 Uhr Demerol 75 mg gegen Schmerzen. 14 Uhr Teil-Bad, Nachm.-Pflege. 17.35 Uhr Demerol 75 mg gegen unbestimmte Unterleibsschmerzen. Diät bis auf geringen Rest recht gut gegessen. Ziemlich guter Laune. Spielt Karten. Sieht fern. Nachmittagspflege gemacht. Ein paar Minuten aufgestanden und im Sessel gesessen. 22.45 Uhr Demerol 75 mg gegen Schmerzen.

hätten. Mister Nelson bezifferte die Kosten auf eine Anfangsgebühr von 5250 Dollar plus jährliche Betriebsgebühren von 200 Dollar. Doch auch diese Kosten folgten dem allgemeinen Preisauftrieb. Im August 1972 erklärte Curtis Henderson, der führende Kryonik-Unternehmer der Ostküste, die Anfangsgebühr betrage jetzt 5500 Dollar und die Jahresgebühr 1000 Dollar.

Menschen mit Krankenhauserfahrung wissen, daß der Ausdruck ‹abgebrüht› eigens für die Krankenschwestern erfunden zu sein scheint. Es ist kaum möglich, nicht ‹abgebrüht› zu werden, wenn man Fälle wie die versorgen muß, mit denen Schwestern tagtäglich in Berührung kommen. Man muß sich sogar wundern, daß sich so viele Schwestern noch ein solches Maß an persönlichem Engagement und Mitgefühl bewahrt haben. In seiner umfassenden Untersuchung eines amerikanischen Bezirkskrankenhauses weist David Sudnow darauf hin, daß Krankenschwestern die von ihnen miterlebten Todesfälle nicht mit unbestimmten Mengenangaben, sondern mit ziemlich genauen Zahlen erfassen – sie erinnern sich meist an sechs bestimmte Sterbefälle. Sudnow sagt: «Die größte Zahlenangabe, die ich auf die Frage: ‹Wie viele haben Sie gesehen?› von einer Krankenschwester erhielt, lautete acht.» Wie daraus hervorgehen dürfte, nimmt der unmittelbare Kontakt mit dem Tod zumindest die Krankenschwestern, die noch nicht genügend ‹abgebrüht› sind, erheblich mit.

Viele Leute versuchen nicht nur, den Tod zu ignorieren, sondern bemühen sich auch oft, nicht zu trauern und vor der Außenwelt jene Haltung des ewigen *Keep-smiling* zu wahren, die in anderen Ländern als typisch amerikanisch gilt. Das kann nicht nur dumm, sondern in bestimmten Fällen auch gefährlich sein, besonders für das seelische Gleichgewicht der Leute, die einen nahestehenden Menschen verloren haben. In Wirklichkeit haben sie ein aktives inneres Bedürfnis, diesen Verlust zu betrauern, und wenn sie seelische Schwierigkeiten vermeiden wollen, sollten sie dieses Bedürfnis lieber befriedigen. In vergangenen Zeiten halfen bestimmte Rituale den Trauernden, ihren Kummer zu bewältigen, indem sie ihn gewissermaßen veräußerlichten. Wir brauchen uns heute nicht wieder diesen Ritualen zuzuwenden, könnten aber sicher daraus einen Nutzen ziehen, indem wir einsehen, daß Alternativen notwendig sind. Wenn der Trauernde seinen Kummer gründlich verarbeitet, wird er den Teil des Toten in sich aufnehmen, der zu dessen Lebzeiten für ihn wesentlich war, und das wird ihm helfen, wieder ein gesundes und normales Leben zu führen.

Heute betreiben mindestens zwei Londoner Stadtbezirke klinische Einrichtungen, in denen Familien geholfen wird, die nach dem Verlust eines Angehörigen nicht mit ihrem Kummer fertig werden konnten. Die erste dieser Kliniken wurde eröffnet, nachdem ein Psychiater festgestellt hatte, wie oft Kinder, die er wegen Verhaltensstörungen behandelte, erst durch den Verlust eines nahen Angehörigen aus der Bahn geworfen worden waren. In einem der betreffenden Fälle ergaben weitere Nachforschungen, daß der Vater nur den beiden ältesten Kindern die Wahrheit über den Tod der Mutter mitgeteilt und ihnen befohlen hatte, dem Jüngsten zu erzählen, die Mutter sei verreist, «weil er noch zu klein sei, als daß man ihm alles erzählen könne». In einer derartigen Situation werden meist nur ein paar Monate vergehen, bis die betroffenen Kinder Symptome emotionaler Störungen aufweisen: Hier zeigten die beiden älteren Kinder Verhaltens-Streß, weil sie die dauernden Fragen des kleinen Bruders mit Lügen abwehren mußten und wegen ihrer Täuschungsmanöver nicht offen trauern durften. Der Sohn erkrankte seelisch, weil er nicht begreifen konnte, weshalb ihn die Mutter, die ihn liebte, einfach verlassen hatte, ohne auch nur ein Wort zu sagen.

In ihrem Vortrag bei der Ersten Euthanasiekonferenz sprach Dr. Clothier auch über die spezifischen Tabus gegen Sex und Tod. Die Sextabus, stellte sie fest, hätten stetig abgenommen: «Man weiß heute, daß Sex schön und leidenschaftlich oder häßlich und grausam sein kann.» Vielleicht, so folgerte sie, könnten die Tabus gegen den Tod dieser Entwicklung folgen. «Bevor Freud die Fenster und Türen öffnete», erklärte sie, «galt die menschliche Sexualität nicht als geeigneter Forschungs- oder Unterrichtsgegenstand. Wegen der Natur des Menschen beschäftigten sich Jungen und Mädchen sowie Männer und Frauen dessenungeachtet vorrangig mit Sex.»

Der Vortrag von Dr. Clothier enthielt auch eine kurze Erörterung der relativ neuen Wissenschaft Thanatologie, der Psychosoziologie des Todes. «Das zunehmende Akzeptieren der Thanatologie als Forschungs- und klinisches Untersuchungsgebiet sollte dem Tod allmählich seine Tabus nehmen. Wenn es erst einmal möglich ist, offen über den Tod zu reden, wird man weniger davor zurückschrecken, seine persönlichen Gefühle über das Ende des Lebens auszutauschen. Ärzte und Familien sterbender Patienten werden ungehindert miteinander und in geeigneten Augenblicken auch mit dem Todkranken sprechen können. Der Unterricht in ‹würdigem Sterben› wird, ob auf natürliche Weise oder mit Hilfe des Arztes, die Ängste und Schuldgefühle teilweise mindern, die heute noch die letzte Realität des Menschen umgeben.»

Im Ersten Weltkrieg schrieb Sigmund Freud seine Abhandlung *Zeitgemäßes über Krieg und Tod*. Darin sagte er: «Der eigene Tod ist ja auch unvorstellbar, und so oft wir den Versuch dazu machen, können wir bemerken, daß wir eigentlich als Zuschauer weiter dabei bleiben. So konnte in der psychoanalytischen Schule der Ausspruch gewagt werden: Im Grunde glaube niemand an seinen eigenen Tod oder, was dasselbe ist: Im Unbewußten sei jeder von uns von seiner Unsterblichkeit überzeugt ... Der erwachsene Kultivierte wird den Tod eines anderen auch nicht gerade in seine Gedanken einsetzen, ohne sich hart oder böse zu erscheinen ... Dem Verstorbenen selbst bringen wir ein besonderes Verhalten entgegen, fast wie eine Bewunderung für einen, der etwas sehr Schwieriges zustande gebracht hat ... Die Rücksicht auf den Toten, deren er doch nicht mehr bedarf, steht uns über der Wahrheit, den meisten von uns gewiß auch über die Rücksicht für den Lebenden ... Wir fragen: wie verhält sich unser Unbewußtes zum Problem des Todes? Die Antwort muß lauten: genauso wie der Urmensch. In dieser wie in vielen anderen Hinsichten lebt der Mensch der Vorzeit ungeändert in unserem Unbewußten fort. Also unser Unbewußtes glaubt nicht an den eigenen Tod, es gebärdet sich wie unsterblich. Was wir unser ‹Unbewußtes› heißen, die tiefsten, aus Triebregungen bestehenden Schichten unserer Seele, kennt überhaupt nichts Negatives, keine Verneinung – Gegensätze fallen in ihm zusammen – und kennt darum auch nicht den eigenen Tod, dem wir nur einen negativen Inhalt geben können. Dem Todesglauben kommt also nichts Triebhaftes in uns entgegen ... Die Todesangst, unter deren Herrschaft wir häufiger stehen, als wir selbst wissen, ist dagegen etwas Sekundäres, und meist aus dem Schuldbewußtsein hervorgegangen ... Sollen wir nicht zugestehen, daß wir mit unserer kulturellen Einstellung zum Tode psychologisch wieder einmal über unseren Stand gelebt haben, und vielmehr umkehren und die Wahrheit fatieren? Wäre es nicht besser, dem Tode den Platz in der Wirklichkeit und in unseren Gedanken einzuräumen, der ihm gebührt, und unsere unbewußte Einstellung zum Tode, die wir bisher so sorgfältig unterdrückt haben, ein wenig mehr hervorzukehren? ... Das Leben zu ertragen, bleibt ja doch die erste Pflicht aller Lebenden. Die Illusion wird wertlos, wenn sie uns darin stört. Wir erinnern uns des alten Spruches: *Si vis pacem, para bellum.* Wenn du den Frieden erhalten willst, so rüste zum Kriege. Es wäre zeitgemäß, ihn abzuändern: *Si vis vitam, para mortem.* Wenn du das Leben aushalten willst, richte dich auf den Tod ein.»

Am 22. September 1939, nachdem er sechzehn Jahre lang hartnäckig, aber immer hoffnungsloser gegen den Krebs gekämpft hatte, bat Sigmund Freud selbst um aktive Euthanasie, und sein Wunsch wurde erfüllt.

«Wenn die Natur», so Dr. Clothier, «die automatische unbewußte Schützerin vor einem schlimmen Tod, das Ich nicht vor unaufhörlichen quälenden Schmerzen bewahren kann, dann muß der Berufsstand der Mediziner, dessen Hauptaufgabe darin besteht, die Natur zu unterstützen, zu Hilfe kommen, wenn er darum gebeten wird.»

Das Theater hatte Mary Lou zeitlebens fasziniert und gefesselt. In ihrer Jugend hatte sie begeistert bei einer Reihe von Laienaufführungen in El Paso mitgewirkt, und als sie zum erstenmal in New York war, hatte sie, ihrem persönlichen Geschmack folgend, systematisch die Theaterkassen aller Häuser abgeklappert, deren Stücke

38 Tage vor dem Ende – Aus dem Pflegeprotokoll:

4.30 Uhr Demerol 75 mg gegen Schmerzen. 7 Uhr Frühstück mit Appetit gegessen. 10 Uhr Demerol 75 mg gegen Schmerzen. Aufgestanden und herumgelaufen. 11 Uhr Übelkeit. Etwa 500 ccm erbrochen. 12.15 Uhr Stöhnt vor Schmerzen. Mittagessen abgelehnt. 14.30 Uhr ½ Birne m. 2 Salzkeksen gegessen. 14.40 Uhr Demerol 75 mg gegen Schmerzen. 17 Uhr Klagt beim Bruder über Schmerzen, keucht vor Schmerzen. 17.10 Uhr Darvotran-Kaps. für Schmerzen im Unterleib. 18 Uhr Demerol 75 mg gegen Unterleibsschmerzen. 18.10 Übel geworden und gr. Menge unverdaute Substanz erbrochen. 18.15 Uhr Dramamine 50 mg intramuskulär. Diät bis auf geringen Rest ziemlich gut gegessen (nach Injektion). 20.50 Uhr Levo-Dromoran 2 mg gegen Unterl.-Schmerzen. Nachmittagspflege vorgenommen. Schläfrig. Beruhigt.
Die Bemerkung des Arztes: *Heute zweimal erbrochen.*

sie interessierten, und so lange die billigsten Eintrittskarten gekauft, bis sie entweder keinen Abend mehr frei hatte oder ihr mageres Budget erschöpft war.

Jemand lieh mir einen kleinen Plattenspieler, den ich ihr ins Krankenhaus mitnehmen sollte, und ich kaufte für sie Schallplattenaufnahmen einiger neuer Musicals, die am Broadway gespielt wurden. Sie liebte die Originalaufnahme von *Hello, Dolly!* und auch Joan Littlewoods *Oh, What a Lovely War!*, das im Londoner Theatre Workshop aufgezeichnet worden war.

Diese Platten machten ihr so viel Freude, daß ich anfing, auch auf entfernteren Gebieten zu suchen. Ich erinnere mich noch an Tom Lehrers Aufnahme *That Was The Year That Was*, von der ich annahm, sie würde ihr gefallen. Ich hatte sie gekauft und ihr vorgespielt. Sie gefiel ihr tatsächlich – bis auf einen bestimmten Vers des Liedes *Alma*, wo Mr. Lehrer satirisch über das ereignisreiche Leben der Alma Mahler-Gropius-Werfel singt:

And that is the story of Alma,
Who knew how to receive and to give.
The body that reached her embalmer
Was one that had known how to live!

Und das ist die Geschichte von Alma,
Die sehr gut zu geben und zu nehmen wußte.
Der Körper, der ihren Einbalsamierer erreichte,
Hatte das Leben genossen!

Mary Lou verriet keine besondere Emotion, als der dritte Vers zu Ende gesungen war, und ich ließ die Platte weiterlaufen, doch von nun an konnte sie nur noch verhalten und traurig lächeln. Danach hörte ich mir erst einmal alle Platten von Anfang bis zu Ende an, bevor ich sie ihr vorspielte.

Ärzte, die ihre sterbenden Patienten über den Ernst der Lage täuschen, verteidigen dieses Verhalten gewöhnlich mit einem Hinweis auf das ‹Wohl des Patienten›, obgleich zahlreiche Anhaltspunkte beweisen, daß solche Ärzte bewußt oder unbewußt in erster Linie an sich selbst und erst dann an den Patienten denken. Professor Anselm R. Strauss, der Soziologe des Medical Center der University of California in San Francisco, hat den komplizierten Täuschungsmechanismus, der in so vielen Krankenhäusern praktiziert wird, außerordentlich anschaulich beschrieben. «Ein Patient, der dem Tod nahe ist», erklärt er, «wird zum Beispiel in ein anderes Zimmer oder auf eine andere Station verlegt, aber man sagt ihm, das geschehe nur, um eine intensivere Pflege zu ermöglichen. Ein Patient kann sogar nach Haus geschickt werden, um dort zu sterben, wenn seine Familie darum bittet, aber seine Entlassung aus dem Krankenhaus wird vollkommen anders begründet. Manchmal gibt der Arzt dem Patienten eine falsche oder unvollständige Diagnose, um die Symptome zu erklären – so stellte man zum Beispiel beim diagnostischen Eingriff eines Patienten fest, daß der Kranke unheilbar an Bauchspeicheldrüsenkrebs litt, schickte ihn aber mit einer Diabetesdiagnose und einer Anweisung im Gebrauch von Insulin nach Haus. Wenn ein Patient glaubt, sein Zustand habe sich verschlimmert oder zumindest nicht gebessert, haben Krankenhausangestellte immer vernünftig klingende Antworten parat, die ihn irreführen sollen. Zumindest bestimmte Symptome müssen wegdiskutiert oder als weit unwichtiger, als der Patient meint, abgetan werden. Manchmal warnt ihn der Arzt schon vor Symptomen, bevor diese auftreten, und verharmlost sie. Der Arzt und die Krankenschwestern machen es sich häufig auch leicht, indem sie dem Patienten dauernd versichern, es werde ‹schon alles gutgehen› und im Grunde gehe es ihm ‹bereits ausgezeichnet›. Sie fabrizieren, suggerieren oder simulieren einen günstigen Krankheitsverlauf. Besonders die Krankenschwestern vergleichen Zustand und Fortschritte eines Kranken mit anderen Fällen, die sie gekannt haben (und auch mit eigenen Erkrankungen), und wecken dadurch Optimismus. Wenn der Patient die Schwestern fragt: ‹Werde ich sterben?›, was Kranke manchmal tun, ohne wirklich einen diesbezüglichen Verdacht zu hegen, verweisen sie ihn an seinen Arzt (‹Haben Sie schon den Arzt gefragt?›), wechseln das Thema, ohne zu antworten, oder speisen ihn mit einer stereotypen Redensart ab (zum Beispiel: ‹Für jeden von uns schlägt einmal die Stunde›). Wenn ein Patient seinem Arzt diese Frage stellt, bekommt er unter Umständen eine glatte Lüge zu hören.» Ein Patient, der sonst vielleicht um Euthanasie bitten würde, wird auf diese Weise von den ausgeklügelten und hartnäckig praktizierten Täuschungsmanövern hereingelegt, gehemmt oder völlig entwaffnet.

Viele Ärzte vermeiden es bewußt, in einem zu frühen Stadium der Krankheit den Ausdruck ‹sterben› und verwandte Vokabeln zu benutzen. Sie rechtfertigen sich mit der Behauptung, sonst könnten die Verwandten des Patienten später sagen, er habe zu früh aufgegeben, und damit andeuten, der Kranke hätte vielleicht überlebt, wenn sich der Arzt nur etwas mehr bemüht haben würde. Auch die Angst vor Schmerzen ist ein delikates Problem. In *The Care of the Dying* wendet sich der britische Medizinprofessor J. Clifford Hoyle mit der Offenheit des erfahrenen Praktikers vor allem an die Medizinstudenten: «Ein wichtiger Punkt ist, daß man die Verwandten von der Wirksamkeit der schmerzlindernden Mittel überzeugen sollte ...» Wichtig ist also die Überzeugung und ihre suggestive Wirkung auf die Verwandten, und es spielt keine Rolle, ob diese Überzeugung auf Tatsachen oder auf bloßem Wunschdenken beruht.

Psychologen zeigen nicht gerade eine imponierendere Fähigkeit als die Angehörigen der meisten anderen Berufe, wenn es darum geht, dem Tod in seiner ganzen objektiven Tragweite ins Gesicht zu sehen. Erst vor wenigen Jahren diskutierten die Teilnehmer des von der American Psychological Association veranstalteten Symposions «The Meaning of Death» viele Aspekte dieser Frage, doch niemand von ihnen sagte etwas über das immer größere Problem eines menschenwürdigen Todes, und Tabu-Begriffe wie Euthanasie blieben gänzlich unerwähnt.

Schon C. G. Jung hat erklärt: «Sich im Alter nicht auf das Ziel des

Todes zu konzentrieren, ist ebenso neurotisch wie in der Jugend Phantasien über die Zukunft zu unterdrücken.» Der Verhaltenswissenschaftler Richard A. Kalish schreibt über die Wirkungen des Todes auf die Familie: «Die Anbetung Gottes ist in einem gewissen Ausmaß durch die Anbetung materieller Güter und Dienstleistungen mit Nebengöttern wie Bildung, Geschmack, Wissen, wissenschaftlicher Fortschritt und zwischenmenschliche Beziehung ersetzt worden. Zu diesen Göttern hat man durch physische und psychologische Gesundheit Zugang. Diese Form der Anbetung führt letzten Endes zum Mißerfolg, da wir alle sterben müssen. Der Tod ist dann die letzte Kränkung, da er uns alles raubt, was wir anbeten. So gesehen, ist der Tod Blasphemie und – um mit Geoffrey Gorer zu sprechen – Pornographie. Wir reagieren auf ihn und seine Symptome ganz ähnlich, wie wir auf Pornographie reagieren. Wir gehen ihm aus dem Weg. Wir leugnen seine Existenz. Wir wenden unsere Augen von ihm ab. Wir verfolgen ihn und senden ganze Truppen von Leuten aus, um ihn auszurotten. Wir schützen kleine Kinder davor, ihn zu beobachten, und weichen ihren Fragen nach ihm aus. Wir sprechen nur im Flüsterton von ihm. Wir betrachten ihn als schrecklich, häßlich und grotesk.»

Der Tod wirkt nicht nur negativ auf die Familie, sondern hat auch gewisse positive Aspekte, aber schon diese Tatsache führt zu Komplikationen. Der Tod bedeutet häufig, daß die Familie teilweise von der Bürde ihrer Verantwortung befreit wird, daß die lange Zeit ein Ende hat, die Nachbarn gern als ‹aufopfernde Pflege› bezeichnen. Verständlicherweise begrüßt der Mensch das Ende einer solchen Streß-Situation mit all ihren Pflichten und kommt sich gleichzeitig wegen seiner spontanen Reaktion schuldig vor. Viele nennen den Tod eines geliebten Menschen ‹eine gnädige Erlösung›; nur wenige bringen es fertig, diesen Ausdruck bei sich selbst anzuwenden.

Jede Erziehung enttäuscht Erwartungen und frustriert, wie Charles Wahl erklärt. Die charakteristische Reaktion des Kindes auf solche Frustrationen besteht entweder in einem Umkehrungswunsch oder in einem Bannwunsch, und diese Wünsche werden gegenüber frustrierenden Objekten mit ‹Todeswünschen› gleichgesetzt. Kindern fällt die Gleichsetzung von Bann und Tod leicht, denn in ihrem Alter können sie den Tod noch nicht als einen unendlichen oder permanenten Zustand begreifen. «Wenn Kinder Cowboy und Indianer spielen», so Wahl, «bringt jede Partei die Gegenpartei um, und dann werden sie alle wieder lebendig, um ein neues Spiel zu beginnen. In diesem Lebensalter scheint der Tod kaum mehr als einen vorübergehenden Bann zu bedeuten. Es ist auch interessant, darauf hinzuweisen, daß sich dieses Thema, der gewaltsam herbeigeführte Tod und seine magische Aufhebung und Umkehrbarkeit, wie ein Leitmotiv durch Folklore und Märchen aller Generationen und Kulturen zieht. Dieser tiefe und allgegenwärtige Wunsch ist ein klassisches Thema der Kinderliteratur und sollte uns zeigen, wie wichtig und logisch die Sache für das Kind ist. Erst später, wenn sich der Zeitsinn stärker entwickelt, lernt das Kind allmählich, daß der Tod entweder zufällig oder umkehrbar ist, und dann wird es von seinen Todeswünschen, die es gegenüber den ambivalent geliebten, signifikanten Personen fühlt, in Furcht und Sorge gestürzt. Es versucht, diese Wünsche durch den Gebrauch von Worten zu unterdrücken oder zurückzunehmen, und dieser Vorgang entspricht praktisch der Riten- und Zauberbildung primitiver Völker. Man bedenke, daß sich die ältesten und beliebtesten Kinderverse, deren Ursprung sich in der Antike verliert, gegen die Angst vor dem Tod wehren (*‹If I should die before I wake . . .›*).»

«Man sagt, der Tod sei erschreckend», erklärte der Psychoanalytiker Ralph Greenson einmal, «weil er einsam sei. Aber wissen Sie, ich würde auch hier sagen, das ist animistisches Denken; wenn man tot ist, denkt man nicht mehr, und wenn man nicht tot ist, worüber sollte man sich da Sorgen machen? Man kann nicht zugleich tot und mit anderen Menschen zusammen sein. Sehen Sie, es gibt Menschen, die in ihrem Leben einsam und allein sind und nicht allein sein können, ohne auch einsam zu sein; sie fürchten sich vor der Einsamkeit des Todes. Andere Schrecken können mit dem Tod verschmolzen werden: Man kann den Tod personifizieren mit dem gnadenlosen Schnitter, den Hexen, den Teufeln der Kindheit, das heißt, Mutter und Vater oder Kindheitsängste werden nun durch den Tod ersetzt. Alle diese Vorstellungen sind beängstigend. Vor allem haben der Tod und das Sterben jedoch Aggressionscharakter angenommen, da man alle Arten destruktiver Impulse auf sie projiziert hat. Und im Grunde . . . haben die Leute Angst vor dem Tod, die sich vor einer

Bestrafung ihrer feindseligen und sexuellen Impulse fürchten, die mit ungelösten feindseligen Konflikten belastet sind und keine ausreichende Fähigkeit zur Liebe besitzen, mit der sie diese Probleme neutralisieren könnten.»

Erwachsene, die der unerschütterlichen Meinung sind, das Leben sei in jedem Fall besser als der Tod, seien auf die Worte der englischen Rechtsanwältin Mary Rose Barrington hingewiesen, die sich führend an den Entwürfen für ein ‹Gesetz zur freiwilligen Euthanasie› der British Euthanasia Society beteiligte. Solche Menschen, erklärt sie, «reden häufig, als votierten sie für ewiges Leben statt für ewigen Tod, doch in Wirklichkeit haben sie gar keine Wahl. Früher oder später werden sie doch vom Tod ereilt. Wenn sie diese Tatsache erst einmal richtig begriffen haben, können sie sich der Frage stellen, ob unter bestimmten Bedingungen der Tod nicht vorzuziehen wäre.»

Mit welchen Begriffen die Menschen – und besonders die Amerikaner – die Sterblichkeit umschreiben, ist ein faszinierender und interessanter Untersuchungsstoff. Während Mary Lous letzter Krankheit fielen mir wiederholt die sprachlichen Euphemismen auf, die vom Krankenhauspersonal benutzt wurden. Wie in den meisten Krankenhäusern ‹starb› auch dort niemand: man ‹verschied›. In der Nacht, als Pete und ich wach blieben und Telegramme an Mary Lous engste Freunde schickten, hielt das Mädchen der Western-Union-Telegrafengesellschaft beim dritten Wort meines Textes hörbar am Telefon den Atem an und sagte sanft, aber mit entschiedener Überlegenheit: «‹Verschied› wäre besser.» Ich war nicht einverstanden und bin es auch heute noch nicht.

Auch Professor Wahl hat über das Phänomen der linguistischen Selbsttäuschung nachgedacht. Er sagt: «Erstens bezeichnen wir den Tod nicht einmal als Tod, sondern benutzen statt dessen schwerfällige und gekünstelte Euphemismen wie ‹verschieden› oder ‹hinübergegangen› oder ‹von uns gegangen›. Das war zu allen Zeiten und in allen Kulturen so. Schon im Lateinischen verwendete man das Verb *perire* = ‹hinübergehen›, schreckte also bereits damals davor zurück, das Leben als begrenzt und endlich zu betrachten. Was uns betrifft, so unterhalten wir mit immensen Kosten eine ganze Industrie, um uns vor den krasseren Realitäten des Todes zu schützen.

37 Tage vor dem Ende – Aus dem Pflegeprotokoll:

> *7 Uhr Hat diese ganzen 8 Stunden ruhig geschlafen. S. gute Nacht. Frühstück mit Appetit gegessen. 10.30 Uhr Levo-Dromoran 2 mg gegen Unterl.-Schmerzen. Mittagessen kaum gegessen. 13.30 Uhr Teil-Bad und allg. Körperpflege. 14.15 Uhr Scheint zu schlafen. Ein besserer Tag. 16 Uhr Aufgestanden, spielt im Sessel Karten. 18 Uhr Diät bis auf geringen Rest gegessen – aber dann erbrochen. Dramamine abgelehnt. 19.30 Uhr Levo-Dromoran 2 mg für Schmerzen im Unterleib. Kolostomie hat keinen Ausfluß. 21 Uhr Plötzl. begonnen, große Menge unverdauten Materials zu erbrechen. Nachm.-Pflege gemacht. Verband scheint sauber und intakt. Gute 8 Stunden.*

Wir bemühen uns, den Leichnam zu erhalten und zu verschönern, und versuchen, die Illusion zu schaffen, er schlafe nur vorübergehend. Außerdem identifiziert sich die überwiegende Mehrheit von uns mit religiösen und philosophischen Glaubenssystemen, die versichern, der Tod sei überhaupt kein Tod, sondern ein fiktives Erlebnis, ein kurzer Übergang zwischen einer wichtigeren Existenz und einer anderen.»

C. G. Jung sagt: «Von der Mitte des Lebens an bleibt nur derjenige richtig am Leben, der bereit ist, *mit dem Leben zu sterben.* In der geheimen Mittagsstunde des Lebens wird die Parabel nämlich umgedreht, der Tod wird geboren. Die zweite Hälfte des Lebens bedeutet nicht Aufstieg, Entfaltung, Überschwang, sondern Tod, denn sein Ziel ist das Ende. Die Erfüllung des Lebens zu verneinen, ist gleichbedeutend mit der Weigerung, sein Ende hinzunehmen. Beides bedeutet, nicht leben zu wollen; nicht leben wollen ist identisch mit nicht sterben wollen. Wachsen und Vergehen bilden eine Kurve. Wann immer es möglich ist, weigert sich unser Bewußtsein, diese unleugbare Wahrheit hinzunehmen.»

Das Phänomen der Selbsttäuschung manifestierte sich auf typische Weise bei Johannes Brahms, als sein Leben zu Ende ging. Der englische Psychiater Eliot Slater berichtet: «Als Johannes Brahms, ein Mann von großer innerer Energie, alt wurde, bekam er Gaumenkrebs. Eine Zeitlang interessierte er sich für den Fortschritt der medizinischen Untersuchungen, doch als diese unbefriedigend verliefen, wurde seine Neugier geringer. Schließlich gab er ausdrückliche Anweisung, man solle ihm unter gar keinen Umständen Neuigkeiten über seinen Gesundheitszustand mitteilen, die unangenehm wären. Und tatsächlich gelang es ihm, sich bis zuletzt vorzumachen, er sei kein Sterbender.»

Seit 1900 ist die Sterblichkeit durch Krebs enorm gestiegen. Der Krebs in seinen mannigfaltigen Formen steht an zweiter Stelle der häufigsten Todesursachen hinter den Herz- und Kreislaufkrankheiten. Wenn in der Präventivmedizin und in der Krebstherapie nicht dramatische Fortschritte einen entscheidenden Wandel der gegenwärtigen Situation herbeiführen, dann muß man damit rechnen, daß 33 von einhundert Neugeborenen irgendwann in ihrem Leben Krebs bekommen und daran sterben werden. Heute stirbt bei uns etwa jeder neunte unter 45 Jahren und jeder fünfte Mensch über 45 Jahren an Krebs. Wenn man neben dem Krebs auch die anderen Leiden berücksichtigt, die fast genauso unerträgliche Schmerzen und Beschwerden verursachen, dann widerlegt diese brutale und harte Tatsache die Behauptung, das Problem Euthanasie gehe nur einen unerheblichen Prozentsatz der Bevölkerung an.

Wieviel Körperpflege sie auch, allein oder mit Mildreds Hilfe, jeden Tag durchführte, es reichte nie, um den aus Mary Lous künstlichem Ausgang dringenden Geruch völlig zu vertreiben. Er ähnelte nur annähernd dem üblichen Geruch von Fäkalien (ich glaube, irgend jemand erzählte mir, Grund dafür sei die relative Nähe der Kolostomie zu den Magensäften), aber für einen so sensiblen Menschen wie Mary Lou war er eine ständige Quelle der Verlegenheit und Scham. Sie erwähnte ihn niemals direkt. In der ersten Zeit nach der Operation, als sie noch nicht aufstehen konnte, schmuggelte ich eine Flasche Luftdeodorant in ihr Zimmer und stellte sie diskret geöffnet unter Mary Lous Bett. Ich wollte um ihretwillen den Geruch vertreiben, der sie so sehr störte, und sie merkte es bestimmt, aber sie sprach niemals davon und machte auch keinerlei Andeutung, daß sie sich wegen des Geruchs schämte, der aus ihrem Leib drang, dem sie aber vollkommen machtlos gegenüberstand.

Bei der Dritten Euthanasiekonferenz, die im Dezember 1970 in der New Yorker Academy of Medicine veranstaltet wurde, hielt der Theologieprofessor Joseph Fletcher den Vortrag «Euthanasie – Erfolgsproblem der Medizin». Er begann mit folgenden Worten: «Die Streitfrage, ob Euthanasie heutzutage eine Form der Auseinandersetzung mit dem Problem des Sterbens sein soll, ist wie nahezu alle der wirklich seltenen und erregenden Probleme, die uns die moderne Medizin bringt, eine Folge der Fortschritte und Erfolge, nicht aber der Fehlschläge der Medizin.»

Die unbewußte Todesleugnung und das noch nie dagewesene Ausmaß technischer Hilfsmittel, die den Ärzten heute zur Verfügung stehen, sind das Fundament der modernen Medizin. Viele Ärzte können der Versuchung, die diese Hilfsmittel bedeuten, nicht widerstehen. Angemessen und vernünftig angewandt, verdienen sie unsere große Dankbarkeit. Ich habe mich jahrelang über einen inzwischen ziemlich zerlesenen Abschnitt aus der *Frankfurter Rundschau* gefreut. «Die brasilianische Zeitung *El Mundo* berichtete am vergangenen Wochenende Einzelheiten über einen Kranken, der vom Pech verfolgt wurde. Wegen seiner Angst vor Schmerzen bei der Entfernung eines Hühnerauges ließ er sich ins Krankenhaus einliefern, wo er die Ärzte um Narkose bat und prompt einen Herzanfall bekam. Um das Herz massieren und Maßnahmen der Wiederbelebung einleiten zu können, mußten die Ärzte seinen Brustkasten öffnen. Danach legten sie ihn unter das Sauerstoffzelt. Als Ergebnis bekam der Patient Magenkrämpfe, die zu einem Magenriß und zu einer darauffolgenden Bauchhöhleninfektion führten. Im Verlauf der folgenden Behandlung fiel der Patient von einer Bahre, brach sich ein Bein und ein Schlüsselbein und erlitt einen weiteren Herzanfall, der einen Luftröhrenschnitt nötig machte. Die Schlußbilanz seiner Mißgeschicke: eine Röhre in die Luftröhre, eine andere in den Magen, ein Bein in Gips, ein Arm in der Schlinge – und das Hühnerauge intakt.»

Werden die glitzernden technologischen Apparaturen des Krankenhauses von heute aber bis zum Exzeß benutzt, können sie die letzten Tage des Patienten in eine Hölle auf Erden verwandeln. Die immer weiter fortschreitende Beherrschung der Medizin hat es dem Menschen ermöglicht, die durchschnittliche Lebenserwartung in den Industrieländern unglaublich zu vergrößern: in sieben Jahrzehnten um dreißig Jahre. Viele Millionen unserer Vorfahren litten, um nur eine einzige Plage zu nennen, Hunger, und sie litten ihn tagtäglich, während heute Millionen von Menschen nicht ein einziges Mal in ihrem ganzen Leben auf diese elementare Probe gestellt werden. Der britische Psychiater John Hinton schreibt: «Man hat geschätzt, daß die durchschnittliche Lebenserwartung im alten Rom zweiundzwanzig Jahre betrug, daß sie in der westlichen Zivilisation des 18. Jahrhunderts sechsunddreißig Jahre betrug und daß sie 1910 für Männer zweiundfünfzig und für Frauen fünfundfünfzig betrug. In den vergangenen hundert Jahren hat sich die durchschnittliche Lebensspanne enorm vergrößert.»

Meine Sammlung von Zeitungsausschnitten enthält auch Artikel, die leider nicht so unterhaltsam sind wie die Geschichte aus Brasilien. Schon die Schlagzeilen berichten genug: *Toter Mann lebt in Ankara* oder *25 Jahre gegen den Tod gekämpft.* Der Brasilianer endete mit nur zwei Röhren, die man in seinen Körper gesteckt hatte. Ärzte können sie heute auch in Venen, Blasen und Rektalöffnungen stecken, und das tun sie auch häufig. Mit Hilfe eines chirurgischen Eingriffs können sie einen batteriegetriebenen ‹Schrittmacher› installieren, jenes wunderbare kleine Gerät, das winzige elektrische Impulse aussendet und auf diese Weise ein krankes Herz, das andernfalls nicht mehr schlagen würde, am Leben hält. Das moderne Waffenarsenal, mit dem man den Tod so lange wie möglich bekämpfen kann, umfaßt außerdem Antibiotika, künstliche Ernährung, künstliche Beatmung, künstliche Nieren und natürlich die Transplantation lebenswichtiger Organe. Maschinen haben in vielen Fällen die Fehlschläge der Natur behoben. Sie atmen für Patienten, die nicht atmen können, füttern Menschen, die nicht schlucken können, reinigen das Blut von Kranken, deren Nieren nicht mehr funktionieren, und klingeln um Hilfe für Patienten, die nicht um Hilfe rufen können.

Diese technologische Erfolgsstory hat das neue und beispiellose Problem der Euthanasie immer mehr in den Vordergrund gerückt. Es beunruhigt viele Ärzte, die bisher jede Form der Euthanasie strikt ablehnten. An welchem Punkt ist die Verlängerung des Lebens nicht mehr ein Akt der Barmherzigkeit, sondern ein Akt der Unmenschlichkeit? An welchem Punkt wird die Verlängerung des Lebens zu einer Verlängerung des Sterbens?

Die in der Schweiz geborene Psychiaterin Elisabeth Kübler-Ross, heute stellvertretende Direktorin des Psychiatrischen Beratungs- und Kontaktzentrums der University of Chicago und Dozentin für Psychiatrie an dieser Universität, hat sich mit der Veröffentlichung

36 Tage vor dem Ende – Aus dem Pflegeprotokoll:

> *Eine ruhige Nacht. Dramamine 19.30, 23.30, 4.30 Uhr gegen Übelkeit. 7.30 Uhr Levo-Dromoran 2 mg gegen Schmerzen. Frühstück gut gegessen. Mittagessen kaum angerührt, weint, eine Tasse ‹Essen lasse sie platzen›. 14 Uhr Bad und allg. Körperpflege. War diese 8 Stunden s. deprimiert. Schlechter Tag. 15 Uhr Levo-Dromoran 2 mg gegen Schmerzen. Ruhig, spielt Karten. 23 Uhr schläft.*
> Die Bemerkung des Arztes: *Erbricht. Wunde hat eitrigen Ausfluß, oberer Teil klafft immer noch auf.*

ihres Werkes *On Death and Dying* als eine der führenden Wissenschaftlerinnen auf dem lange vernachlässigten Gebiet der Thanatologie profiliert. Der todkranke Patient, sagt sie, «schreit vielleicht nach Ruhe, Frieden und Würde, bekommt aber Infusionen, Transfusionen, eine Herzmaschine oder wenn nötig eine Tracheotomie [einen Luftröhrenschnitt]. Vielleicht möchte er, daß ein einziger Mensch nur eine einzige Minute lang den Mund hält, damit er eine einzige Frage stellen kann – aber er ist rund um die Uhr von einem Dutzend Leuten umgeben, die sich alle eifrig mit seiner Herzgeschwindigkeit, seinem Puls, seinem EKG oder seiner Lungenfunktion, seinen Sekreten oder Exkrementen beschäftigen, mit ihm als Mensch aber nichts zu tun haben wollen.» Patienten mit konkreten Heilungsaussichten betrachten das natürlich als Segen; wer keine Zukunft mehr hat, betrachtet es eher als Fluch. Mit einem künstlichen Herzen, Atemgeräten und intravenösen Infusionen haben Ärzte in modernen Krankenhäusern die Macht, Patienten, die sonst längst tot wären, Tage, Wochen, Monate, sogar Jahre am Leben zu halten – wenn auch im permanenten Koma. Die einzigen ersten Folgen treffen Freunde und Familie der Sterbenden, die außer den emotionalen Belastungen oft auch noch eine finanzielle Bürde tragen müssen. Vielleicht sind auch andere Patienten betroffen, denen es die modernen medizinischen Apparate – wären sie nicht ‹besetzt› durch das Aufrechterhalten von biologischen Prozessen in ‹Leichnamen› – ermöglichen könnten, wirklich zu genesen und weiterzuleben.

Früher bedeutete ein Herzstillstand – das vollständige Versagen der Herztätigkeit – für einen Menschen automatisch und sofort den Tod, aber heute ist es anders. Versagt heute das Herz eines Kranken, treten sofort alle Krankenhausangestellten, die mit ihm zu tun haben, wie elektrisiert fieberhaft in Aktion. Dem verantwortlichen

Arzt stehen höchstens fünf kostbare Minuten zur Verfügung, in denen er entscheiden muß, ob er den Blutkreislauf wiederherstellen soll – ob er, mit anderen Worten, den Patienten ins Leben zurückrufen soll. Dauert der Stillstand des Blutkreislaufs auch nur etwas länger, beginnen Gehirnzellen abzusterben. Wenn der Arzt und das übrige Personal mit der nötigen Schnelligkeit reagieren, können sie viele Patienten dem Tode entreißen, und die Betreffenden dürfen dann vielleicht noch jahrelang das Geschenk des Lebens genießen. Verliert man den Wettlauf mit der Zeit aus irgendeinem Grund, beginnt das Gehirn des Patienten zu sterben, und ob man ihm einen Gefallen tut, indem man seine restlichen Körperteile wieder zum Leben erweckt, ist zumindest sehr zweifelhaft.

Ein Kind wird zum Beispiel von einem Stromstoß getroffen, der zum Herzversagen führt. Der Arzt öffnet den Brustkasten und massiert das Herz so lange, bis es wieder schlägt, aber das Blut hat nicht genug Sauerstoff geliefert, und deshalb ist das Gehirn des Kindes bereits geschädigt. Vielleicht bleibt das Kind am Leben – und es kann durchaus recht alt werden –, aber außer dem Eß- und Verdauungsvorgang wird es praktisch nichts mehr mit anderen menschlichen Wesen gemeinsam haben. Zu einer derartigen Situation könnte es nur mit der Entwicklung und allgemeinen Verfügbarkeit der modernen Wiederbelebungsmittel und -apparate kommen. Früher kämpfte der Arzt vielleicht vergeblich um das Leben des Kranken, doch er konnte alle Kenntnisse und Techniken benutzen, die ihm zur Verfügung standen, ohne sich gleichzeitig von nagenden Zweifeln über die moralische Berechtigung seines Vorgehens plagen zu lassen. Heute werden immer mehr Ärzte sowie ihre potentiellen Patienten von solchen Zweifeln heimgesucht.

Joseph Fletcher schildert einen anderen Fall aus «einem hervorragenden Krankenhaus. Es wurde ein Mann eingeliefert, der nach einem rheumatischen Herzleiden eine Mitral- und Aortastenose – Blockierung der Herzklappen durch Ablagerungen kalziumähnlichen Materials – hatte. Unverzüglich kamen die Errungenschaften der modernen Medizin zum Einsatz. Bei einer Operation am offenen Herzen wurde zuerst die Mitralklappe geöffnet. Dann – das Herz des Patienten klopfte nur langsam – wiederholte man den Eingriff. Da aber der Blutkreislauf versagt hatte, versagten jetzt auch die Nieren. Als die Ärzte noch zwischen einer Nierentransplantation und einer künstlichen Niere schwankten, setzte eine staphylogene Lungenentzündung ein. Als nächstes versuchte man es mit Antibiotika, die aber keine Besserung brachten, worauf man sich zu einer Tracheotomie veranlaßt sah. Jetzt arbeitete das Herz so schlecht, daß der Atem trotz des Luftröhrenschnitts versagte. Die Ärzte versuchten nun, den Sauerstoff durch Röhren in die Nase zu leiten, was ihnen mißlang; anschließend schlossen sie den Patienten an die künstliche Beatmung an. Eine lange Zeit atmete die Maschine technisch gesehen für ihn. Dann starb er trotz all ihrer glänzenden Bemühungen.

Hätten sie ihn eher in den christlichen Himmel – oder in die ‹gute lange Nacht› des Lukrez – hinübergehen lassen sollen? Wenn ja, an welchem Punkt? Hätte man ‹Gott gespielt›, wenn man vor der zweiten Operation aufgehört hätte? Vor der Tracheotomie? Vor der künstlichen Atmung? Nur Ignoranten bilden sich ein, diese Entscheidungen seien leicht. In der Praxis sind sie sogar für diejenigen komplex, die prinzipiell zum Gnadentod neigen.»

Charles W. Blaker berichtet die Geschichte eines Baggerführers aus Oklahoma, der nach Kanada ging, um an einem Bauvorhaben in Alberta zu arbeiten. Dieser Mann hieß Kurt Staesen und hatte eine Frau und zwei Kinder. «Am 25. Juli 1957 fuhr Kurt mit seinem Auto gerade auf der Schnellstraße bei Hanna, Alberta, als er frontal mit einem Lastwagen zusammenstieß. Halb im Koma und mit so niedrigem Blutdruck, daß man ihn nicht mehr messen konnte, wurde er ins Krankenhaus von Hanna gebracht. Man führte unverzüglich Wiederbelebungsmaßnahmen durch.»

Dr. Blaker, ein presbyterianischer Geistlicher, stellte uns Auszüge aus den Akten der Arbeiterunfallversicherung Alberta zur Verfügung:

«17. August 1957. Akute Kopfverletzung (Hirnquetschung)... Operationen ... Tracheotomie und verzögerte Schließung der Operationswunden. Permanentes Koma. Minimale Besserung ... Letzte Woche tiefes Koma mit spontanen Bewegungen der Gliedmaßen und des Kopfes, Gähnen etc.... Weiterhin Spezialschwestern notwendig. Weiterhin künstliche Ernährung und Katheterausscheidung.

4. September 1957. Bewußtlos und ohne Schluckvermögen. Unter Teilnarkose wurde nach Enddarmschnitt oben links der Magen gefaßt ... und ein Katheter durch die Magenwand gesteckt ... Dann wurde der Magen um das Katheter gefaltet ... und die Magenwand mit dem vorderen Bauchfell vernäht.

26. September 1957. Neurologischer Zustand bleibt ungefähr wie beim Wach-Koma ... Häufige passive Bewegung nötig, um Kontraktionen der Beugemuskeln der Handgelenke zu verhindern. Aussichten weiterhin schlecht und ungewiß.

3. Januar 1958. Sein Zustand bleibt relativ unverändert. Er zeigt nun Wach-Koma mit vorübergehenden Wach- und Schlafperioden ... reagiert überhaupt nicht auf Anweisungen und zeigt bei auch stärksten Schmerzreizen nur dezerebrale Schutzbewegungen ... Man rechnet nicht mit weiterer Besserung ... Kann jetzt in geeignete Kliniken in der Nähe seines Heimatortes transportiert werden.»

Und so, berichtet Dr. Blaker, kehrte Kurt Staesen nach vielen Verzögerungen und herzzerbrechenden Enttäuschungen für seine Familie am 8. April 1958 nach Haus zurück – oder vielmehr ins Memorial Hospital von Chilcot, Oklahoma, wo er die nächsten acht Jahre dahinvegetierte. Clifford M. Bassett, der Oberarzt der Klinik, schrieb in all diesen Jahren, die Kurt Staesen noch unter den Lebenden weilte, Monat für Monat den Krankenbericht und schickte ihn an den obersten medizinischen Sachbearbeiter der Arbeiterunfallversicherung Alberta: «Mr. Staesens Zustand ist unverändert ... Wenn ich Ihnen den Zustand von Mr. Kurt Staesen mitteile, muß ich wieder einmal sagen, daß ich nichts Neues hinzufügen kann ... In den vergangenen dreißig Tagen war der Krankenhausaufenthalt von Mr. Staesen bemerkenswert unverändert und ohne jede besondere Vorkommnisse ... Den größten Teil des Monats hat Mr. Staesen den Status quo bewahrt.»

«Doch um Mr. Staesens ‹Status quo› zu bewahren», sagt Dr. Blaker, «mußte das behandelnde Krankenhauspersonal dauernd auf die schweren und immer häufiger auftretenden Krämpfe achten. Man mußte endlos mit verschiedenen antikonvulsiven Medikamenten und Mitteln experimentieren, die die mit den Krämpfen verbundenen heftigen Fieberanfälle bekämpften; es bedeutete dauernde Mundhygiene, um die schädlichen Nebenwirkungen der Arzneien

35 Tage vor dem Ende – Aus dem Pflegeprotokoll:

Gut geschlafen, keine Klagen. 6 Uhr Dramamine 50 mg. Sehr gute 8 Stunden. Milch und einige Bissen Ei mit Schinken, ½ Scheibe Toast. 7.30 Uhr Levo-Dromoran 2 mg gegen Schmerzen. Klagt über Schmerzen an Außenseite der rechten Brust. Dr. telefon. benachrichtigt. 9.30 Uhr Combiotic 0,5 g auf Anordnung des Dr. 11 Uhr Erbricht 250 ccm grünliche Flüssigkeit mit geronnener Milch. 1 Std. 15 Min. im Sessel. Kann Mittagessen nicht essen. Klagt über Übelkeit. 14 Uhr Levo-Dromoran 2 mg. Teil-Bad und allg. Körperpflege. Schlechter Tag. 15.50 Uhr Scheint fröhlich. Besucher spielen mit Pat. Schach. Diät gut gegessen. Kein Dramamine gegeben. Konnte Medikamentenkarte nicht finden – zu spät für Medikamente, als Karte gefunden. 21 Uhr Levo-Dromoran 2 mg. 23 Uhr Schläft.

auf Kiefer und Gaumen zu beseitigen; Füttern mit der Hand durch den permanenten Magentubus, da das Schlucken nach wie vor schwierig, wenn nicht unmöglich war; tägliche Entfernung der Speichelansammlung in der Luftröhre, die mechanisches Absaugen und eine permanente Tracheotomie erforderte; dauernden Kampf gegen Infektionen der Harnorgane durch den festen Katheter. Wenn auch nur eine dieser ‹lebenserhaltenden› Tätigkeiten irgendwann aufgehört hätte, wäre Kurt Staesen gestorben.»

Entgegen ihren ausdrücklichen Richtlinien hatte die Arbeiterunfallversicherung von Alberta dem Patienten erlaubt, nach Haus zurückzukehren, weil man glaubte, es könne nun – 1958 – nicht mehr viele Monate dauern. Trotz der achtjährigen hingebungsvollen Krankenschwesternbetreuung von Mrs. Mabel Manning und der dauernden Bereitschaft des Ärzteteams unter Dr. Bassett konnte niemand, der etwas mit dem Fall zu tun hatte, begreifen, wie der Patient es schaffte, immer noch weiterzuleben. Wieder und wieder drückte H. H. Hepburn, der oberste medizinische Sachbearbeiter der Unfallversicherung von Alberta, sein Erstaunen über Mr. Staesens Ausdauer aus und lobte Dr. Bassett und Mrs. Manning wegen ihres außergewöhnlichen Erfolgs und ihrer Hingabe.

«Und dann», erzählt Dr. Blaker, «lief er plötzlich am ganzen Körper blau an und starb, bevor Mrs. Manning irgend etwas unternehmen konnte. Das war acht Jahre, acht Monate und neunzehn Tage, nachdem Kurt Staesen auf einer kanadischen Autostraße das Bewußtsein verloren hatte.» In seinem Schlußbericht für die Versicherung schrieb Dr. Bassett, «vielleicht . . . war es das Beste, was ihm passieren konnte; ich möchte jedoch gleichzeitig feststellen, daß wir nicht das Recht haben, zu beurteilen, wann jemand sterben muß».

Lawrence Mosher hat über einen kalifornischen Patienten mit unheilbaren Hirnschäden geschrieben, den die moderne Kunst der Medizin acht Jahre lang mit einem Blasenkatheter am Leben hielt. «Alle acht Stunden führte ihm eine Krankenschwester eine Röhre in die Kehle ein und spritzte etwas Nahrung hinein. Man hätte ihm ein angezündetes Streichholz an die Augen halten können, und er hätte trotzdem nicht gewußt, daß man da war.»

Mosher berichtet auch über Dr. Orlando López aus Miami, der selbst vor Gericht ging, um klären zu lassen, ob man ihn wegen Tötung auf Verlangen anklagen könnte, wenn er die Bitte einer unheilbar kranken Patientin erfüllte, mit der Behandlung aufzuhören. Die Patientin, eine zweiundsiebzigjährige, aus Kuba geflüchtete Frau, litt unter hämolytischer Anämie, bei der die roten Blutkörperchen zerstört werden. Dr. López erklärte vor Gericht, er werde entweder ihre Milz entfernen oder mit den schmerzhaften Transfusionen fortfahren müssen. Die Patientin hatte ihre eigene Entscheidung getroffen, und Dr. López stand der Bitte positiv gegenüber, aber er kannte die geltenden amerikanischen Gesetze. Im Sommer 1971 verkündete Richter David Popper vom Bezirksgericht Florida in Miami, ein Mensch habe «das Recht, nicht gefoltert zu werden» und könne auch dann die Behandlung ablehnen, wenn es den sofortigen oder beinahe sofortigen Tod bedeute.

In Milwaukee fällte ein anderer Richter ein ähnliches Urteil. Eine dortige Klinik hatte die gerichtliche Unmündigkeitserklärung einer Siebenundsiebzigjährigen beantragt, damit die Chirurgen fortfahren konnten, ihre Gliedmaßen zu amputieren. Die Patientin, die unter einer Verhärtung der Arterien und dadurch verursachten Fäulniserscheinungen litt, hatte sich geweigert, noch eine Einverständniserklärung für chirurgische Eingriffe zu unterschreiben. «Es gibt absolut keine Anhaltspunkte, die eine Unmündigkeitserklärung gerechtfertigen», erklärte Bezirksrichter Michael Sullivan in Milwaukee, «sie ist nur zu schwach zum Sprechen.» Und er schloß: «Wir werden es ihr überlassen, ob sie in den göttlichen Frieden hinübergehen will.»

In diesen beiden Fällen ersparten aufgeklärte und mitfühlende Richter den sterbenden Kranken unnütze Qualen. Vielen anderen Patienten geht es schlechter. Erfahrene Ärzte und Krankenschwestern können ein Lied davon singen, wie oft verzweifelte, von Schmerzen und Beschwerden gepeinigte Kranke ohne jede Aussicht auf Genesung versuchen, ihren Tod herbeizuführen, indem sie Papiertaschentücher verschlucken, um vielleicht zu ersticken, oder sich in einem tödlichen, unbarmherzigen und sinnlosen Katz-und-Maus-Spiel mit dem Krankenhauspersonal Röhren aus der Nase und Venen reißen. Wie eine 1971 an der University of Southern California durchgeführte soziologische Erhebung an älteren Menschen ergab, wollte die überwältigende Mehrheit der Befragten nicht, daß man moderne medizinische Hilfsmittel anwandte, um ihr Leben um jeden Preis zu verlängern.

Wenn es einem Arzt gelingt, im Körper eines Herzkranken einen Schrittmacher zu installieren, wird er das Leben eines Menschen retten, der andernfalls sterben müßte. Wenn derselbe Arzt die Bitte erfüllte, die ihm dieser Patient auf Grund von Schmerzen oder Beschwerden oder aus irgendeinem anderen Grund stellte, und den Schrittmacher wieder herausnähme, wäre er dann des Mordes an einem Kranken schuldig, der ohne seinen ersten Eingriff in die Natur – oder in den Willen Gottes oder wie man es auch nennen mag – auf jeden Fall gestorben wäre? An welchem Punkt kann oder soll der Arzt seine Wiederbelebungsversuche aufgeben und endlich der Natur ihren Lauf lassen?

Im September 1967 geriet ganz England außer sich, als in der BBC-Sendung *Die Welt von morgen* aufgedeckt wurde, daß William McMath, Oberarzt des Krankenhauses von Neasden, am Schwarzen Brett des ärztlichen Personals bekannt gemacht hatte, um welche vier Patientenkategorien sich die Ärzte nach Atmungsversagen und Herzstillstand nicht mehr bemühen sollten. Darunter befanden sich die «sehr Alten über 65 Jahre», die Kranken mit bösartigen, unheilbaren Leiden und die chronischen Nieren- und Lungenfälle. Der Aufruhr in der Öffentlichkeit führte zur Bildung eines Untersuchungskomitees von Fachleuten, das Dr. McMath schließlich noch wegen seiner Initiative lobte, obgleich es seine Terminologie mißbilligte – die Experten mißbilligten ebenfalls, daß er der Öffentlichkeit ein Berufsgeheimnis anvertraut hatte, denn wie die Untersuchung ergab, standen zahlreiche Kollegen hinter Dr. McMath. Sie hielten ihre Sterbeanweisungen jedoch geheim.

Das britische Royal College of Nursing führte an 152 Krankenhäusern eine Stichprobenerhebung unter älteren Schwestern durch und stellte fest, daß es auch in anderen Kliniken eine obere Altersgrenze für die Anwendung von Wiederbelebungsversuchen gab. Patienten, die diese Grenze überschritten hatten, durften vom Personal nicht weiter mit aller Macht am Leben gehalten werden; der Hauptunterschied zum Krankenhaus von Neasden bestand einzig darin, daß diese Kliniken ihre diesbezüglichen Anweisungen nicht quasi öffentlich am Schwarzen Brett bekanntgaben. Die Erhebung zeigte, daß mehr als die Hälfte der 152 Kliniken in irgendeiner Form Instruktionen erteilte, bei bestimmten Patienten keine Wiederbelebungsversuche mehr zu unternehmen. Krankenschwestern, die man befragt hatte, erklärten, das Alter für die Nicht-Wiederbelebung reiche von sechzig (ein Fall) oder siebzig Jahren (die häufigste Grenze) bis zum Alter von achtzig Jahren. Wenn diese Krankenhäuser ältere Patienten mit bösartigen Krankheiten, ernsten Gebrechen oder tödlich verlaufenden Leiden aufnahmen, markierte ein Mitglied der Krankenhausbelegschaft ihre Karteikarten mit einem roten oder einem grünen Stern oder einfach mit den Buchstaben N.T.B.R.: *not to be resuscitated* – nicht wiederbeleben.

The Sunday Telegraph zitierte die Erklärung eines Arztes: «In unserer Klinik schickten wir eine allgemeine Anweisung, die Stationsschwestern sollten versuchen, sich bei den Ärzten, die ihre Patienten kannten, zu vergewissern, ob an einem bestimmten Kranken Wiederbelebungsversuche vorgenommen werden sollten oder nicht. Das sollte möglichst nicht gerade bei einer Krise des jeweiligen Kranken geschehen. Das Personal sollte schon vorher wissen, ob es besser sei, einen Patienten friedlich sterben zu lassen. Die Stationsschwestern werden darüber informiert und benachrichtigen in einem solchen Fall nicht das Wiederbelebungsteam.» Ein Anästhesist sagte: «Wenn es eine arme alte Seele von siebzig Jahren mit Krebs in der letzten Phase ist, und man bringt sie her, statt sie friedlich sterben zu lassen, bringt das nur unnötigen Ärger. Die Reaktion der Angestellten, die schließlich auch nur Menschen sind, lautet dann: ‹Warum haben wir unsere Zeit vergeudet?› Es bedeutet oft, daß der Patient zweimal sterben muß.»

The Sunday Telegraph kommentierte: «Es scheint, als habe der

34 Tage vor dem Ende – Aus dem Pflegeprotokoll:

> *3.30 Uhr Levo-Dromoran 2 mg. 6 Uhr Dramamine 50 mg. Befriedig. 8 Stden. Frühstück recht gut gegessen. Heute morgen fröhlich. 11.15 Uhr Levo-Dromoran 2 mg gegen Schmerzen. Mittagessen recht gut gegessen. Klagt heute nicht über Übelkeit. Bad und allg. Körperpflege. Ein besserer Tag. 15 Uhr Spielt Domino. Fröhlich. Diät bis auf geringen Rest ziemlich gut gegessen. Besucher, Verwandte. 20 Uhr Levo-Dromoran 2 mg gegen Schmerzen. 21.30 Uhr Bruder liest ihr vor. 23.45 Levo-Dromoran gegen Schmerzen.*

vielgeschmähte Dr. McMath aus Neasden angesichts einer solchen Situation versucht, den Gordischen Knoten auf die schnellste Art zu lösen. Er wurde zu Recht wegen seiner taktlosen Methode kritisiert, aber es bleibt abzuwarten, ob die Richtlinien, die man nun von den rund dreißig medizinischen Koryphäen des Beratungskomitees vom Gesundheitsministerium verlangt, nicht eine noch deutlichere Sprache sprechen werden.»

Vor einigen Jahren berichtete Professor Peter Röttgen, Leiter der Neurochirurgischen Universitätsklinik Bonn, auf einer von der Katholischen Akademie Bayern veranstalteten Konferenz, daß er in Japan Zeuge geworden war, wie Wissenschaftler den vom Rumpf getrennten Kopf eines Hundes am Leben gehalten hatten. Seine Zuhörer lauschten dem Vortrag mit offenkundigem Entsetzen, besonders als Röttgen pointiert darauf hinwies, daß Ärzte das gleiche ebensogut mit menschlichen Köpfen machen könnten. Seinen eigenen Kommentar beschränkte er auf die drei Worte: «Was für Aussichten!» – seine Kollegen konnten das verschieden interpretieren.

Schon heute laufen auf der Erde Zehntausende von Menschen herum, deren Herzen nicht nur stehengeblieben sind, sondern mehrere Minuten lang stillgestanden haben – im Operationssaal kann es sich sogar um Stunden gehandelt haben. Innerhalb von fünf Jahren haben Ärzte in etwa tausendsechshundert Fällen die Nieren toter (wirklich toter?) Spender in andere Menschen verpflanzt. Als Professor Röttgen von maschineller Wiederbelebung sprach, meinte er, die Medizin stehe heute auf der Schwelle zu «einem Krankenhausinferno von Danteschen Ausmaßen», wenn die Ärzte nicht darangingen, ihrer neugewonnenen Macht über menschliche Wesen und Maschinen bestimmte Grenzen zu setzen. Schon 1968 ließen die Ärzte vom St. Luke's Hospital in Houston, Texas, das Herz der toten

Evelyn Krikorian, 33, noch drei Tage weiterschlagen, ehe sie es in die Brust des 58jährigen Friseurs Fredi Everman aus Arlington, Virginia, pflanzten. In anderen Fällen hat auch der Transplantationsexperte Denton Cooley, ebenfalls Houston, Herzen in toten Körpern weiterschlagen lassen, ehe er sie verpflanzte.

Robert White, Chirurg am Metropolitan Hospital von Cleveland, ist der Meinung, in Zukunft – in voraussehbarer Zukunft – könne das menschliche Gehirn den Körper sogar um mehrere Jahrhunderte überleben. Der Physiker Edmond M. Dewan vom United States Air Force Institute in Hansom Field, Massachusetts, hat bereits eine Methode entwickelt, mit deren Hilfe ein isoliertes – blindes, taubes und stummes – menschliches Gehirn mit der Außenwelt kommunizieren kann.

In der Ausgabe vom 17. Februar 1968 veröffentlichte das *British Medical Journal* einen Brief von Dr. W. St. C. Symmers vom Histopathologischen Labor des Londoner Charing Cross Hospital and Medical School, der es meiner Ansicht nach trotz vieler Fachausdrücke verdient, hier ausführlich zitiert zu werden. «Ein 68jähriger Arzt», schrieb Dr. Symmers, «wurde in ein Krankenhaus in Übersee eingewiesen, nachdem eine Bariumeinnahme ein großes Karzinom im Magen ergeben hatte. Er hatte sich fünf Jahre vorher aus seiner Praxis zurückgezogen, nachdem schwere Myokard-Infarktbildungen seine Bewegungsfreiheit erheblich eingeschränkt hatten. Die frühen Symptome des Karzinoms wurden irrtümlich auf Myokard-Ischämie zurückgeführt. Als man zum erstenmal die Möglichkeit eines Karzinoms erwog, war das Leiden schon weit fortgeschritten; die Laparotomie zeigte ausgedehnte Metastasenbildung an den Lymphknoten im Unterleib und an der Leber. Um eine Perforation des Primärtumors in die Bauchhöhle zu verhindern, was dem Chirurgen vordringlich schien, nahm man eine palliative Gastrektomie [chirurgische Entfernung des Magens] vor. Die histologische Untersuchung ergab, daß es sich bei der Geschwulst um ein anaplastisches, primäres Adenokarzinom handelte. Es gab klinische und radiologische Anzeichen für Sekundärabsiedelungen im unteren Thorax- und Lumbalabschnitt der Wirbelsäule.

Man berichtete dem Patienten von den Ergebnissen, deren Bedeutung er vollkommen begriff. Trotz immer größerer Pethidin-Dosen und nächtlicher Morphiuminjektion litt er dauernd unter schweren Unterleibsschmerzen und unter Schmerzen, die durch den Druck der Tumorablagerungen auf die Rückenmarksnerven verursacht wurden.

Am zehnten Tag nach der Gastrektomie kollabierte der Patient mit den klassischen Manifestationen einer schweren Pulmonarembolie [Blutklumpen in einer Lungenarterie]. Der Stationsarzt nahm eine erfolgreiche Pulmonarembolektomie vor. Als sich der Patient genügend erholt hatte, dankte er seinem jungen Kollegen für dessen gute Absichten und Geschicklichkeit. Gleichzeitig bat er, im Falle eines weiteren kardiovaskulären Kollapses keine Schritte mehr zu unternehmen, sein Leben zu verlängern, denn die Schmerzen seines Krebses seien nun stärker, als er unnötig ertragen wolle. Er versah seine Krankengeschichte selbst mit der entsprechenden Anweisung, und das Krankenhauspersonal kannte seine Meinung.

Als der Patient zwei Wochen nach der Embolektomie – diesmal mit Myokardinfarkt und Herzstillstand – erneut kollabierte, wurde er trotz seines Wunsches vom Wiederbelebungsteam der Klinik ins Leben zurückgerufen. In der betreffenden Nacht blieb sein Herz noch vier weitere Male stehen und wurde jedesmal wieder künstlich in Gang gebracht. Der Körper erholte sich dann genügend, um noch drei Wochen dahinzusiechen, doch in einem dezerebralisierten Stadium [ohne Gehirnreaktionen], unterbrochen von Sturzerbrechen mit allgemeinen Konvulsionen. Intravenöse Ernährung wurde sorgfältig mit Bluttransfusionen und anderen Maßnahmen kombiniert, die für das elektrolytische und fluide Gleichgewicht nötig waren. Außerdem gab man antibakterielle und antifungide Antibiotika als Prophylaxe gegen Infektionen, besonders gegen eine Lungenentzündung, welche die Tracheotomie [chirurgischer Luftröhrenschnitt in Höhe der Kehle], die man zum Zwecke eines freien Atemweges vorgenommen hatte, angreifen könnte. Am letzten Tag der Krankheit traf man Vorbereitungen, die Arbeit des versagenden Atmungszentrums von einem künstlichen Atemgerät übernehmen zu lassen, doch das Herz blieb schließlich stehen, bevor dieses Unternehmen verwirklicht werden konnte.

Dieser Fallbericht soll ohne Kommentar oder Schlußfolgerungen veröffentlicht werden. Jeder, der ihn liest, kann sich seine eigenen Gedanken machen.

Ich danke dem Chirurgen und dem Arzt, denen der Patient im Krankenhaus zuerst zur Untersuchung seines Unterleibs überstellt wurde, daß sie mich zur Veröffentlichung dieses Berichts ermutigten. Die Identität der Betreffenden und ihres Landes sind nebensächlich.»

Wozu all diese Bemühungen, das Leben eines 68jährigen Mannes zu verlängern, der an fortgeschrittenem Magenkrebs starb? Wozu – entgegen seinem ausdrücklichen Wunsch – sein Herz nicht nur bei einer oder zwei oder drei oder vier, sondern fünf verschiedenen Gelegenheiten wiederbeleben? Was konnte die verantwortlichen Ärzte dazu getrieben haben? Weshalb zwangen sie ihn, die sinnlosen Qualen zu ertragen, die er selbst vermeiden wollte? Als man diese Fragen einem Arzt vorlegte, gab er die einfache, bezeichnende und keineswegs untypische Antwort: «Man bringt den Ärzten bei, diese Dinge als technische Probleme zu betrachten. Man bringt ihnen nicht die Fertigkeit bei, sie als individuelle menschliche Probleme zu sehen.»

Michael DeBakey, Experte für Herztransplantationen in Houston, sagt, diese Verpflanzungen und andere Techniken zur Verlängerung des Lebens, die gegenwärtig noch im Versuchsstadium stünden, würden «zu Überlegungen führen, die nicht nur den Verstand und das Gewissen von Ärzten, sondern auch von Philosophen, Theologen, Soziologen, Juristen und vielen anderen herausfordern». Am 26. Mai 1966 erklärte Sir George W. Pickering, Mediziner der Universität Oxford, vor einem amerikanischen Auditorium, der Berufsstand der Mediziner habe begonnen, die Menschheit in eine Zukunft der Überbevölkerung und Senilität zu führen. «Meiner Meinung nach ist das eine erschreckende Aussicht», sagte Sir George, «und ich bin froh, daß ich tot sein werde und nicht mehr zu dieser Katastrophe beitrage, lange bevor es geschieht.» Sir George bat die Ärzte, ihr allgemein akzeptiertes Ziel der bloßen Erhaltung und Verlängerung des Lebens neu zu überdenken.

Auf der im Dezember 1969 an der New Yorker Academy of Medicine abgehaltenen Zweiten Euthanasiekonferenz sprach eine Krankenschwester aus dem Publikum über die enorme Verschwendung menschlicher und materieller Hilfsmittel und äußerte die Überzeugung, diese Probleme müßten schon deshalb früher oder später gelöst werden, weil eine derartige Verschwendung unweigerlich dazu führen werde, daß eines Tages nur noch die Wohlhabenden in der Lage wären, von der Gesundheitsversorgung zu profitieren. Sie erwähnte den Fall eines jungen Mannes aus Minnesota, der bei einem Autounfall verletzt wurde und die letzten dreizehn Jahre im Koma dahinvegetierte. Die Schwesternpflege rund um die Uhr habe seine Familie finanziell ruiniert, und schließlich hatte der Staat die Kosten für seine außerordentlich teure Behandlung übernommen. Alan B. Wachtel, Medizinstudent im zweiten Jahr, kommentierte: «Die Mittel, die ein solcher Mensch verbraucht, kosten anderen Menschen das Leben, deren Krankheit man heilen könnte.»

Ein Krankenhausbett in einer amerikanischen Intensivstation mit Wiederbelebungsgeräten, die die lebenswichtigen Funktionen eines Patienten in Gang halten, kostet pro Tag durchschnittlich 100 bis 150 Dollar. Dr. Henry K. Beecher von der Harvard Medical School erklärt in *The New England Journal of Medicine*: «Das für die Versorgung bewußtloser und hoffnungslos geschädigter Personen ausgegebene Geld könnte zur Rettung derer benutzt werden, die zu heilen sind», und versichert, der weitergehende medizinische Fortschritt werde zu mehr und mehr und mehr Krankenhauspatienten führen, die nur unter außergewöhnlichen Kosten am Leben gehalten werden könnten, und zwar betrügen die jährlichen Aufwendungen für einen einzigen dieser Menschen zwischen 25 000 und 30 000 Dollar. Er behauptet weiter, solche Patienten beanspruchten Krankenhausbetten, die man sonst anderen, von der Medizin im Gegensatz zu ihnen noch zu rettenden Kranken zur Verfügung stellen könnte.

Die Gesamtkosten, Kurt Staesen in seinem achtjährigen Koma zu pflegen, beliefen sich auf eine gigantische Summe. Allein die ärztlichen Dienstleistungen kosteten im Monat durchschnittlich 150 Dollar; sein Krankenhausbett kostete mindestens zwölf Dollar am Tag, und er mußte von privaten Krankenschwestern versorgt werden, die außerordentlich teuer sind. Ein unaufhörlicher Medikamentenstrom ließ die Gesamtsumme, so Dr. Blaker, wahrscheinlich auf etwa 160 000 Dollar ansteigen ...

Der von Lawrence Mosher geschilderte kalifornische Patient brauchte drei Spezialschwestern. Sein Zimmer kostete 700 Dollar im Monat. Die Kosten für seine achtjährige Pflege beliefen sich auf annähernd 300000 Dollar. Der Arzt, der Mosher über den Fall berichtete, sagte: «Man hätte nur die Kanülen herauszuziehen und ihn nicht mehr zu füttern brauchen. Er wäre innerhalb von zweiundsiebzig Stunden vollkommen schmerzlos gestorben.»

Dr. Robert S. Schwab, Medizinprofessor an der Harvard University, hat erklärt, die Familie des Patienten leide oft grausam und müsse unter Umständen jeden Tag 250 Dollar für eine Maschine zahlen, die lediglich Blut durch einen andernfalls bereits toten Organismus pumpt. «Wann», fragt Professor Schwab, «zieht man den Stecker heraus und stellt den teuren Apparat jemandem zur Verfügung, der dann wieder richtig leben könnte?»

Nietzsche hat einmal gesagt: «In gewissen Fällen ist es unanständig, weiterzuleben», und man könne es mit Recht als größten Verlust des Glaubens und der Selbstachtung interpretieren, wenn man, wie er fortfährt, «in einem Zustand feiger Abhängigkeit von Ärzten und Spezialbehandlungen dahinvegetiert, nachdem die Bedeutung des Lebens, das Recht auf Leben dahin ist». Maeterlinck prophezeite: «Es wird der Tag kommen, an dem die Wissenschaft gegen ihre Irrtümer protestiert und unsere Leiden verkürzt ...» Und in *König Lear* ließ Shakespeare durch Kent Fürbitte für den bedauernswerten, gebrochenen alten Monarchen einlegen:

> Laßt ihn hinübergehen! Er wird den hassen,
> Der ihn auf der Folterbank der rauhen Welt
> Noch länger strecken wird.

Man könnte viel über Krankenschwestern schreiben, und das meiste davon wäre sicher positiv. Ihr Beruf stellt harte Anforderungen, viele ihrer Pflichten bleiben gewiß immer unerfreulich, und sie müssen mit manch einem unerträglichen Patienten fertig werden. Die meisten ihrer Patienten werden sie später nie wiedersehen, und manche sterben natürlich. Bei einem solchen Umschlag an Menschen können sie es sich kaum leisten, sich dauernd gefühlsmäßig zu

33 Tage vor dem Ende – Aus dem Pflegeprotokoll:

> *6 Uhr Dramamine 50 mg intramuskulär. Recht gute 8 Stunden. 7.30 Uhr Levo-Dromoran 2 mg gegen Schmerzen. Vom Frühstück wenige Bissen, Milch getrunken. Aufgestanden und umherspaziert, im Foyer Karten gespielt. Mittagessen kaum angerührt. Milch genommen. 13.45 Uhr Levo-Dromoran 2 mg gegen Schmerzen. Weint. 15 Uhr Familie bes. Pat., spielen Karten. Abendessen gut gegessen. 19.30 Uhr Levo-Dromoran 2 mg. Bruder liest ihr vor. Kolostomiebeutel gesäubert. Recht gute 8 Stunden. 23 Uhr Schläft.*
> Die Bemerkung des Arztes: *Scheint dünner. Ißt sehr wenig. Urinproduktion erheblich abgenommen. Spielt mit der Familie Karten, scheint sich recht gut zu fühlen.*

engagieren. Man muß staunen, daß es so viele von ihnen auch nach jahrelanger Konfrontation mit der Krankheit noch schaffen, sich ein solches Ausmaß an Güte und Mitgefühl zu bewahren.

Zu ihrem Geburtstag bekam Mary Lou zu unser aller Überraschung auch eine Glückwunschkarte von Mrs. Agnew, die ich verdächtigt hatte, Alkoholikerin zu sein, und deren ungeschickte Injektionen Mary Lou vor Schmerzen hatten weinen lassen. Der aufgedruckte Glückwunsch hatte ein Postscriptum, geschrieben von einer zittrigen Hand: «Über meine Spritzen hat sich noch nie jemand beklagt. Mrs. Agnew» – sonst nichts.

Als Mary Lous Zustand schlechter wurde, begann ich zu bemerken, daß Mildred sich allmählich zurückzog. Sie betrachtete meine lange Anwesenheit im Zimmer ihrer Patientin immer mehr als Einmischung in ihre Domäne und verbrachte immer mehr Zeit in dem Raum, den die Schwestern ‹Kaffeeklatschzimmer› nannten, ein Untersuchungszimmer für Unfallopfer und andere Notfälle, wohin sie sich zurückziehen konnten, um zu rauchen und sich zu unterhalten. Als ich eines Tages an der einen Spalt offenstehenden Tür dieses Zimmers vorbeiging, schnappte ich eine nicht ganz eindeutige Äußerung Mildreds auf: «. . . aber ich hab noch *nie* so einen Bruder erlebt.» Sie mußte mich gesehen haben, denn sie sagte nichts mehr. Kurz danach, am St. Valentinstag (14. Februar), brachte ich ihr eine große rote, herzförmige Schachtel mit Pralinen, und zum erstenmal seit Tagen zeigte sie eine freundliche Reaktion.

Kurz darauf wurde Mildreds Verhalten mir gegenüber allerdings wieder so unfreundlich, daß ich dachte, ich müsse die Sache, und sei es nur in Mary Lous Interesse, einmal mit ihr besprechen. Also lud ich sie auf eine Zigarette in das Kaffeeklatschzimmer ein. Ich fragte, ob sie mir etwas Bestimmtes vorzuwerfen habe. Sie antwortete vage und machte keine konkreten Angaben, bestätigte aber mein Gefühl, daß sie irgendeine Animosität gegen mich hegte. Nachdem ich ihr noch ein paar Fragen gestellt hatte, hob sie schließlich den Kopf, blickte an ihrem Nasenrücken entlang auf den Tisch hinunter und sagte ein bißchen indigniert: «Also, ich bin eine erfahrene Berufsschwester, und ich bin nicht an öffentliche Zurschaustellung gewöhnt.»

Ich bat sie noch einmal, doch endlich genau zu sagen, was sie störe. «Ich bin eben nicht an öffentliche Zurschaustellung gewöhnt», wiederholte sie. Ich erinnerte mich an ihren sadistischen Befehl, mir Mary Lous Wunde aus nächster Nähe anzusehen, und fragte sie, ob sie es mißbillige, daß ich morgens im Zimmer blieb, wenn sie mit Hattie May den Verband erneuerte. Sie blickte wieder an ihrem Nasenrücken hinunter und sagte mit Betonung: «Ja. Wie ich schon sagte, ich bin nicht an öffentliche Zurschaustellung gewöhnt.»

Da ich ihre Verrichtungen immer nur lobend und dankend erwähnt hatte, konnte ich lediglich vermuten, daß ihre Mißbilligung auf Prüderie beruhte. Als ich später mit Mary Lou allein war, berichtete ich ihr von meinem Gespräch mit Mildred und versuchte, über deren Zimperlichkeit zu scherzen, und Mary Lou brachte ebenfalls ein Lächeln zustande. Von nun an hörte ich auf, Mary Lou beim morgendlichen Kreuzworträtsel zu helfen, wenn die Krankenschwestern über ihr arbeiteten. Sie benutzte jetzt beide Hände, um die schützende Zeitung senkrecht zu halten, und tat so, als läse sie, wenn die beiden Schwestern den Verband wechselten. Das schien Mildred zu besänftigen, und die Atmosphäre entspannte sich.

Ungefähr zu dieser Zeit wurde Dr. William Burroughs, der Pfarrer von Mary Lous Kirche, ebenfalls als Patient ins Krankenhaus eingeliefert. Ich hatte Bill nicht gekannt, ehe er einer geheimnisvollen, nie vollständig diagnostizierten, auszehrenden Krankheit zum Opfer fiel, doch Beschreibungen von ihm, besonders eine Porträtzeichnung von Tom Lea, der ebenfalls zu seiner Gemeinde gehörte, hatten auf einen auffallend gutaussehenden Herrn mit einem starken und männlichen Gesicht schließen lassen. Ich begegnete ihm zum erstenmal an dem Abend, als er ins Krankenhaus kam, und sein Äußeres erschreckte mich. Die langen Monate der Krankheit hatten ihn furchtbar abmagern lassen und fast völlig bettlägerig gemacht.

Ein gefährlich infizierter Zahn sollte gezogen werden, und wegen seines kritischen Zustands mußte Bill ins Krankenhaus, damit ihm jede nur mögliche ärztliche Hilfe zur Verfügung stand, falls es bei der Extraktion zu Komplikationen kommen sollte.

Die Nachricht, daß Bill ins Krankenhaus eingeliefert worden war, beunruhigte Mary Lou natürlich. Er konnte nicht aufstehen, um sie – eine Etage höher – zu besuchen, aber er rief sie an, und die beiden plauderten ein bißchen. Als ich hinunterging, um ihn zu besuchen, traf ich ihn mit seiner Frau Mary, mit deren Bruder Ben Mason ich seit unserer ersten gemeinsamen Zeit auf der High School bis heute eng befreundet geblieben bin. Mary brachte es fertig, den Eindruck zu erwecken, als beunruhige Bills ernster Zustand sie überhaupt nicht, und fragte mich statt dessen ausführlich nach Mary Lou und wollte wissen, was sie für sie, für Pete und mich tun könne. Die bewundernswerte Frau von Mary Lous presbyterianischem Pfarrer fragte mich dann, ob sie mir nicht jeden Nachmittag eine kleine Thermosflasche mit Martinis – ins Krankenhaus – mitbringen solle. Ich dachte an die Empfindsamkeit unserer baptistischen Eltern, die Mary Lou gewöhnlich nachmittags besuchten, lächelte, gab ihr einen Kuß und sagte nein, lieber nicht.

In England ist die öffentliche Debatte über das Problem Euthanasie besonders seit 1936, als im Oberhaus das erste Euthanasie-Gesetz behandelt wurde, nicht mehr verstummt. Die Vorlage enthielt genaue Sicherheitsmaßnahmen gegen jede Art von Mißbrauch, aber die Angst, die sie selbst bei jenen hochgebildeten Männern hervorrief, genügte dem Haus, die Vorlage bei der zweiten Lesung mit 35 gegen 14 Stimmen abzulehnen.

Glanville Williams berichtet, daß 3272 Ärzte des Bundesstaates New York 1947 einen Euthanasie-Fragebogen beantworteten – 80 Prozent der Ärzte zustimmend. Anschließend taten sich 1776 Ärzte zu einem Komitee zur Legalisierung der freiwilligen Euthanasie im Bundesstaat New York zusammen.

Am 10. Mai 1950 berichtete *The New York Times*, die Medical Society des Staates New York sei trotzdem «unabänderlich gegen Euthanasie und gegen jedes Gesetz zur Legalisierung der Euthanasie». Im weiteren Verlauf dieses Jahres erklärte die World Medical

Association, die Euthanasie sei nicht nur gegen das öffentliche Interesse, sondern auch gegen die natürlichen Menschenrechte. *The New York Times* verlautbarte am 18. Oktober 1950, die Generalversammlung der World Medical Association habe einer Resolution zugestimmt, die allen nationalen Medizinergesellschaften empfehle, «die Ausübung der Euthanasie unter allen Umständen zu verurteilen».

1961 brachte England es fertig, sein Selbstmordgesetz ohne Gegenstimmen zu verabschieden. Nach diesem neuen Gesetz war es kein Verbrechen mehr, Selbstmord zu begehen oder zu versuchen. Es blieb allerdings – mit Gefängnis bis zu vierzehn Jahren – strafbar, «bei einem solchen Akt der Selbstvernichtung zu helfen, Vorschub zu leisten, zu beraten oder dabei zu vermitteln». Dasselbe galt für Selbstmordversuche.

Am 25. März 1969 brachte Lord Raglan seinen Gesetzentwurf zur freiwilligen Euthanasie zur zweiten Lesung ins britische Oberhaus ein. Lord Platt, 1957 bis 1962 Präsident des Royal College of Physicians, schreibt darüber in seiner Autobiographie: «Die Debatte dauerte etwa sechs Stunden, und das Haus lehnte den Entwurf bei der zweiten Lesung mit einundsechzig gegen vierzig Stimmen ab; doch da viele der Ablehnenden erklärten, sie seien nicht prinzipiell dagegen, sondern hielten das Gesetz nur in der gegenwärtigen Form für nicht gut, scheint es plausibel anzunehmen, daß nur fünfzig Prozent prinzipiell gegen Euthanasie waren, unter welchen Umständen sie auch erfolgen würde.

Das Thema war schon bei zwei vorangegangenen Gelegenheiten im Oberhaus diskutiert worden. 1936 wurde vom inzwischen verstorbenen Lord Ponsonby of Sulbrede ein Gesetzesentwurf eingebracht, der auf den inzwischen verstorbenen Lord Moynihan, Präsident des Royal College of Surgeons, zurückging, und leider kam er erst nach dessen Tod vor das Oberhaus. 1950 kam es noch einmal zu einer Debatte über das Thema, doch ohne Gesetzesvorlage. Schon auf den ersten Blick wird klar, daß das Konzept der Euthanasie seit mindestens dreiunddreißig Jahren Interesse und Zustimmung gewisser prominenter Mitglieder des Ärztestands genoß.»

Vor sehr kurzer Zeit, nämlich 1970, machte der Unterhausabgeordnete Dr. phil. Hugh Gray erfolglos den Versuch, einen Gesetzes-

32 Tage vor dem Ende – Aus dem Pflegeprotokoll:

> *3.45 Uhr Levo-Dromoran 2 mg gegen Schmerzen. 6 Uhr Dramamine 50 mg. Frühstück recht gut gegessen. Aufgestanden und herumgegangen. Ins Foyer, um Scrabble zu spielen. Mittagessen recht gut genommen. 13.15 Uhr Levo-Dromoran 2 mg gegen Schmerzen. Ein besserer Tag. 15.30 Uhr Im Aufenthaltsraum mit Besuchern Domino gespielt. Weiche Diät, ziemlich gut gegessen. 20.30 Uhr Levo-Dromoran 2 mg gegen Schmerzen. Recht gute 8 Stunden. 23 Uhr Schläft.*

entwurf zur Legalisierung der Euthanasie nach der Zehn-Minuten-Regel des Unterhauses einzubringen.

Im Januar 1971 veröffentlichte die British Medical Association die Broschüre *The Problem of Euthanasia*, in dem die Euthanasie scharf abgelehnt wurde. Das Komitee von zehn Ärzten, das die Broschüre zusammengestellt hatte, «konsultierte alle, die es für geeignet hielt, einschließlich einer Reihe von jüngeren Mitgliedern der Ärzteschaft und Laien- sowie Fachvertretern der Euthanasia Society». Die Londoner Voluntary Euthanasia Society verlor keine Zeit und widerlegte die BMA-Broschüre mit ihrer Schrift *Doctors and Euthanasia*. Über die allgemeinen Ziele der Euthanasiegesellschaft hieß es darin: «Sie verfolgt die Absicht, der Öffentlichkeit den Standpunkt plausibel zu machen, daß ein erwachsener Mensch, der unter einer schweren und unheilbaren Krankheit leidet, ein gesetzliches Recht auf einen schmerzlosen Gnadentod haben sollte, wenn – und nur wenn – das sein ausdrücklicher Wunsch ist. Sie will außerdem diesbezüglich Gesetzesentwürfe unterstützen ...»

Die Broschüre der Voluntary Euthanasia Society erklärt in der Einleitung: «Welche ‹Mißverständnisse› es in der Öffentlichkeit auch geben mag, sie wurden großenteils durch die Tatsachenverdrehungen von Gegnern hervorgerufen, die dem einzelnen Menschen die Entscheidungsfreiheit verweigern. Man bringt häufig Anschuldigungen vor, die Gesellschaft ziele darauf ab, ‹alte und behinderte Menschen, mißgestaltete Kinder und Geisteskranke loszuwerden›, aber diese Vorwürfe könnten niemals ernstlich von jemandem erhoben werden, der die Veröffentlichungen der Gesellschaft oder einen der im Parlament eingebrachten Gesetzesentwürfe zur freiwilligen Euthanasie gelesen hat.

Die größeren Fortschritte der Medizin, Naturwissenschaft, Chirurgie, Biologie und Geriatrie haben enorme medizinische und ethische Probleme geschaffen. Ein Arzt drückt das im *British Medical Journal* (August 1969) so aus: ‹Der Fortschritt der Medizin hält viele am Leben oder hindert sie vielmehr am Sterben, für die das Leben keinerlei Aussicht auf eine wertvolle Existenz bietet, und sehr zahlreiche Menschen haben ein Alter und einen Zustand erreicht, in denen ihre einzige Aussicht geistiges oder körperliches Leid heißt.› Es ist diese Aussicht und nicht etwa die Unvermeidlichkeit des Todes selbst, die berechtigte Angst hervorruft.

Immer mehr fordert man, daß über dieses lebenswichtige Thema neu und gründlich nachgedacht wird, aber wie der Herausgeber der 1970 von der London Medical Group veröffentlichten Schrift *Matters of Life and Death* sagt: ‹Die Zeit ist vorbei, da entweder der Ärztestand selbst oder die Kirche oder das Gesetz isoliert über diese Angelegenheiten entscheiden könnten.› Er betonte, es sei ‹erforderlich, daß die verschiedenen Disziplinen lernen, einander zuzuhören und dann die vorhandenen Einsichten abzuwägen und anzuwenden. Wenn der eine Berufsstand die Äußerungen der Vertreter des anderen unkritisch akzeptiert, ist das vielleicht schlimmer als nutzlos ...›

Diese Untersuchung wurde nicht objektiv durchgeführt. Das Komitee war an die Resolution gebunden, die 1969 von der repräsentativen Körperschaft der British Medical Association verabschiedet worden war: ‹Diese Versammlung bestätigt das Lindern von Schmerzen und die Erhaltung des Lebens als fundamentale Ziele des Arztberufes und unterstützt dadurch mit allen Kräften den Standpunkt des Beratungsausschusses über die Verurteilung der Euthanasie. Sie weist den Beratungsausschuß an, diesen Standpunkt überall bekanntzumachen.› Das Lindern von Schmerzen und die Erhaltung des Lebens sind sehr lobenswerte Ziele, werden jedoch nutzlos, wenn sie miteinander kollidieren, und genau dann wird die Euthanasie wichtig ...

Der Bericht weist darauf hin, worauf er schon zu Beginn hätte hinweisen müssen – daß sich nur solche Ärzte an der freiwilligen Euthanasie zu beteiligen brauchen, die damit einverstanden sind ...»

Unter der Überschrift «Friedlich sterben» erklärte die Broschüre der British Medical Association: «Die Allgemeinheit nimmt gewöhnlich an, das Sterben sei zwangsläufig ein schwieriger und qualvoller Vorgang. Man muß aber immer wieder auf die Tatsache hinweisen, daß die meisten Menschen friedlich sterben – wie auch immer die vorangegangene Krankheit ausgesehen haben mag. Im Gegensatz zu der allgemein verbreiteten Ansicht stirbt sogar die Mehrzahl der Krebspatienten friedlich. Seelische und körperliche Schmerzen muß man in den vorangehenden Stadien der tödlich verlaufenden Krankheiten lindern. Ein Teil der Emotionen hinter der Forderung nach Euthanasie beruht auf der Annahme, der Tod werde nur nach einer tödlichen Injektion friedlich und würdig sein.»

Darauf antwortete die Voluntary Euthanasia Society: «Es mag wohl sein, daß die Mehrzahl der Tode friedlich ist, aber niemand kann bestreiten, daß es sich bei der Minderheit *nicht* so verhält. Man kann auch nicht bestreiten, daß moderne Medikamente in manchen Fällen tödlicher, bösartiger Krankheiten die sinnlosen Qualen der sterbenden Patienten nicht verhindern können. Ein Arzt der B.M.A. räumte 5 Prozent ein, andere Fachleute bezifferten den betreffenden Prozentsatz auf 7 bis 13. Welche Angabe auch zutreffen mag, die Zahl ist viel zu groß und repräsentiert ein enormes Ausmaß körperlicher und seelischer Qualen. Unter diesen Umständen muß der Arzt zwischen der Erhaltung des Lebens und dem Erlösen von Schmerzen wählen. Beides kann er nicht. Wird das Leben des Patienten erhalten, leidet dieser; wird er von seinem Leiden erlöst, stirbt er. In einer solchen Situation sollten sicher die Wünsche des Patienten respektiert werden ...»

In dem Abschnitt «Erwartungen des sterbenden Patienten» erklärte die B.M.A.-Broschüre: «Wer Sterbende versorgt, hat die Erfahrung gemacht, daß Patienten selten darum bitten, zu sterben oder getötet zu werden. Viele von ihnen scheinen gar nicht zu begreifen, daß sie sterben, und selbst wenn sie das tun, begrüßen sie dessenungeachtet jede Verlängerung des Lebens, besonders wenn das mit Würde und ohne Beschwerden erreicht werden kann und wenn sie ihre Freunde sehen können. Sie müssen ihren Ärzten und Krankenschwestern vertrauen; sie rechnen gar nicht damit, Anweisungen über die Gestaltung ihrer letzten Tage zu geben, und wünschen noch weniger, den Zeitpunkt ihres Endes selbst zu bestimmen.»

Das kommentierte die Voluntary Euthanasia Society folgendermaßen: «Bei zwei 1964 und 1965 durchgeführten, miteinander kombinierten nationalen Meinungsumfragen, die bei einer Stichprobe von tausend praktischen Ärzten aus dem Medical Register durchgeführt wurden, bejahten 48,6 Prozent der antwortenden Ärzte die Frage: ‹Sind Sie jemals von einem sterbenden Patienten gebeten worden, ihn oder sie endgültig von den Schmerzen zu erlösen, die für unerträglich gehalten wurden?›»

Ärzten, die eine Beteiligung an aktiver oder passiver Euthanasie zugaben, stand die B.M.A. unerbittlich gegenüber: «Nach Meinung des Komitees beschränkt sich das, wenn es überhaupt geschieht, auf sehr wenige Ausnahmen und kann keinesfalls gutgeheißen werden. Die meisten Ärzte sehen keine Notwendigkeit für neue Gesetze, die sie bei der Ausübung ihrer normalen Pflicht gegenüber sterbenden Patienten schützen sollen.»

Zum eminent wichtigen Problem «Erlösung von Schmerzen» erklärte die B.M.A. bündig: «Es ist möglich, Opiate zu geben, um Schmerzen wochen- und monatelang zu lindern, ohne den Patienten zu töten. Neuere Medikamente vergrößern vielleicht den Sicherheitsspielraum, aber die sachverständige Anwendung älterer Heilmittel kann immer noch eine zufriedenstellende Behandlung gewährleisten. Moderne therapeutische Maßnahmen können für Schlaf und Schmerzfreiheit sorgen.»

Ich glaube, die Auszüge aus den Pflegeprotokollen über Mary Lou strafen diese Behauptung ausreichend Lügen, aber auch die Voluntary Euthanasia Society legt Widerspruch ein: «Unter Krebsopfern gehören schwere und dauernde Schmerzen häufig zu den auffälligsten Krankheitserscheinungen. Manchmal können sie durch wiederholte Anwendung von Narkotika und Sedativa in Toleranzgrenzen gehalten werden, aber oft auf Kosten qualvoller Übelkeit, Erbrechen und Verstopfung. Manchmal kommt es zu Persönlichkeitszersetzung und anderen unerfreulichen Nebenwirkungen. Außer den Schmerzen müssen viele Krebsopfer die seelische Qual ertragen, die mit der Anwesenheit eines fäulnis- und pilzerregenden Tumors verbunden ist; sie müssen langsam verhungern, weil sie kaum noch schlucken können; sie leiden unter Schmerzen beim häufigen Wasserlassen, unter Darmverschluß, unter dem Unvermögen, ihre Exkremente zurückzuhalten, unter Erstickungsanfällen und unter der

31 Tage vor dem Ende – Aus dem Pflegeprotokoll:

3.45 Uhr Levo-Dromoran gegen Schmerzen. Frühstück gut gegessen. Will nicht aufstehen. Deprimiert seit 10 Uhr. 1 Dramamine 50 mg intramuskulär gegen Übelkeit. Mittagessen gut genommen. 13.30 Uhr Levo-Dromoran 2 mg gegen Schmerzen. Weint. Assoziiert Schmerzen m. Essen. Erklärt, sie will aufhören zu essen, um ihr Ende zu beschleunigen. 14.30 Uhr ruhiger. Familie hier. 8 Stunden gut. 15 Uhr Heute Nachmittag sehr depressiv. Weint leicht. Abendessen – sehr wenig gegessen. 20 Uhr sehr deprimiert. 21 Uhr Tuinal-Kaps. zum Schlafen. 22.20 Uhr Levo-Dromoran 2 mg gegen Schmerzen. Schlechter Tag.

schrecklichen Enttäuschung, daß jeder Tag und jede Nacht ein ‹lebender Tod› ist, wie es der berühmte Arzt William Osler einmal nannte.

Der Report erklärt, bei Patienten, die an ‹schmerzhaften Krankheiten› stürben, müsse man vor allem ‹gewährleisten, daß Medikamente in schmerzlindernden Dosen verabreicht› würden. Medikamente sollen also Schmerzen und Qualen *lindern*, aber nicht vollkommen beseitigen. Vom Patienten wird erwartet, daß er ein gewisses Maß an Schmerzen und Qualen aushält und daß er sie auf unbestimmte Zeit aushält. Es wird tatsächlich von ihm erwartet und gefordert, daß er wochen- und monatelang ein Stadium körperlichen und seelischen Elends erträgt, von dem ihn ein früherer Tod erlösen würde.

Der Bericht gibt zu, daß ‹der Umfang, in dem die Schmerzen eines Leidenden gelindert werden können, je nach den gegebenen Umständen variiert›, und behauptet, daß ‹lange Perioden von medikamentös herbeigeführten Betäubungszuständen, die zu Abstumpfung und Bewußtseinsverlust führen, in manchen Fällen gerechtfertigt sein können› und daß ‹diese Perioden vielleicht von Perioden unterbrochen werden, in denen der Patient das Bewußtsein wiedererlangt und von Schmerzen und Qualen befreit ist›. Viele Menschen werden in einer solchen Möglichkeit kaum Beruhigung finden – ihnen kommt es vor, als stürben sie mehrmals hintereinander...» Die Gesellschaft zitiert einen praktischen Arzt, der anonym an die *Birmingham Post* schrieb: «Es kommt die Zeit, da der moribunde Patient eigentlich schon tot sein müßte, und man kann nicht sagen, wie er es fertigbringt, weiterzuleben, und man gibt nur ein bißchen mehr Morphium, als er an sich bekommen dürfte, und Gott sei Dank stirbt er dann. Das ist Anmaßung göttlicher Kräfte, aber wir tun es mit Demut und Liebe.»

Zur Frage «Tödliche Krankheiten» wird in der Broschüre der Voluntary Euthanasia Society erklärt: «Wenn man – wie der B.M.A.-Report – sagt: ‹Im Schlußstadium der Krankheit, das mit Betäubungsmitteln kontrolliert wird, ist keine Euthanasie mehr nötig, da die Pflege der Ärzte und Krankenschwestern den ruhigen und friedlichen Tod gewährleistet, den die Befürworter der Euthanasie wünschen» – dann gibt man zu, daß der Patient mit Recht so lange unter Drogen gesetzt wurde, bis er nichts mehr merkt, und das ist genau das, was wir beabsichtigen. Aber das ist nicht immer der Fall. Vor allem in Krankenhäusern schrecken manche Ärzte davor zurück, die immer größere Dosis zu verabreichen, die zur völligen Beseitigung der Schmerzen nötig ist, weil dadurch der Tod beschleunigt oder ‹der Patient getötet› werden kann. Infolgedessen verweigert man ihm diesen friedlichen Tod oder zögert ihn – häufiger – unangemessen lange hinaus.»

Über «Bestimmung des Todeszeitpunkts» schrieb die British Medical Association: «Es ist möglich, Herz und Lunge durch künstliche Beatmungsgeräte noch begrenzte Zeit am Leben zu halten, nachdem andere Systeme bereits gestorben sind. Das Abschalten des Atemgeräts unter diesen Umständen, nachdem der klinische Tod schon eingetreten ist, ist keine Euthanasie.»

Die Voluntary Euthanasia Society erwiderte darauf: «Es überrascht, daß es vom Komitee für notwendig erachtet wurde, das Abschalten der Maschine unter diesen Umständen zu rechtfertigen. In diesem hoffnungslosen Stadium gibt es wirklich keine vernünftige Alternative mehr.

Anlaß zur Sorge geben die immer wieder auftauchenden Berichte über bewußtlose Patienten, die Wochen oder Monate am Leben gehalten werden. Der Report erklärt, daß ‹die endgültige Entscheidung über den Tod eine klinische sein muß›, doch es scheint, man benötigt eher eine neue Definition des Todes.»

Die B.M.A. behandelte auch das Problem der «Geisteskrankheiten», drückt sich hier allerdings ziemlich dunkel aus: «Geisteskrankheiten können in jedem Alter zum Wunsch nach dem Tod führen. Ein Todeswunsch sollte immer Anlaß sein, Geisteskrankheiten wie Depressionen, Umnachtung oder Paranoia zu vermuten, die verbreitete Gründe für Selbstmord sein können. Geisteskrankheiten können ohne körperliche Erkrankung auftreten oder als Folge körperlicher Erkrankungen entstehen. Moderne Behandlungsmethoden gewährleisten, daß viele Patienten von Geisteskrankheiten genesen. Es wäre tragisch, wenn ein Todeswunsch, der in einem vorübergehenden Depressionsstadium ausgesprochen wird, zur Euthanasie führte. Man könnte sogar argumentieren, ein eventuell in Kraft tretendes Euthanasiegesetz müsse von jedem Euthanasiebewerber den Nachweis der unverminderten geistigen Zurechnungsfähigkeit insbesondere zum Zeitpunkt seines Todeswunsches verlangen.»

Darauf antwortete die Voluntary Euthanasia Society: «Wer den Wunsch erklärt, daß man unter bestimmten, sorgfältig definierten Umständen Euthanasie an ihm vornimmt, müßte diese Erklärung selbst unterschreiben und dann von zwei Zeugen unterschreiben lassen, die bestätigen, daß die volle Bedeutung des Wunsches verstanden wurde. Diese Zeugen dürften keinerlei Nutzen vom späteren Tod des Betreffenden haben. Die Erklärung könnte nicht vor Ablauf von dreißig Tagen nach Ausfertigung vollstreckt werden und müßte jederzeit widerrufen werden können. Die Euthanasie dürfte nur ausgeführt werden, wenn zwei Ärzte (einer davon mit beratendem Status) bescheinigten, daß der Patient unter einer unheilbaren Krankheit leidet...

Es ist nicht sehr schwierig, den geisteskranken Patienten zu erkennen, der seelische Depressionen hat, und niemand ist der Ansicht, ein Patient, der in diesem Zustand einen Todeswunsch äußert, sollte einer Euthanasie unterzogen werden. Hilfe dieser Art könnte nur unter den Bedingungen erteilt werden, wie sie das im April 1969 im Oberhaus eingebrachte Gesetz zur freiwilligen Euthanasie definiert. Der Patient muß an einer ‹schweren körperlichen Krankheit oder Schädigung [leiden], die in seinem Fall nach dem jeweiligen Wissensstand unheilbar ist und ihm schwere Qualen bereitet oder eine rationale Existenz unmöglich macht›.»

Unter der Überschrift «Die Alten» schnitt das B.M.A. die Frage an, ob man einem Menschen erlauben sollte, seinen Euthanasiewunsch schriftlich für einen späteren Zeitpunkt niederzulegen, an dem bestimmte Voraussetzungen eingetroffen sein würden. «Ältere Menschen», hieß es in der Broschüre, «können in verschiedenem

Grad geistig zurückbleiben, und die Öffentlichkeit bezeichnet sie gelegentlich als ‹senil› oder ‹altersschwach›. Ihre geistige Zurechnungsfähigkeit kann sich von einem Tag zum nächsten ändern und wird mit besonders großer Wahrscheinlichkeit durch toxische Krankheitskomplikationen vermindert. In solchen Perioden kann man nicht von ihnen erwarten, daß sie die Probleme der Euthanasie verstehen.»

Die Voluntary Euthanasia Society antwortete: «Aber weshalb sollte man annehmen, daß ein alter Mensch, der seinen Todeswunsch bei klarem Bewußtsein immer wieder geäußert hat, diesen Wunsch im Zustand größerer oder kleinerer geistiger Umnachtung widerruft? Die Vorschläge zur Legalisierung der freiwilligen Euthanasie sehen vor, daß eine diesbezügliche Erklärung mindestens dreißig Tage vorher unterschrieben und bezeugt werden muß, als der Unterschreibende ihre Bedeutung voll begriff. Und die Euthanasie könnte natürlich nur dann vorgenommen werden, wenn die Alternative nach Meinung eines behandelnden und eines beratenden Arztes aus schweren Qualen oder dem Unvermögen, eine rationale Existenz zu führen, bestünde.»

Über die Möglichkeit neuer Entdeckungen und Heilmethoden sagte die B.M.A.: «In der Medizin finden laufend Fortschritte statt, und Krankheiten, für die es in diesem Jahr keine Heilmittel gibt, können im nächsten vielleicht wirksam behandelt werden.»

«Das stimmt», räumte die Voluntary Euthanasia Society ein, «... aber welchen Trost bringt es dem sterbenden Patienten, der jetzt von seinen Leiden erlöst werden möchte? Es ist kein Argument, wenn man sagt, man solle den Leuten jetzt nicht helfen, da es *vielleicht* möglich ist, ihnen nächstes Jahr zu helfen – oder ein Jahrzehnt später.» An dieser Stelle können wir diese Worte von Lord Platt hinzufügen: «Baronin Serota zitierte [in der Oberhausdebatte] die Worte, die Lord Horder bei einer früheren Debatte geäußert hatte – der Unheilbare von heute sei der Heilbare von morgen. Meiner Meinung nach ist das eine recht naive Feststellung. Ich erinnere mich an einen Mann, der sich 1923 oder 1924 in den letzten Stadien des Diabetes befand; das Insulin kam gerade rechtzeitig, und er lebte bis 1968. Das ist ungefähr das, was Horder meinte. Aber sicher glaubt doch niemand von uns, daß ein Patient, der seit einem halben Jahr

30 Tage vor dem Ende – Aus dem Pflegeprotokoll:

2.30 Uhr Wiederholt Tuinal zum Schlafen. Ruhige Nacht. Frühstück recht gut gegessen, trank Milch. 8 Uhr Levo-Dromoran 2 mg gegen Schmerzen. Librium 0,1 mg. Mittagessen – nur wenige Bissen, nahm Milch. 14.45 Uhr Levo-Dromoran 2 mg gegen Schmerzen. 16 Uhr Aufgestanden, spielt Karten. 17.30 Uhr Wieder im Bett. Sehr lethargisch. Kann nicht essen. 18.30 Uhr Diät gut gegessen. 23 Uhr Levo-Dromoran gegen Schmerzen.
Die Bemerkung des Arztes: *Steht auf und benutzt Sessel. Oberer Teil der Wunde etwas offen.*

infolge eines Schlaganfalls total gelähmt und der Sprache nicht mehr mächtig ist, dessen Gehirn zum großen Teil gestört wurde, in voraussehbarer Zukunft oder jedenfalls in *seiner* voraussehbaren Zukunft plötzlich von irgendeiner Wunderdroge oder von der Transplantationschirurgie geheilt wird.»

Die B.M.A. mußte zum Thema «Medizinische Ausbildung» selbst Konzessionen machen. Die Broschüre erklärte: «Einige medizinische Fakultäten könnten kritisiert werden, weil sie zu wenig über verbreitete Krankheitszustände unterrichtet haben. Über die Geburt und ihre Risiken wird viel gelehrt, aber das, was man zutreffend als ‹perimortale Sterblichkeit› bezeichnet hat, scheint im Moment [1971] kaum vom Unterricht erfaßt zu werden. Wir glauben, daß die Probleme Tod und Euthanasie die Aufmerksamkeit von Professoren und Studenten genauso beschäftigen sollten wie die Probleme Geburt und Abtreibung.

Wo bei tödlich verlaufenden Krankheiten die Schmerzen nicht genügend gelindert werden konnten, kann das durchaus darauf zurückzuführen sein, daß die Ärzte in ihrer Ausbildung auf diesem Gebiet nicht genug unterrichtet wurden. Unterricht und Unterrichtsmethoden werden konstant erweitert, und es gibt Anzeichen, daß die Studenten heute mehr über die Versorgung Sterbender lernen wollen. Wir brauchen eher eine Verbesserung des Unterrichts und eine Änderung der Betonung und Einstellungen als eine Änderung der Gesetze. Eine Änderung der Gesetze würde eine Änderung der Einstellungen behindern.» Und dann: «Nach sorgfältiger Überlegung ist das Komitee überzeugt, daß kein Euthanasiegesetz adäquate Sicherheitsvorkehrungen gewährleisten könnte.»

Die Voluntary Euthanasia Society kommentierte diese Behauptung: «Gesetze, die Ärzten und Patienten die Möglichkeit zur freiwilligen Euthanasie verschafften, würden bestimmt zu weiterführenden Untersuchungen und Diskussionen anregen, aus denen sich wahrscheinlich neue Einstellungen entwickeln würden. So erklärten 35,8 Prozent der praktischen Ärzte, die an der bereits angeführten nationalen Meinungsumfrage teilgenommen hatten, sie wären bereit, Euthanasie vorzunehmen, wenn die gesetzliche Möglichkeit bestünde. Die Einstellungen der Mediziner sind nicht so starr, wie man behauptet. Im Laufe der Jahre fanden zum Beispiel bemerkenswerte Änderungen der Einstellungen zur Geburtenkontrolle und sogar zur Anwendung von Narkosemitteln statt.»

Das Komitee der British Medical Association bezeichnete adäquate Sicherheitsvorkehrungen als unmöglich. Die Voluntary Euthanasia Society erwiderte: «Entscheidungen sind nie unfehlbar, und es ist bemerkenswert, daß gerade Ärzte dieses Argument vorbringen, da ihre tägliche Arbeit dauernd auf Wahrscheinlichkeiten beruht. Das Argument scheint auf die tiefverwurzelte Annahme zurückzugehen, der Tod sei eine Art Erbfeind. Gibt es nicht auch Umstände, unter denen die Ausführung einer Euthanasieentscheidung ganz eindeutig zum Wohl des Patienten wäre? Die Antwort lautet selbstverständlich ja... Bei der Entscheidung, eine Euthanasie unter den Umständen vorzunehmen, unter denen die Euthanasia Society ihre Zulässigkeit befürwortet, würde die Wahrscheinlichkeit des Patientenwohls bei weitem die Wahrscheinlichkeit eines Irrtums überwiegen... Viele Ärzte teilen nicht die Ansicht des Komitees von der Unmöglichkeit adäquater Sicherheitsvorkehrungen. Bei der kombinierten nationalen Meinungsumfrage, von der wir weiter oben sprachen, waren die Ansichten ziemlich gleichgewichtig verteilt. ‹Wenn das Gesetz unter bestimmten Umständen die freiwillige Euthanasie erlaubte, könnte man dann Ihrer Meinung nach angemessene (möglichst einfache) Sicherheitsvorkehrungen entwikkeln?› Diese Frage beantworteten 44,3 Prozent der Einsender mit ja und 43,5 Prozent mit nein.»

«Wir sind einer Meinung mit dem Komitee», fährt die Voluntary Euthanasia Society fort, «daß ‹ein Euthanasiegesuch ohne jeden Zwang von einem Menschen gestellt werden müsse, der die Art seines Gesuches voll begreife›. Das ist genau das, was der Gesetzesentwurf vorschlug. Aber dann wird angedeutet, daß ein Mensch aus diesem oder jenem Grunde niemals imstande wäre, eine Entscheidung zu treffen, die nicht suspekt wäre. Die grundlegende Vorstellung scheint wohl, daß die Entscheidung eines Patienten fürs Weiterleben als gesund und vernünftig gilt, obgleich sie durchaus unvernünftig sein und beispielsweise auf einer zwanghaften und pathologischen Angst vor dem Tod beruhen könnte. Doch ganz abgesehen von den Gründen sollten die Wünsche des Patienten immer vorrangig berücksichtigt werden, und wenn er weiterleben will, wird das Problem Euthanasie gar nicht erst auftauchen. Will ein Patient aber sterben, warum sollte seine Entscheidung fragwürdig sein? Warum kann das Komitee nicht akzeptieren, daß sie durchaus verdienstvoll sein kann?»

Unter der letzten Überschrift «Ärzte- und Schwesternberuf» erklärte das Komitee der British Medical Association: «Das Vertrauen, das ein Patient seinen Ärzten und Krankenschwestern entgegenbringt, ist für ihn von größter Wichtigkeit. Diese Beziehung wäre gefährdet, wenn Ärzte und Schwestern auch noch die Pflicht haben könnten, sein Leben zu beenden.»

Die Voluntary Euthanasia Society erwiderte darauf, das Komitee habe «keinerlei Argumente» vorbringen können, die diese These stützten. «Bei einer Legalisierung der freiwilligen Euthanasie würde jedermann – Ärzte, Krankenschwestern und Patienten – wissen, daß entgegen den ausdrücklichen Wünschen des Patienten überhaupt nichts gemacht werden kann. Wie das Komitee weiß, fürchten sich viele Leute beim heutigen Stand der Dinge schrecklich davor, man könne ihr Leben mit Hilfe der modernen medizinischen Entwicklungen verlängern, ohne ihnen dabei das geringste Mitspracherecht einzuräumen.

Aus einer neueren dreiteiligen Fernsehserie über dieses Thema ging klar hervor, daß die Arzt–Patient-Beziehung viel zu wünschen übrig läßt. Wenn die Patienten wüßten, daß ihr Arzt sie bestimmt erlösen würde, falls sie langsam an einer unheilbaren Krankheit stürben und ihre Schmerzen unerträglich würden, könnten sie mit mehr Vertrauen und Hoffnung in die Zukunft blicken. Beim heutigen Stand der Gesetze müssen sie schwere Zweifel hegen, die vom B.M.A.-Report nicht aus dem Weg geräumt werden.

Das Komitee scheint Intelligenz und gesunden Menschenverstand der Öffentlichkeit zu unterschätzen. Es ist weit unwahrscheinlicher, daß man im Arzt den ‹Henker› fürchtet, als daß man in ihm den mitfühlenden Freund in der Not begrüßt, der barmherzig das Leben eines Menschen beenden wird, dem zwei Ärzte nach den Bedingungen des vorgeschlagenen Gesetzes eine schwere und nach dem heutigen Stand der Wissenschaft unheilbare Krankheit oder Behinderung bescheinigen, die ihm wahrscheinlich schwere Qualen bereiten oder ein vernünftiges Leben unmöglich machen werden.

Der freundliche und mitfühlende Arzt geht schon heute einen langen Weg: Patienten hätten mehr Achtung und Vertrauen, wenn man sie davon überzeugen könnte, daß ihr Arzt mehr auf ihre Wünsche eingeht. Das Komitee schreibt, als vertraue man den Ärzten immer und fürchte sie niemals: so ist es leider nicht. Wie jedermann weiß, fürchten Patienten sich so sehr davor, was die Ärzte mit ihnen machen werden, daß sie ihnen meist sehr spät von den ersten Symptomen eines wachsenden Krebses berichten. Es ist wohl absurd, wenn man annimmt, die Patienten würden den Arzt mehr fürchten, wenn sie mehr Kontrolle über ihn hätten und ihm nicht so uneingeschränkt ausgeliefert wären wie heute.

Niemand würde die Definition des Komitees über die Aufgaben der Medizin bestreiten – behandeln, heilen und Schmerzen lindern. Doch die einzige Absicht der Euthanasiebefürworter besteht darin, die Leiden derer zu lindern, die man weder behandeln noch heilen kann. Die Erklärung, ‹ein Gesetz, das Euthanasie erlaubt, könnte den beruflichen Aspekten der Arbeit schaden und sich indirekt auf den Berufsnachwuchs auswirken›, zeigt schlimmste professionelle Egozentrik. Müssen die Patienten vielleicht mit Gewalt weiterleiden, um den Medizinernachwuchs zu gewährleisten?»

Abschließend widerlegt die Broschüre der Voluntary Euthanasia Society einige aufs Geratewohl herausgegriffene Argumente der B.M.A. «Es gibt keinerlei Anhaltspunkte», erklärt die Gesellschaft, «für die Unterstellung, eine Legalisierung der freiwilligen Euthanasie könnte schließlich auch auf Kinder ausgedehnt werden. Kinder mit schweren körperlichen oder geistigen Schäden sind ein schreckliches Problem für Mediziner und Eltern. Aber dieses Problem existiert; es wird nicht von der Forderung nach freiwilliger Euthanasie für Erwachsene, die qualvoll und unerträglich lange sterben, hervor-

29 Tage vor dem Ende – Aus dem Pflegeprotokoll:

Gut geschlafen. 7.30 Uhr Levo-Dromoran 2 mg gegen Schmerzen. Frühstück recht gut gegessen. Kolostomie ausgesp. bis wieder klar. Gute Ergebnisse. Lethargisch, schläft. Heute vormittag immer wieder lange geschlafen. Mittagessen – kann nichts zu sich nehmen. Milch teilweise getrunken. 14.45 Uhr Scheint zu schlafen. Ruhiger Tag. 16 Uhr Bekam Blumen von Tante – weint. 16.30 Uhr Levo-Dromoran 2 mg zum Schlafen. Aß recht gut. Aufgestanden, spielt Karten. Scheint fröhlich. 22.45 Uhr Recht gute 8 Std. 23 Uhr Scheint zu schlafen.

gerufen und würde auch nicht durch eine diesbezügliche Gesetzgebung beeinflußt werden. Die Ärzte müssen sich diesem schwerwiegenden Problem schon heute stellen, und im Fernsehen hat einer von ihnen erklärt, wenn ‹Monstren› geboren würden, unternähme man keine Schritte, sie ‹zum Leben zu erwecken› ...

Das Komitee versucht, einem Menschen das ‹Recht zu sterben› zu verweigern, weil es angeblich mit dem entgegengesetzten Prinzip des ‹Rechts zu leben› kollidiert. In Wirklichkeit gibt es hier keinen Konflikt. Das Recht zu sterben ist logischerweise ein Teil des Rechts zu leben. Wenn man nicht das Recht hat, sein Leben zu beenden, dann ist das ‹Recht› zu leben nichts als ein Zwang. Da Selbstmord oder Selbstmordversuch kein Verbrechen ist, räumt das Gesetz dem Individuum das Recht ein, sein eigenes Leben zu beenden.

Doch im Grunde ist das Argument irrelevant. Die freiwillige Euthanasie wird in keiner Hinsicht dazu beitragen, das Recht auf Leben zu beseitigen. Auch wenn die Gefahr besteht, daß man uns beschuldigt, uns vor dem Problem zu drücken, müssen wir hier versuchen, folgende Frage zu beantworten: ‹Würde ein Mensch, dessen Selbstmordversuch erfolglos verlief, bei einer Änderung des Gesetzes die Ärzte und Krankenschwestern belangen können, die in sein neugewonnenes Grundrecht – das Recht zu sterben – eingegriffen hätten?›

Erstens würde sich die Legalisierung der freiwilligen Euthanasie hier nicht spezifisch auswirken. Die Gefahr einer gerichtlichen Verfolgung wäre nicht größer als beim heutigen Stand der Gesetze. Zweitens erklärt man uns, daß jemand, der beim heutigen Stand der Gesetze die Nachricht hinterläßt, er verübe Selbstmord und verbitte sich jeden Eingriff, alle Leute belangen könnte, die trotzdem eingriffen.

Das Komitee räumt ein, daß eine Minderheit der Menschen, die nach einem Selbstmordversuch gerettet werden, diese Rettung bedauert und einen zweiten Versuch unternimmt. Man könnte argumentieren, daß der in voller Absicht unternommene Versuch, sein Leben zu beenden, der von der feierlichen Erklärung begleitet wird, es handle sich um einen reiflich überlegten Akt, von den Ärzten akzeptiert werden sollte und daß der Mensch die volle Souveränität über das eigene Leben haben müßte ...

Aus durchsichtigen Motiven bringt das Komitee die Nazis ins Spiel, die, wie es erklärt, ‹Euthanasie› praktizierten, um ‹die Rasse zu verbessern›. Ging es den Nazis jemals um den sanften Tod eines Menschen, der unter einer qualvollen, unheilbaren Krankheit litt? Darum und nur darum dreht sich die ganze Euthanasiediskussion.

Auch wir sind der Ansicht, daß ‹Zivilisationen manchmal daran gemessen werden, wie sie die Armen, die Schwachen, die Alten und die Gebrechlichen behandeln›. Das Komitee weiß sehr wohl, daß wir dazu in unserer Schrift *A Plea for Voluntary Euthanasia* folgendes erklären: ‹Die Gesellschaft glaubt, daß die Sorge um die Alten, die Kranken und die Sterbenden zu den obersten Pflichten jeder menschlichen Gemeinschaft gehören sollte. Man sollte keine Mühen und Kosten scheuen, um für ihr körperliches Wohlbefinden und ihren Seelenfrieden zu sorgen.› Aber die Gesellschaft glaubt auch, daß die Menschen das Recht auf einen sanften, würdigen Tod haben sollten, wenn ihnen ein schmerzhafter, qualvoller, unendlich in die Länge gezogener Tod bevorsteht.

Der Standpunkt des Komitees, die ‹Euthanasie könne von der Ärzteschaft nicht akzeptiert werden›, wird von vielen Ärzten nicht unterstützt, und wie die Oberhausdebatte über Lord Raglans Gesetzesentwurf zeigte, ist die gebildete Öffentlichkeit hier geteilter Meinung.

Die Diskussion über dieses wichtige Thema wird weitergehen und sich ausweiten. Es ist sehr bedauerlich, daß das Komitee sich bereits seine abschließende Meinung gebildet hatte, bevor es die Aufgabe begann, und daß – um *Nature* (vom 29. Januar 1971) zu zitieren – die Komiteemitglieder ‹in ihren Vorschlägen, wie man darangehen könnte, ein echtes Problem zu bewältigen, so ängstlich und phantasielos waren›.»

Seit meiner Ankunft in El Paso war noch nicht viel Zeit vergangen, und als Mary Lou sich einigermaßen von ihrer letzten Operation erholt hatte, stellte sie mir eine Frage, die ihr offensichtlich sehr schwerfiel: «Wie lange kannst du bleiben?»

«Ich kann ...» begann ich und mußte dann eine Pause machen, um mir eine andere Formulierung als die zu überlegen, die mir gerade auf der Zunge lag, «ich kann so lange bleiben, wie du mich brauchst.» Die Aussicht auf einen schmerzlichen letzten Abschied und auf ein Lebewohl, das man ganz bewußt gestalten konnte, schien sie dann ein wenig zu beruhigen. Sie wußte zumindest, daß alle, die sie am meisten liebten, bei ihr bleiben würden, bis ihr Ende käme.

In den Unterhaltungen, die wir in jenen letzten Wochen führten, ließ alles, was Mary Lou mir sagte, darauf schließen, daß sie sich über ihren bevorstehenden Tod vollkommen klar war, aber so eindeutige Bezeichnungen wie *Tod* oder *Sterben* konnte sie niemals aussprechen, und auch über den Tod an sich wollte sie nie reden. Ein halbes Jahr vorher hatte sie mir im Garten ihres Hauses erzählt, sie habe keine Angst vor dem Tod und fürchte sich nur vor Schmerzen und Leiden.

Im Laufe eines der ersten Gespräche, die ich nach der letzten Operation mit ihrem Chirurgen führte, hatte ich es ihm mitgeteilt, und er hatte mir versichert, er werde alles in seiner Macht Stehende tun, um ihre Schmerzen mit Narkotika so sehr einzudämmen, wie es nur eben ging. «Natürlich wird sie dann süchtig», hatte er überflüssigerweise gesagt und dann hinzugefügt: «Aber unter diesen Umständen spielt das keine Rolle mehr.»

Mary Lou wußte, was ihr Tod für Pete bedeuten würde, doch seine unerschütterlich lächelnde Todesleugnung machte jede diesbezügliche Unterhaltung zwischen den beiden unmöglich. Eines Morgens erzählte sie mir jedoch, sie habe ihm gesagt, es sei ihr fester Wunsch, daß er wieder heirate. Wie gewöhnlich, berichtete sie, habe Pete mit irgendeinem Scherz von der Bemerkung abgelenkt.

Während sich Mary Lous letzte Tage immer langsamer dahinschleppten, zog Mildred sich mehr und mehr zurück. Eines Tages, sie hatte das Zimmer gerade nach einer an Mary Lou gerichteten Bemerkung, die man nur als impertinent bezeichnen konnte, verlassen, fragte Mary Lou mich: «Glaubst du, mein Fall langweilt Mildred allmählich?»

Wie die Voluntary Euthanasia Society der British Medical Association erklärte, sind viele Ärzte in der Tat anderer Ansicht als der B.M.A.-Ausschuß, der darauf beharrte, die Ärzteschaft könne die Euthanasie unter keinen Umständen akzeptieren. Diese Ärzte haben eine andere Einstellung zum Tod und zum Sterben als jene Kollegen, die den Tod abstrakt und symbolisch sehen, die ihn tatsächlich einfach als eine Art Erbfeind betrachten. Diese Kollegen könnten vielleicht von dem Arzt und Anatomen William Hunter lernen, der auf dem Sterbebett erklärte: «Wäre ich stark genug, um einen Füllhalter zu halten, dann würde ich aufschreiben, was für eine leichte und angenehme Sache das Sterben ist.»

Noch nicht einmal alle Ärzteverbände haben der Euthanasie gegenüber einen so unerbittlichen und kompromißlosen Standpunkt eingenommen. Um eine diesbezügliche, allerdings etwas groteske Ausnahme zu zitieren: 1913 verlautbarte die New York State Medical Association, Ärzte, die Patienten in den letzten Stadien des Krebses und der Tuberkulose behandelten, dürften bei diesen Kranken einen barmherzigen Tod herbeiführen.

Noch nicht einmal alle Ärzte, die angeblich gegen Euthanasie sind, sind so sehr dagegen, wie sie uns – oder sich selbst – glauben machen wollen. Sobald das Thema in England zur Sprache kommt, trifft man unter ihnen Dr. Cicely Saunders, die zu dem Anti-Euthanasie-Komitee der B.M.A. gehörte und die Londoner Spezialklinik St. Joseph's Hospice leitet. In dieser Klinik werden nur Patienten aufgenommen, die – ob sie es wissen oder nicht – bald sterben müssen. «In einem Stadium, in dem der Patient schon zu weit fort ist und nicht mehr zurückgeholt werden sollte», schreibt Dr. Saunders, «immer wieder aktiv und intensiv weiterzubehandeln, ist keine gute Medizin. *Es besteht ein Unterschied zwischen der Verlängerung des Lebens und dem, was man wirklich nur noch Verlängerung der Sterbens nennen kann* [Hervorhebung durch die Autorin]. Man beobachtet oft einen großen Lebensüberdruß bei jener Art von Schmerzen und Krankheit, wie sie Patienten wie zum Beispiel Sir William Osler zu uns bringen, der auf dem Sterbebett sagte: ‹Ich habe den

28 Tage vor dem Ende – Aus dem Pflegeprotokoll:

0.15 Uhr Levo-Dromoran gegen Schmerzen. 6 Uhr Levo-Dromoran gegen Schmerzen. 8 Uhr Kl. Menge erbrochen. Dramamine 50 mg. Frühstück gut gegessen. 9 Uhr wegen Übelkeit keine Medikamente gegeben. Kolostomie m. guten Ergebnissen ausgespült. 1 Std. aufgestanden. Mittagessen kaum gegessen. 13.30 Uhr Levo-Dromoran gegen Schmerzen. Teil-Bad und allg. Körperpflege. Ein besserer Tag. 14 Uhr Spielt Domino auf der Sonnenveranda. Diät gut gegessen. Sieht fern. Nachm.-Pflege. Fröhlich. 22.30 Uhr Levo-Dromoran 2 mg gegen Schmerzen. Ruhige 8 Std.

Fluß nun schon viel zu weit überquert, als daß ich noch einmal zurückkommen und alles noch mal durchmachen möchte.›»

Dieser Abschnitt zeigt, daß auch Dr. Saunders zu den vielen Ärzten gehört, die in Wirklichkeit die *passive* Euthanasie befürworten, wie sie von der britischen und amerikanischen Euthanasiegesellschaft definiert wird. Ob diese Mediziner den Vorgang nun Euthanasie nennen oder nicht, spielt dabei keine Rolle. Die stetig wachsende Zahl der Ärzte, die allmählich diesen Standpunkt erreicht haben, hat die Kluft zwischen den stillschweigenden und den aktiveren Befürwortern der Euthanasie erheblich verkleinert.

Der *Medical Record* vom 17. Mai 1939 druckte in vollem Wortlaut den erschütternden Abschiedsgruß an die Welt ab, in dem die Ärztin Charlotte Gilman zufällig die Ansichten der Ärzteminderheit zusammenfaßt, die eine Legalisierung der Euthanasie vertreten. Bevor sie am 17. August 1935 Selbstmord beging, schrieb Dr. Gilman: «Das menschliche Leben besteht aus gegenseitiger Hilfe. Kein Kummer oder Schmerz, kein Mißgeschick oder ‹gebrochenes Herz› ist eine Entschuldigung dafür, sein Leben zu beenden, wenn man noch irgendwie helfen kann. Wenn man aber nicht mehr nützlich sein kann, wenn man weiß, daß man bald sterben muß, ist es das einfachste Menschenrecht, an Stelle eines langsamen und schrecklichen einen schnellen und leichten Tod zu wählen. ... Im Glauben, der Gesellschaft zu helfen, indem ich zu einer großzügigeren Behandlung dieses Themas beitrage, habe ich Chloroform an Stelle von Krebs gewählt ...»

In seiner Autobiographie erklärt Lord Platt kurz und bündig: «... wenn ein Patient die Absicht zu erkennen gibt, sich durch eine Überdosis Drogen von einer unerträglichen tödlichen Krankheit zu befreien, würde ich persönlich ihn nicht daran hindern.»

Der bekannte amerikanische Arzt Dr. Walter Alvárez sagt: «Wir müssen zivilisierte, menschenfreundliche und denkende Leute dazu bringen, daß sie das Recht eines unheilbar Leidenden auf Erlösung von seinen Schmerzen anerkennen.» Dr. W. N. Hubbard, Dekan der medizinischen Fakultät der University of Michigan, erklärte vor einer Promotionsklasse junger Mediziner der Union University in Albany: «Der humane Arzt muß lernen, den Tod als einen unvermeidlichen Teil des Lebens zu begreifen und zu akzeptieren. Die Menschenwürde zur Zeit des Todes zu opfern oder den Vorgang des Sterbens zur Bürde für den Lebenden zu machen, liegt weder in der besten Tradition der Medizin noch wird es durch die humanistische Tradition gerechtfertigt. Der Arzt muß sich davor hüten, seine eigene Angst vor dem Tod als Verkörperung einer persönlichen Niederlage durch den uneingeschränkten Gebrauch von Wiederbelebungs-Systemen zu behandeln. [Es ist] Zeit, daß wir Sterblichkeitsziffern nicht mehr als Beweis für die bessere Volksgesundheit betrachten, sondern beginnen, der Natur der Sterblichkeit, die in unserer Gesellschaft existiert, voll ins Auge zu sehen. Immer schneller nähern wir uns dem Augenblick, da der Arzt die pathogenen Elemente der Patientenpsyche genauso herausfinden und bekämpfen muß wie in früheren Zeiten die ansteckenden Pathogene.»

Der schwedische Psychologe Ulf von Euler, der 1971 den Nobelpreis für Medizin erhielt, hat die Hoffnung ausgedrückt, die Menschheit werde eines Tages eine befriedigende Lösung für das Problem Euthanasie finden. Auf einem Kongreß in St. Paul, Minnesota, stellte Professor von Euler die Frage: «Sollte man einem Patienten, der diesen Wunsch und diese Bitte klar und unmißverständlich äußert, dieses Recht verweigern?» In diesem Zusammenhang verwies Euler auf den ungewöhnlichen Vorschlag des dänischen Philosophen H. C. Seirup, «Selbstmordkliniken» zu gründen. Euler sagte: «Es wäre falsch, diese Äußerung der menschlichen Vernunft nur deshalb mit Verachtung zu strafen, weil man sie vielleicht schockierend findet...» Er erklärte weiter, seiner Meinung nach müsse jeder Mensch das Recht haben, zu Haus im Kreise nahestehender Personen zu sterben, und niemand dürfe ihm das Recht auf einen würdigen Tod verweigern.

Als die Vereinten Nationen kurz nach ihrer Gründung ihre Erklärung der Menschenrechte veröffentlichten, legte eine imponierende Reihe einiger der größten Geister der USA und Englands eine Petition vor, die mit folgenden Worten schloß: «Da dieses Recht also nicht nur mit den Rechten und Freiheiten in Einklang steht, die in der Erklärung der Menschenrechte verkündet werden, sondern auch wesentliche Voraussetzung für deren Verwirklichung ist, fordern wir die Vereinten Nationen hiermit auf, das Recht unheilbar Kranker auf Euthanasie zu proklamieren ...» Mit vielen anderen hervorragenden Kollegen hatte auch Sigmund Freuds großer Schüler und Biograph Ernest Jones, Doktor der Medizin, Mitglied des Royal College of Physicians, Inhaber des «Diploma of Public Health» und damals Präsident der Internationalen Psychoanalytischen Gesellschaft, die Petition unterschrieben.

Eliot T. O. Slater, ein anderer bekannter britischer Arzt, Mitglied des «Order of the British Empire», Doktor der Medizin, Mitglied des Royal College of Physicians und Inhaber des «Diploma of Public Health», veröffentlichte 1971 eine Abhandlung mit dem unmißverständlichen Titel *Plädoyer für die freiwillige Euthanasie* (*The Case for Voluntary Euthanasia*), die an dieser Stelle eine ausführliche Zitierung verdient. «In Anbetracht dessen, daß wir alle eines Tages sterben müssen», begann er, «ist es überraschend, daß wir uns nicht stärker bemühen, einen Zeitpunkt zu wählen, der uns selbst paßt, statt eine so wichtige Sache dem Zufall, der erschöpften Natur oder der Entscheidung anderer zu überlassen. Die Lebenden werden durch eine gewisse Trägheit dazu veranlaßt, den Lebensprozeß in Gang zu halten, bis die Schwierigkeiten unüberwindlich werden. Ärzte wissen, daß die meisten Patienten vor dem Tod zurückschrekken und lieber morgen als heute sterben wollen, wie beschwerlich ihr Leben auch sein mag. Der Respekt der Ärzte vor diesem primitiven Trieb ist so groß, daß die daraus ein ethisches Prinzip gemacht haben.»

Zur kompromißlosen Verurteilung der Euthanasie durch die Vertreterversammlung der British Medical Association 1969 zitiert Dr. Slater die Bekräftigung der «grundlegenden Ziele des Medizinerberufes als Linderung des Leids und Erhaltung des Lebens» und kommentiert diese Grundsätze der B.M.A.: «Die Erhaltung des Lebens ist in der Tat offiziell zu einem Kardinalprinzip gemacht worden, obgleich es bestimmt eine beträchtliche Zahl von Ärzten gibt, die es nicht uneingeschränkt unterschreiben würden, und obgleich dieses Prinzip beim heutigen Stand der Medizin so viele Schwierigkeiten verursacht hat.

Die Verhütung von Leiden ist ein verschwommeneres Ziel, und es läßt sich nicht immer erkennen, inwieweit man dabei Erfolg hat. Das Einfachste ist also, das Leben um jeden Preis in Gang zu halten und dann alles zu tun, was man tun kann, um die daraus folgenden Leiden zu lindern. Infolgedessen kommt es zu außerordentlich vielen qualvollen Toden. Hausärzte und andere erfahrene Ärzte schätzen, daß es in 5 bis 15 Prozent aller Sterbefälle zu schweren oder langen Qualen und Leiden kommt. Es ist möglich, Schmerzen unter sehr schmerzvollen Bedingungen unter Kontrolle zu halten, doch nur durch genaueste und unaufhörliche Aufmerksamkeit; die Injektionen beispielsweise müssen in sehr kurzen Abständen wiederholt werden. Die Arbeitspraxis der Krankenhäuser sieht im allgemeinen mit Ausnahme der Spezialstationen anders aus, und zu Haus ist so etwas nur selten möglich. Aber es gibt andere Beschwerden als Schmerzen, und es ist weit schwieriger, Übelkeit, Atembeschwerden und das Gefühl, erbärmlich krank und schwach zu sein, zu beheben...

Wo immer sie können, vermeiden es die Ärzte, mit ihren Patienten über deren Lebenserwartung oder über den Tod in irgendeiner persönlichen Hinsicht zu sprechen. Das Thema unterliegt einer Art Tabu. Patienten spüren das so sehr, daß sie selbst dann noch unmöglich finden, ihren Arzt zu fragen, ob sich die Sache wirklich so verhält oder nicht, wenn sie sich endlich darüber klarwerden, sie könnten vielleicht sterben. Gibt man ihnen die Möglichkeit, darüber zu reden, werden sie sie dankbar und erleichtert nutzen. Ärzte entdekken dann zu ihrer Überraschung, daß es besonders unter alten Menschen viele Patienten gibt, in denen sich der Lebensdrang selbst ausgebrannt hat und die froh wären, wenn sie stürben...

Auf die Frage, was er von der Euthanasie halte, antwortete der Erzbischof von Canterbury, Dr. Ramsey: ‹Wir benötigen mehr christliche Forschungsarbeit über dieses Thema. Ich würde sagen, wenn ein Patient qualvoll und ohne Möglichkeit, das Leben oder das Glück oder sinnvolle Dinge fortzusetzen, dahinsiecht, braucht der

26 Tage vor dem Ende – Aus dem Pflegeprotokoll:

3.30 Uhr Wiederholt Tuinal zum Schlafen. 4.30 Uhr Levo-Dromoran 2 mg gegen Schmerzen. Schlief in Abständen. Frühstück recht gut gegessen. Flüssigkeiten kaum genommen. Kolostomie ausgespült. Mäß. Menge weicher, blaßgelber Stuhl. 12 Uhr Seit 10 Uhr wässriger, schmutzig-weißer Stuhl, mäß.-große Menge. Büro des Arztes benachrichtigt. Mittagessen kaum angerührt. Im Bett gewaschen. 14 Uhr Dr. kommt vorbei. 1 Teelöffel Paregoric wie verschrieben. 14.15 Uhr Levo-Dromoran gegen Schmerzen. Haar gewaschen. Recht gute 8 Stunden. 15 Uhr Haar gewickelt und getrocknet. 16 Uhr Dramamine 50 mg. Diät recht gut gegessen. Spielt Karten. Haar gekämmt, Kolostomie gesäubert. 22.30 Uhr Levo-Dromoran 2 mg gegen Schmerzen. Saß heute nachm. im Sessel. Recht gute 8 Std. 23 Uhr Klagt über Jucken am Bauch.

Arzt ihn nicht weiter am Leben zu halten› (*The Times*, 3. Mai 1971).

Das Prinzip von der Erhaltung des Lebens kann Dimensionen annehmen, die eindeutig absurd sind. Dazu lassen sich viele Beispiele denken, von denen hier nur eins geschildert werden soll. Ein junger Mann, der bei einem Autounfall eine schwere Kopfverletzung davongetragen hat, wird bewußtlos ins Krankenhaus gebracht und bleibt bewußtlos, stirbt allerdings nicht, weil sein Herz durch elektrische Geräte in Bewegung gehalten wird und weil er künstliche Atmung bekommt. Das Gehirn ist sofort so stark getroffen worden, daß man nicht genau sagen kann, wieviel Gewebe zerstört ist und wieviel nur vorübergehend, also mit der Möglichkeit einer späteren Heilung, nicht mehr funktioniert. Je größer der Gewebezerfall, desto länger wird die Bewußtlosigkeit wahrscheinlich dauern; und von der Dauer der Bewußtlosigkeit kann man wiederum Rückschlüsse auf den Grad der zu erwartenden Heilung ziehen. Genauere Informationen läßt die elektrische Gehirntätigkeit zu, die vom Elektroenzephalographen in Wellenform gemessen wird. Auch nach wochenlanger Bewußtlosigkeit ist es noch möglich, daß sich ein Mensch erholt und nach monatelanger Rekonvaleszenz wieder ein ziemlich normales Leben führen kann, obwohl einige Persönlichkeitsveränderungen stattgefunden haben werden. Dauert die Bewußtlosigkeit länger und länger, verringert sich die Chance einer sinnvollen Genesung. Auch wenn man die elektrischen Herzimpulse und die künstliche Beatmung abstellen kann, wird der Zustand vegetativ. Das Herz schlägt; die Brust atmet; Blase und Darm leeren sich von Zeit zu Zeit automatisch; die sorgfältig in den Mund gelöffelte Nahrung ruft den Schluckreflex hervor. Aber der Patient befindet sich in einem Tiefschlaf, aus dem er nicht geweckt werden kann; große Gebiete des Gehirns, von denen das Bewußtsein abhängt, sind für immer dahin. Es ist unsere Praxis, Patienten in diesem Zustand so lange am Leben zu halten, wie wir können, fünf Jahre, sechs Jahre und mehr, jahrelang nachdem auch die letzte Hoffnung auf eine eventuelle spätere Wiedererlangung des Bewußtseins geschwunden ist. Kein Mensch ist der Meinung, daß die Klinik dem Bewußtlosen irgendeinen Dienst erweist, denn für ihn haben sowohl das Leben als auch der Tod aufgehört zu existieren. Kein Mensch könnte behaupten, daß man der Familie irgendeinen Dienst erweist. Die Verwandten und besonders die Eltern werden, so unvernünftig es auch sein mag, immer weiter hoffen, in einem so erbarmungswürdigen Zustand, daß es als Erlösung empfunden wird, wenn endlich doch der Tod kommt. Am wenigsten von allen hat man der Gesellschaft allgemein einen Dienst erwiesen. Die Bürde, die auf den Mitmenschen liegt, ist ziemlich schwer. Die Pflege eines solchen bewußtlosen Patienten nimmt einen erheblichen Teil der Krankenhaushilfsmittel in Anspruch, und deshalb muß anderen Patienten medizinische Hilfe versagt werden, oder man kann sie erst später behandeln. Soviel Pflege und Hingabe verschwendet man nur deshalb so sinnlos, weil man glaubt, jeder andere Weg wäre moralisch nicht zu rechtfertigen. Der Funken des Lebens braucht dauernde Unterstützung: Überwachen der vegetativen Funktionen, Antibiotika, spezielle Ernährung, Waschen, Körperpflege, Schutz usw. Ohne diese Unterstützung erlischt er sofort. Ohne diese Unterstützung tötet man ihn also, und für diejenigen, die sich der Erhaltung des Lebens verschrieben haben, ist Töten undenkbar...

Alte Menschen klammern sich sehr an das Leben und haben häufig auch an einer bemitleidenswert beschränkten Existenz noch Freude und Interesse. Doch wie alle Ärzte wissen, die auf geriatrischen Stationen arbeiten, wird etwa jeder fünfte dieser Patienten erklären, sobald man ihn fragt oder ihm auch nur zuhört, daß er sehr gerne schon tot wäre und alles hinter sich hätte, wenn nur die Möglichkeit bestünde...

Experten haben geschätzt, daß etwa jeder vierzigste Mensch im Alter von achtzig Jahren mit beginnender Senilität rechnen muß. Dieses schreckliche Leiden ist entwürdigend und tötet nur ganz langsam. Noch vor rund dreißig Jahren, vor der Entdeckung der Antibiotika, starb der senile Patient meist sehr schnell, da er wegen seiner geringen Widerstandskraft sehr anfällig gegen Ansteckungen war, die in diesem geschwächten Zustand tödlich verliefen. Die Lungenentzündung war ‹des alten Menschen Freund› und pustete sein Leben in wenigen Tagen hinweg, wenn sie erst einmal da war. Heute sind unsere Medikamente so gut, daß der ‹Freund des alten Menschen› abgewiesen wird, wenn er an die Tür klopft. In einer gutgeführten Krankenhausstation vor Unfällen und allen möglichen Ursachen eines schnellen Todes geschützt, lebt der senile Patient in einem Zustand weiter, in dem alle geistigen Funktionen langsam absterben: Gedächtnis, Intelligenz, Interesse, Begriffsvermögen und Urteilskraft, Liebe und Zuneigung, sogar das Bewußtsein, wo er sich befindet, und die Erinnerung daran, wer er eigentlich ist. Schließlich erreicht er das Stadium der Verblödung. Der verkümmerte Patient sitzt im Bett, blickt stumpf vor sich hin, zupft mit den Fingern am Laken, reagiert nicht, wenn man ihn anspricht, nimmt die Ärzte, die Krankenschwestern, die Besucher, die Familie nicht mehr wahr, läßt sich passiv die Nahrung verabreichen, läßt sich säubern und hygienisch versorgen. Jede Infektion könnte auf einer solchen Station wie der Schwarze Tod wüten, und deshalb sind besondere Vorsichtsmaßnahmen und der ungehinderte Gebrauch von Antibiotika nötig; aber mit ihrer Hilfe siechen die hilflosen Körper nur noch ein, zwei und mehr Jahre länger dahin. Die ausgezeichneten Ärzte und hingebungsvollen Krankenschwestern (es sind immer zuwenig für die Anstrengungen, die diese Arbeit erfordert) werden sagen, das alles sei richtig und es handle sich nicht um ein würdeloses Ende. Aber es gibt sicher nur wenige, die sich nicht selbst davor fürchten würden ...

Seit der Verabschiedung des Selbstmordgesetzes von 1961 gilt Selbstmord hierzulande nicht mehr als Vergehen, das gesetzlich verfolgt werden kann. Eine alte und hartnäckige medizinische Tradition besagt jedoch, er sei unnormal, gewöhnlich die Tat eines geisteskranken Menschen, sogar erster augenscheinlicher Beweis für eine vorhandene Geisteskrankheit. Ärzte halten es für ihre Pflicht, einen Selbstmord jederzeit vor Eintreten des Todes ungeschehen zu machen, und wenn es auch bereits zu spät ist; und dem Betreffenden dann, wenn er erst einmal wieder lebt, dabei zu helfen, seine Probleme auf andere Weise zu bewältigen. Wer eine derartige wohlgemeinte Rettung unterbinden will, tut gut daran, diese Absicht in schriftlicher Form feierlich niederzulegen und allen Leuten formell zu verbieten, sie zu durchkreuzen oder ihn anzurühren, solange er noch am Leben ist.

Ich weiß nicht, ob das jemals getan wurde. Es scheint aber gesetzlich zulässig und könnte eine akzeptierte Praxis werden. Aber auch in diesem Fall würde es das Problem nur teilweise lösen. Schwerkranke und ans Bett gefesselte Patienten sind hoffnungslos in den Händen anderer und können nicht leicht an Mittel zum Selbstmord herankommen. Denen, die Selbstmord verüben wollen, könnte vielleicht ein Zusatzartikel zum Selbstmordgesetz helfen, das den zugelassenen praktischen Arzt, der seine Pflicht guten Glaubens ausführt, von dem allgemeinen Verbot der Beihilfe und Vorschubleistung zum Selbstmord befreit. Ein Arzt, der sich niemals als ‹Henker› betrachten würde, fände es vielleicht leichter, die Mittel zum Selbstmord in Reichweite des Patienten zu legen, wenn das Gesetz es erlaubte, damit der Kranke sie aus eigenem Antrieb benutzen könnte. Der Arzt braucht ihn dabei weder zu ermutigen noch zu hindern.

Ungelöst wäre dann immer noch der Fall der Kranken, die begriffen haben, was mit ihnen geschehen ist, wenn sie ein Stadium der Altersschwäche erreichen, in dem keine Willensakte mehr möglich sind. Ihr Zustand würde eine Gesetzesänderung erfordern, um eine vorher getroffene Willenserklärung wirksam machen zu können. Sie müßten also vorher erklären, daß man ihnen in einem solchen Zustand erlauben sollte, so schnell wie möglich zu sterben. Das war der wesentliche Inhalt eines 1969 von Lord Raglan im Oberhaus eingebrachten Euthanasie-Gesetzesvorschlages, der, wenn auch gegen den Widerstand einer beträchtlichen Minderheit, abgelehnt wurde.

Der gegenwärtige gesetzliche und praktische Zustand ist offenkundig absurd. Auf lange Sicht wird es dem menschlichen Trachten nach Glück gelingen, die Schmerzen und Qualen eines unheilbaren Leidens oder Gebrechens zu umgehen. Irgendwann wird das Bedürfnis des Menschen nach Freiheit und Selbstentscheidung ge-

25 Tage vor dem Ende – Aus dem Pflegeprotokoll:

2.30 Uhr Levo-Dromoran 2 mg gegen Schmerzen. In Abständen geschlafen. Frühstück gut gegessen. Kolostomie ausgesp. bis sauber. Viel weicher Stuhl herausgekommen. Mittagessen schlecht gegessen. Bad und allg. Körperpflege. Ein ruhiger Tag. Diät recht gut gegessen. 18 Uhr 1 Teel. Paregoric wie verordnet. 19 Uhr Levo-Dromoran 2 mg gegen Schmerzen. Bruder liest ihr vor. 22.05 Uhr Ruhige 8 Std. 23.30 Uhr Schläft.

gen die Kräfte siegen, die ihn in der Sklaverei einer Verurteilung zum Leben ohne Aussicht auf Begnadigung oder Entlassung halten.»

Auf der amerikanischen Seite des Atlantiks sprach Dr. Roland Stevens ein halbes Jahr vor Erscheinen der Schrift Dr. Slaters bei der Gründungsversammlung der Niederlassung des Euthanasia Educational Fund in Rochester, New York, über den Standpunkt des Arztes. Er beendete seine Rede mit folgenden Bemerkungen:

«Auch in Sachen Euthanasie muß die Gesellschaft ihre Rolle spielen. Sie muß überzeugend darlegen, daß ihre Ärzte nicht nur erfahrene Techniker, sondern auch Menschenfreunde sein sollen. Sie muß von ihrer unvernünftigen und unrealistischen Forderung abgehen, daß ein Arzt gesetzlich zur Unfehlbarkeit seiner Heilungsbemühungen verpflichtet ist. Zahllose Ärzte verlängern heute das Leben bis zum letzten erbarmungswürdigen Keuchen, weil sie glauben, sie könnten wegen Unterlassung der ärztlichen Hilfeleistungspflicht belangt werden, sich den Zorn der Familie zuziehen oder ihrem Ruf als fähige Mediziner schaden, wenn sie es unterließen.

Wir müssen das Sterben und den Tod studieren. Wenn wir unsere folgenschwere Macht zum Wohl des Patienten ausüben wollen, müssen wir zuerst vor allem Lotsen unserer eigenen Seelen sein – wir müssen in Frieden und ohne Furcht an die Stunde unseres eigenen Ablebens denken können. Wenn der Tod ein leidvolles und bedeutungslos gewordenes Leben beendet, ist er der größte Segen des Menschen. Die Verlängerung des Leidens ist keine barmherzige Tat. Es liegt oft in unserer Macht, im Leben unserer Patienten und Freunde über das Ende des noch Erträglichen zu entscheiden. Wir sollten Mut haben, Barmherzigkeit zu üben und zu predigen.»

Ich glaube, nach Mary Lou liebte Pete seine beiden Hunde am meisten: den alten Jagdhund Chewie und einen sehnigen, schönen

Labrador-Apportierhund namens Solo, der ihn und Mary Lou auf zahlreichen Jagd- und Angelreisen überall im westlichen Teil der Vereinigten Staaten und in Mexiko begleitet hatte. Wenn man zuschaute, wie Pete mit diesen beiden treuen Tieren arbeitete, wie er sie Dressurübungen absolvieren ließ und mit ihnen das ganze beeindruckende Jagdrepertoire durchging, wußte man, welche Liebe und welchen Stolz er für die Kinder gezeigt hätte, die er und Mary Lou niemals bekamen. Auch Mary Lou liebte die Hunde, aber für Pete bedeuteten sie mehr als für sie.

Mary Lous Krankenzimmer im sechsten Stock ging nach Westen, und wenn der Kopfteil ihres Bettes hochgestellt war, konnte sie eine weite, offene Landschaft überblicken, die über das College hinweg bis nach Mexiko reichte. Nachdem Pete sich vergewissert hatte, in welcher Entfernung vom Krankenhaus Mary Lou ihn richtig sehen konnte, nahm er die beiden Hunde mit auf das freie Land und ließ sie Mary Lou zum letztenmal ihre Übungen vorführen. Wie immer bei den vielen Gelegenheiten, bei denen die Worte *zum letztenmal* schwer in der Luft hingen, vergoß sie keine Träne; sie schaute mit unbewegten Gesicht zu, blieb aber völlig stumm, als könnten Worte sie vernichten, und ihre Augen wirkten irgendwie größer als sonst.

Wenn von Euthanasie die Rede ist, denkt man bei den in Frage kommenden Krankheiten gewöhnlich zuerst an Krebs, doch der unaussprechliche Schrecken, den so viele Krebsfälle mit sich bringen, sollte uns nicht die anderen schmerzhaften und unheilbaren Leiden vergessen lassen – zum Beispiel chronische Arthritis, Arteriosklerose und Schlaganfall. 1962 schrieb Dr. Leonard Colebrook, damals Vorsitzender der englischen Euthanasiegesellschaft: «Die Erkrankungen des Nervensystems führen ebenfalls nur zu häufig zu Lähmung und Verlust des Gehvermögens; zu schwersten Kopfschmerzen; zur Erblindung; zur bemitleidenswerten Unfähigkeit, den Ausscheidungsvorgang zu steuern; zu Entzündungen durch dauernde Bettlägerigkeit. Zu diesen Beschwerden kommen oft noch qualvolle geistige Störungen hinzu.

Auch die chronische Bronchitis mit ihren fast pausenlosen Hustenanfällen und immer schlimmeren Atembeschwerden kann ihre eigenen Schrecken haben, die in den letzten Stadien kaum durch medizinische Behandlung gelindert werden können.

Alle diese und viele andere bittere Krankheiten, die den Weg zum Tod säumen können, werden häufig mit großem Mut und großer Geduld ertragen – auch wenn Einsamkeit oder Armut – ober beide – die Last noch vervielfachen. (Man sollte bedenken, daß nur rund die Hälfte der Sterbenden in Krankenhäusern gepflegt und behandelt wird.) Der Fortschritt der Medizin hat im vergangenen Jahrhundert viel dazu beigetragen, die Schmerzen zu lindern, doch wenn man ehrlich sein will, muß man zugeben, daß der Prozeß des Sterbens immer noch sehr oft eine häßliche Angelegenheit ist.»

Der amerikanische Psychoanalytiker Gardner Murphy beobachtet: «Was das Alter betrifft, in dem man nach allgemeiner Auffassung den Tod am wenigsten fürchtet, ist es interessant, daß viele Menschen die Grenze von siebzig Jahren nennen, vielleicht weil die Angst vor Einsamkeit und Nutzlosigkeit schlimmer sein kann als die Angst vor dem Tod.»

Nur wenige Persönlichkeiten der Geschichte erlitten einen schrecklicheren Tod als Jonathan Swift. Heute wissen wir, daß der Verfasser von *Gullivers Reisen* wahrscheinlich die Ménière-Krankheit hatte, die die Bogengänge im inneren Ohr angreift, Drehschwindel, Übelkeit und Erbrechen und, so auch bei Swift, noch viel, viel mehr hervorruft. Er brauchte nicht weniger als acht Jahre, um sterben zu können, während «sein Gehirn verfaulte», um mit Joseph Fletcher zu sprechen. Solange er noch sehen konnte, las er an seinen Geburtstagen aus dem dritten Kapitel des Buchs Hiob: «Und Hiob sprach: Der Tag müsse verloren sein, darinnen ich geboren bin, und die Nacht, da man sprach: Es ist ein Männlein empfangen.» Die Schmerzen in Swifts Auge wurden so unerträglich, daß fünf Männer nötig waren, um ihn festzuhalten und zu hindern, es sich selbst herauszureißen. In den letzten drei Jahren vor seinem Tod saß er einfach da und sabberte. Die Menschen in seiner Nähe mußten dafür sorgen, daß sich kein Messer in seiner Reichweite befand. Als endlich der erlösende Tod nahte, dauerten die letzten Krämpfe und Konvulsionen volle drei Tage und Nächte.

Die Fallgeschichten Sterbender, denen der Tod durch ständige Beschwerden und nicht zu lindernde Schmerzen zur Folter gemacht wurde, sind kaum noch mit Zahlen zu messen. Dr. Colebrook faßte einmal kurz die Fälle zusammen, die er aus der eigenen Praxis kannte und von denen ihm beteiligte Kollegen berichtet hatten. Ähnliche Beispiele ließen sich in den Karteien der meisten Ärzte finden:

«Eine 48jährige Frau leidet unter Gesichtsknochenkrebs. Radium konnte die Krankheit nicht aufhalten. Man versuchte es mit vielen analgetischen (schmerzstillenden) Medikamenten, doch sie waren alle unwirksam. Die Frau konnte förmlich zuschauen, wie ihre Krebsgeschwüre Woche für Woche größer wurden. Nach sechs Monaten griffen sie allmählich auf ihre Kehle über, so daß das Schlucken zunehmend schwieriger wurde. Erst nach neun Monaten nahezu permanenter Schmerzen wurde sie von ihrem qualvollen Leiden erlöst – durch den Tod.

Ein 79jähriger Mann mit Rachenkrebs. Das verursachte wochenlanges schmerzhaftes Husten, Würgen und Unfähigkeit zu schlukken – noch nicht einmal den eigenen Speichel. Seine Schmerzen und die Schlaflosigkeit waren kaum zu lindern.

Ein 70jähriger Mann mit einem sehr schweren Schlaganfall. Als er sich langsam wieder erholte, gab er zu verstehen, daß er sterben wollte, wurde aber allmählich wieder in ein ‹Stadium halber Bewußtlosigkeit› zurückgepflegt, war auf der einen Seite total gelähmt und hatte das Sprachvermögen verloren. Dieser Zustand dauerte mit nur kleinen Genesungssymptomen *fünfzehn* Jahre, in denen er sich wiederholt Infektionen der Blasenwege, Lungenentzündungen, Verlust der Ausscheidungskontrolle, Entzündungen durch Bettlägerigkeit und Beschwerden an Galle und Blase zuzog – ein menschliches Wrack.

Ein anderer 70jähriger Mann mit Darmkrebs. Eine Operation zur Entfernung des Tumors war erfolglos, verschaffte ihm aber drei Monate lang einen ziemlich befriedigenden Gesundheitszustand. Danach nahm seine Schwäche wieder zu, die Schmerzen und Brechanfälle ließen sich kaum lindern, und er verlor sehr schnell an Gewicht. Er sprach mehrmals über Euthanasie und verlangte sie schließlich. Sein Arzt schrieb: ‹Vielleicht hätte er noch eine Woche leben können.›

Ein 85jähriger Mann mit chronischer Bronchitis und Asthma.

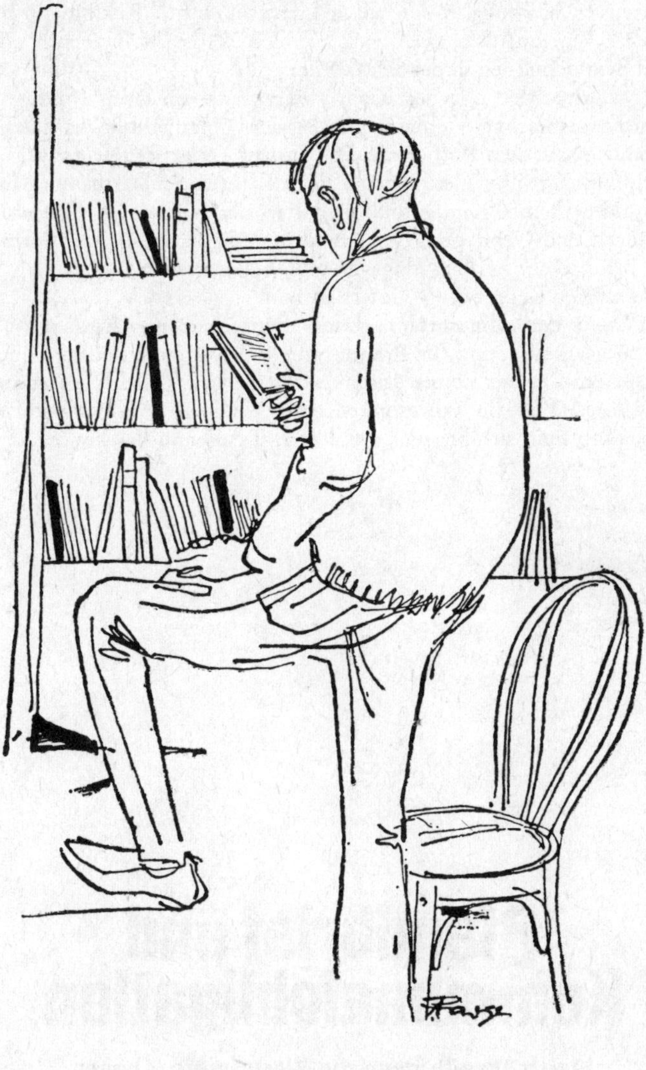

Mancher, der ein Buch liest, murrt . . .

... wenn er Werbung findet, wo er Literatur suchte. Reklame in Büchern!!!? Warum nicht auch zwischen den Akten in Bayreuth oder neben den Gemälden in der Pinakothek?

«Rowohlts Idee mit der Zigarettenreklame im Buch (finde ich) gar nicht anfechtbar, vielmehr sehr modern. Hauptsache, es hat Erfolg und nützt dem Buch, was die deutsche Innerlichkeit dazu sagt, ist allmählich völlig gleichgültig, die will ihren Schlafrock und ihre Ruh und will ihre Kinder dußlig halten und verkriecht sich hinter Salbadern und Gepflegtheit und möchte das Geistige in den Formen eines Bridgeclubs halten – dagegen muß man angehen ...»

Das schrieb Ende 1950 – Gottfried Benn.

An Stelle der «Zigarettenreklame» findet man nun in diesen Taschenbüchern Werbung für Pfandbriefe und Kommunalobligationen. «Hauptsache, es hat Erfolg und nützt dem Buch.» Und es nützt auch dem Leser. (Für die Jahreszinsen eines einzigen 100-Mark-Pfandbriefs kann man sich beispielsweise zwei Taschenbücher kaufen.)

Seine Krankheit hatte sich mehrere Jahre lang ständig verschlimmert, und jetzt litt er unter schlimmsten Atembeschwerden und war nicht mehr imstande, auch nur die kleinsten körperlichen Anstrengungen zu unternehmen. In seinen letzten Monaten wurde er immer unglücklicher und sehnte sich nach Erlösung.

Lungenkrebs bei einem 48jährigen Mann. Das Leiden kam nach einer Operation vorübergehend unter Kontrolle, griff aber bald danach auf den zweiten Lungenflügel über und verursachte schwere Atembeschwerden und Erstickungsanfälle. Medikamente konnten die Krankheit nicht lindern, und ‹er flehte schließlich um die einzig mögliche Erlösung›.

Eine Gruppe von drei weiteren Männern mit Lungenkrebs. Die Tumore wurden frühzeitig diagnostiziert und mit den modernsten Methoden behandelt. Die Schmerzen kamen teilweise unter Kontrolle, nicht aber der Krebsprozeß. Man konnte kaum mit ansehen, wie die Patienten immer schwächer und niedergeschlagener wurden. Bei dem einen Fall griff der Krebs in den letzten Lebenswochen auf die Wirbelsäule über, und infolgedessen wurde selbst die kleinste Bewegung für den Patienten zur schreckensvollen Qual. Bei jedem dieser Männer dauerte der Sterbeprozeß über ein halbes Jahr. Sie sahen ihm sehr mutig ins Auge.

Darmkrebs bei einem 84jährigen Mann. Operation verschaffte vorübergehend Linderung, aber mehrmals mußten große Flüssigkeitsansammlungen aus dem Unterleib drainiert werden. Erbrechen und extreme Schwäche bereiteten ihm großes Elend, doch er blieb bei klarem Verstand und bat schließlich um Euthanasie.

Eine 60jährige Frau mit nicht operierbarem Unterleibskrebs. Ihr Leben wurde durch einen vom Krebs verursachten Darmverschluß bedroht. Ein Noteingriff schob ihren Tod um mehrere Monate hinaus, aber es waren Monate qualvoller Niedergeschlagenheit, in denen sie ständig ans Bett gefesselt war. Obgleich ihre Schmerzen bis zu einem gewissen Grad unter Kontrolle gehalten werden konnten, war sie sehr deprimiert, weil sie wußte, daß ihr Weiterleben enorm an den Kräften der Menschen zehrte, die sie pflegten, und außerdem die Finanzen ihrer Familie erschöpfte.

Eine 76jährige Frau mit Bauchspeicheldrüsenkrebs. Eine Operation kam nicht in Frage. Ihr Gesundheitszustand verschlimmerte sich einige Monate lang. Sie bekam Gelbsucht und mußte sich pausenlos erbrechen, litt allerdings keine starken Schmerzen. Sie blieb bis zum Ende bei klarem Verstand, als sie um Euthanasie bat.

Ein 77jähriger Mann mit einer Reihe von Schlaganfällen. In seinen letzten fünf Lebensjahren wurde er in einen völlig hoffnungslosen Zustand hineingepflegt – er hatte den Ausscheidungsvorgang nicht mehr unter Kontrolle, war bettlägerig, litt unter großen Entzündungen und hatte das Erinnerungsvermögen größtenteils verloren. Ein anderes menschliches Wrack.

Ein 50jähriger Mann, der total erblindete und am Ende noch Krebs bekam. Er hatte keine Verwandten und nur wenige Freunde. Da er es nicht schaffte, ohne Gesichtssinn zu leben, führte er ein sehr unglückliches Dasein, kam immer wieder in Pflegeheime, hatte keine Beschäftigung und war außerordentlich einsam. Mit 80 Jahren begann sein Unterleibskrebs ihm starke Schmerzen zu bereiten, und er starb zwei Jahre später. Sein Arzt schrieb über ihn: ‹Er schien nichts zu haben, wofür er leben konnte, und sagte immer wieder, er möchte sterben.›

Ein 80jähriger, der unter einer schweren Dermatitis litt. Die Krankheit hatte den größten Teil des Körpers ergriffen und verursachte unerträglichen Juckreiz, den die Behandlung nicht lindern konnte. Sein Sehvermögen verschlechterte sich, so daß er kaum noch lesen konnte. Die durch diese Gebrechen verursachte Anspannung und vielleicht auch der Alterungsprozeß führten zu ausgeprägten Persönlichkeitsänderungen, die wiederum Ursache für eine Verschlechterung der häuslichen Atmosphäre waren.

Man wird feststellen», schließt Dr. Colebrook, «daß von diesen fünfzehn unglücklichen Menschen nicht weniger als sieben den Wunsch ausdrückten, sterben zu wollen, und einige von diesen sieben baten den Arzt unmißverständlich um eine gnädige Erlösung von ihrer Not und Qual.»

Die Londoner Voluntary Euthanasia Society bekommt jeden Monat durchschnittlich achtzig Briefe, die teilweise von unheilbar kranken Männern und Frauen, teilweise von Verwandten und Freunden solcher Patienten stammen. Fast alle Briefe drücken den Wunsch aus, man möge den Betreffenden zu einem schnellen und friedlichen Tod verhelfen, wenn sie den Punkt erreicht hätten, an

24 Tage vor dem Ende – Aus dem Pflegeprotokoll:

1 Uhr Wach. 2 Uhr Döst. 2.30 Uhr Klagt über Schmerzen. 3 Uhr Levo-Dromoran 2 mg gegen Schmerzen gegeben. 4 und 6 Uhr Schläft. Eine zufriedenst. Nacht. 7 Uhr Wach & munter. Frühstück gut gegessen. 11 Uhr Dramamine 50 mg. 1 Std. aufgestanden. Mittagessen – ziemlich gut gegessen. 13.30 Uhr Levo-Dromoran 2 mg gegen Schmerzen. 14.45 Uhr Medikamente bringen diesmal offensichtlich keine Linderung. Ziemlich gute 8 Std. 15 Uhr Aufgestanden, spielt Karten. 17 Uhr Levo-Dromoran 2 mg gegen Schmerzen. Diät ziemlich gut gegessen. 17.45 Uhr Temaril 2,5 mg gegen Juckreiz. Dr. wegen Pat. geholt. Kolostomiebeutel gewechselt. 21 Uhr Temaril 2,5 mg gegen Juckreiz. 22.45 Uhr Levo-Dromoran 2 mg gegen Schmerzen. Ziemlich gute 8 Std.

dem das Sterben besser sei als das Weiterleben. Eine Frau Mitte Vierzig schrieb: «Ich habe keine familiären Verpflichtungen. Ich leide an Zuckerkrankheit, versagendem Sehvermögen, Hauterkrankungen, Arthritis und chronischer Arterienverengung, die bereits zur Amputation eines Beins geführt hat. Für mich ist das Leben zu sehr zum Kampf geworden. Solange ich noch voll arbeiten und meinen Haushalt versorgen kann, möchte ich weiterleben, aber sobald ich der Gesellschaft zur Last fallen werde, werde ich sterben wollen. Ich habe keine Angst vor dem Tod, aber ich habe Angst vor den langen Schmerzen, die meinem Tod mit beinahe absoluter Gewißheit vorausgehen werden. Wenn diese Zeit da ist, werde ich Hilfe brauchen. Es wäre eine große Beruhigung, zu wissen, daß es eine Organisation gibt, an die ich mich wenden könnte.»

Über die mit Recht gepriesene, doch allzu oft übertriebene Wirksamkeit schmerztötender Betäubungsmittel schrieb eine Frau: «Ich hatte wiederum Grund, zu erfahren, daß schmerztötende Medikamente selbst bei einer so einfachen Sache wie dem Ischiasnerv bei mir nicht wirken. Wie wird es da erst in den letzten Stadien einer unheilbaren Krankheit sein? Ich glaube, Tausende von Menschen könnten viel unbeschwerter leben, wenn sie nur wüßten, daß sie nicht wie ein faulender Kohl sterben müßten.»

Ein anderer Brief kam von einem Krebspatienten: «Seit über drei Jahren bin ich jetzt Opfer eines nicht operierbaren Krebses und habe sehr gelitten. Es ist meine aufrichtige Überzeugung, daß all dies in die Länge gezogene Leiden recht sinnlos ist und daß die Gesellschaft Menschen wie mir, die keine Zukunft mehr haben und einem langen und schmerzhaften Ende entgegensehen, erlauben sollte, selbst zu entscheiden, wieviel sie noch ertragen wollen, und wie lange.»

Eine Mutter schrieb: «Meine Tochter, 53 Jahre alt, starb letztes Jahr nach der Operation eines Tumors unten im Gehirn. Zwölf Monate machte sie schreckliche Qualen durch. Auf einer Intensivstation, an Maschinen angeschlossen, die ganze Zeit durch die Nase gefüttert, ein Loch in der Kehle mit Röhren, die das Zeug heraussaugten, damit sie atmen konnte, rechtsseitig gelähmt... Ich bin 81 Jahre alt und frage mich, was wohl auf mich und andere in meinem Alter wartet. Es war grausam, sie so leiden zu lassen.»

Eine pensionierte Krankenschwester berichtete der Euthanasiegesellschaft über eine ihrer Patientinnen. «Eine sehr glücklich verheiratete Frau bekam mit ungefähr 40 Jahren Arthritis. Es wurde allmählich schlimmer, und als ich sie kennenlernte, war sie in den vergangenen fünfzehn Jahren fast gelähmt an den Rollstuhl gefesselt. Ihr Mann war ihre hingebungsvolle Krankenschwester, und sie waren trotz allem ein sehr glückliches Paar, aufgeschlossen, freundlich und ohne Klagen. Ihr Mann entwickelte ein ‹schwaches Herz›, und man war der Meinung, er könne nicht mehr heben, und deshalb wurde sie in ein Pflegeheim gebracht. Kurz darauf brach ihr Mann zusammen und starb. Ein ganzes Jahr trug sie ihr Joch mehr oder weniger heldenhaft, aber sie war bestimmt eine schwierige Patientin, und es waren drei oder vier Schwestern nötig, um sie ins Bett zu bringen, und das notwendige Waschen war jedesmal eine größere Operation. Sie entwickelte auch eine kleine Entzündung durch Bettlägerigkeit. In jenem Pflegeheim ließ man den Patienten gewöhnlich ihren eigenen Medikamentenvorrat. Unsere Kranke sammelte ihre Schlaftabletten, die sie nicht schluckte und in ihrer Handtasche versteckte. Sie bekam regelmäßig neue, und als sie genug hatte, nahm sie sie. Leider wurde sie wenige Minuten zu früh entdeckt, sofort ins Krankenhaus gefahren und gezwungen, wieder in ihr sinnloses oder sehr schmerzhaftes Dasein im Rollstuhl zurückzukehren. Sie erzählte mir, daß das Erwachen das schlimmste Erlebnis gewesen sei, das sie jemals gehabt habe. ‹Ich habe gehofft, das himmlische Licht zu sehen und mit meinen Lieben vereinigt zu sein.› Statt dessen klagte man sie einer großen Sünde an und erklärte ihr, bei einem Erfolg ihres frevelhaften Vorhabens wäre sie in die Hölle, in die letzten Tiefen der Hölle geschickt worden. Davor hatte sie keine Angst, aber sie sann nach über die Art von Barmherzigkeit, die Leute am

Sterben hindert, wenn ihre Uhr abgelaufen ist. Jetzt gab man ihr nämlich jede Menge Aufputschmittel und Vitamintabletten (mit 80 Jahren). Sie wurde ein sehr launischer Mensch und war nur noch schwer zu ertragen. ‹Warum ließen sie mich nicht sterben – ich hatte meinen Frieden mit der Welt geschlossen und wollte unbedingt gehen, in mir war keinerlei Bitterkeit, nur Dankbarkeit für ein langes Leben mit meinem geliebten Mann. Ich habe meinen Schritt sorgfältig überlegt und gebe niemandem das Recht, mein Leben zu verlängern.›

Sie mußte sich jedoch der Routine unterwerfen, ob sie wollte oder nicht. Der Arzt sagte ihr, ihr Herz und andere Organe seien so kräftig, daß sie bis 90 leben könnte. Heute kann sie keine Tabletten mehr sammeln, da sie so sehr gelähmt ist, daß sie kaum noch den Arm ausstrecken kann, um sich die Nahrung zum Mund zu führen ...

Eine andere Patientin ist eine pensionierte Hebamme mit schwerer Arthritis. Sie ging an zwei Krücken. Dann hatte sie einen leichten Schlaganfall und fiel hin. Seitdem hat sie die ganze Zeit im Krankenhaus gelegen. Bei klarem Verstand und imstande, sich verständlich zu machen, aber gehen kann sie nicht und liegt auf einer Station, wo alle anderen Patienten senile Wracks sind ... Sie weiß genau, daß sie unter Umständen noch weitere zehn Jahre oder mehr auf diese Weise dahinvegetieren muß. Als eine andere Patientin starb, erklärte sie mir, sie beneide die Tote und wünsche, sie wäre an deren Stelle ...

Meine Mutter hatte einen sehr schmerzhaften Lungenkrebs und bat, man möge sie gütig einschlafen lassen. Statt dessen gab man ihr fast sechs Liter Blut, obgleich der Arzt wußte, daß keinerlei Hoffnung für sie bestand, und man zwang sie, noch weitere drei Jahre am Leben zu bleiben. Meinen Onkel ereilte ein ähnliches Schicksal, bis alle seine fünf Kinder den Arzt aufforderten, er möge ihren Vater in Frieden sterben lassen. Der Arzt gab schließlich nach und hörte mit den intravenösen Infusionen auf. Aber er blickte die Kinder trotzdem an, als wären sie im Grunde Mörder.»

Der britische Arzt John Rowan Wilson schreibt über die Situation in seinem Land: «Verschiedene aufeinanderfolgende Gesundheitsminister haben die gesundheitliche Versorgung der Alten gezielt gefördert, wobei sie davon ausgingen, diese Menschen um jeden

Preis solange wie möglich am Leben zu halten. Man braucht wohl nicht eigens darauf hinzuweisen, daß die Politiker persönlich nicht daran denken, die besten Jahre ihres Lebens für das Wechseln der Bettlaken von Achtzigjährigen mit seniler Verblödung zu opfern, die ihre Verdauung nicht mehr steuern können. Wenn man erklärt, es sei Aufgabe der Gesellschaft, ihr Geld für diese Art Gesundheitspflege auszugeben, ist das eine Sache, doch wie um alles auf der Welt sollen wir die Leute finden, die das tun, da der Prozentsatz der Alten in der Bevölkerung stetig ansteigt? Es ist eine deprimierende Arbeit, und selbst wenn sie sehr gut bezahlt würde, was in der Praxis niemals geschehen wird, wären nur sehr wenige von uns bereit, sie zu tun.

Was ich vorschlage: erstens eine andere Einstellung, ein allgemeines Akzeptieren der Tatsache, daß der Wert des Lebens für den einzelnen bei der Entscheidung mitspielen soll, ob man die Maschine in Gang hält oder nicht. Da bestimmte Spezialbehandlungen immer weiteren Kreisen zur Verfügung stehen, werden wir ohnehin immer stärker von dieser Entscheidung belastet. Es wird niemals genügend Intensivstationen für alle oder genug Transplantationschirurgen für jeden in Frage kommenden Fall geben. Diese Möglichkeiten werden also manchen Leuten offenstehen, anderen dagegen verweigert werden. Bei der Entscheidung, wer gerettet werden und wer sterben soll, wird der Arzt seinen gesunden Menschenverstand benutzen müssen. Weshalb sollte er die gleiche Art von Entscheidungsspielraum nicht auch bei den Alten haben?

Und weshalb sollte nicht auch der Patient selbst den gleichen Entscheidungsspielraum haben? Weshalb sollte er gezwungen werden, weiter elend dahinzusiechen, um das Gewissen anderer Leute zu beruhigen, wenn er sterben will? Es ist nie möglich gewesen, für die Legalisierung der freiwilligen Euthanasie ausreichende politische Unterstützung zu gewinnen. Wir wissen aber, daß sich viele Angehörige unserer gesetzgebenden Körperschaft 1940 mit Zyankali ausrüsteten, das sie im Fall einer Invasion Englands durch die Nazis nehmen wollten. Ich mache ihnen keinen Vorwurf, ich selbst hätte es auch getan. Doch aus welchem Grund sollte es ein Privileg der Mächtigen sein, den eigenen Todeszeitpunkt zu bestimmen? Das hieße, das Klassendenken ad absurdum zu führen.»

23 Tage vor dem Ende – Aus dem Pflegeprotokoll:

Gut geschlafen, keine Klagen. 7 Uhr Levo-Dromoran 2 mg gegen starke Schmerzen. Frühstück r. gut gegessen. Kolostomie ausgespült. Etwas, mäß. Menge, zum Spülen benutztes H_2O durch Mitteleinschnitt wieder ausgetreten. Mäß. gefärbt, ohne Fäkalstoffe. Mittagessen recht gut gegessen. 12.30 Uhr Temaril-Tabl. gegen Juckreiz. 13 Uhr Levo-Dromoran 2 mg gegen Schmerzen. 16 Uhr Temaril-Tabl. 18.50 Uhr Levo-Dromoran 2 mg gegen Schmerzen. 19–23 Uhr 2 x Medikamente gegen Juckreiz. 1 Temaril-Tabl. gegen Juckreiz. 23.30 Uhr Levo-Dromoran 2 mg gegen Schmerzen.

Die Krankenschwestern des Sun Towers Hospital in El Paso, die ich bei Mary Lous letztem Aufenthalt kennenlernte, boten reichlich Stoff für psychologische Studien. Nicht lange davor hatte ich einen Monat in einem der besten Berliner Krankenhäuser liegen müssen, und Mary Lous Klinik war so viel besser, daß ich eines Tages zum Direktor ging und es ihm sagte. Er antwortete, er wäre mir für einen diesbezüglichen Brief dankbar, den er seinem Verwaltungsrat zeigen könnte, und als ich wieder in Berlin war, schrieb ich ihm den gewünschten Brief. Auf einem Extrabogen, der nur für ihn bestimmt war, äußerte ich meine einzige Beschwerde – über eine der Stationsschwestern auf Mary Lous Etage, eine ältere Frau, die es mit Erfolg fertigbrachte, auch den letzten Funken Mitleid in sich zu verbergen, den sie vielleicht noch besaß. Mildred, die sie zutreffend als «hart wie Stein» charakterisierte, erzählte mir, sie habe ihren ersten Dienst als Krankenschwester in der zermürbenden Umgebung mexikanischer Grubenarbeiter-Camps getan, was die Sache unter Umständen erklärt.

Für die anderen Krankenschwestern der Klinik hatte ich fast ausnahmslos nur Dankbarkeit und Lob. Bei jeder nur möglichen Gelegenheit zeigten sie jene ergreifende Aufmerksamkeit und Freundlichkeit, die ich, seit 1949 im Ausland lebend, wohl zu Recht typisch amerikanisch nennen kann. Besonders Marie Wood, eine gebürtige Deutsche, die einen G.I. geheiratet hatte, freundete sich mit Mary Lou an und tat ihr immer wieder einen Gefallen. Als Mary Lou sagte, sie wünschte, sich das Haar waschen zu lassen, übernahm Marie nicht nur diese Aufgabe, sondern brachte auch noch ihre eigene elektrische Trockenhaube von zu Hause mit, um sie zu trocknen. Mrs. Holt, eine Stationsschwester, deren große Freundlichkeit die Härte ihrer Kollegin zumindest teilweise vergessen ließ, war von einem persönlichen Engagement, das bei einer Frau, deren Beruf jede zu weitgehende persönliche Beteiligung unmöglich macht, einfach überraschen mußte. Ich könnte noch andere Schwestern nennen, an die ich nur mit Sympathie und Dankbarkeit zurückdenke.

Mildred verhielt sich leider so, daß ich sie nicht in einem Atemzug mit diesen Kolleginnen erwähnen kann. Sie stellte von Anfang an klar, daß sie nicht mich, sondern Pete als ihren Arbeitgeber betrachtete, und das hieß bei ihr, daß ich ihr nicht das geringste zu sagen hatte. Sie blieb Mary Lous Krankenzimmer immer häufiger und länger fern. Als Mary Lou mich eines Morgens bat, Mildred zu suchen und ihr zu sagen, der Kolostomiebeutel müsse gewechselt werden, fand ich sie auf der Sonnenveranda mit Hattie May an einem Tisch. Als ich näher kam, blickte Mildred auf und fragte verdrossen: «Also, was will sie jetzt schon wieder?» Ich erklärte ihr möglichst gleichmütig, Mary Lou *wolle* nichts, sie *brauche* vielmehr etwas, und Mildred stand langsam und mürrisch vom Tisch auf, um ihre Patientin zu versorgen. Als Pete abends ins Krankenhaus kam, besprach ich die Angelegenheit mit ihm, bevor ich ihn mit seiner Frau allein ließ. Am nächsten Tag kam er in Mildreds Arbeitszeit vorbei und unterhielt sich kurz mit ihr. Danach gab es keine Scherereien mehr.

Es gibt Ärzte, die im Grunde für Euthanasie sind, sich aber hartnäkkig gegen jede Gesetzesänderung wehren, Euthanasie unter bestimmten Umständen zu erlauben. In einem Artikel von Professor Yale Kamisar von der juristischen Fakultät der University of Michigan stolperte ich über die Äußerung eines ungewöhnlich offenherzigen Londoner Arztes. «Bei einer Versammlung der Medico-Legal Society», schreibt Professor Kamisar, «erinnerte Dr. Kenneth McFadyean die Anwesenden zunächst daran, er habe vor einiger Zeit öffentlich erklärt, er hätte seit zwanzig Jahren Euthanasie praktiziert und glaube nicht, daß er ein Risiko eingehe, weil er hoffnungslos Leidenden aus diesem Leben half. Dann kritisierte er den britischen Gesetzesentwurf zur Euthanasie wegen der Komplikationen, die er dem Sterbenden vor der Ausführung seines Wunsches bereiten könne. Auf einen Brief von mir antwortete Dr. McFadyean im August 1972: ‹Ich bedaure, daß sich Ihre Erkundigungen offensichtlich auf das Interesse meines Vaters an freiwilliger Euthanasie bezieht. Ich weiß, daß er sie nach seiner persönlichen klinischen und gewissenhaften Beurteilung jedes einzelnen Patienten praktizierte. Ich weiß auch, daß er sich auf vielen öffentlichen Versammlungen *gegen* die Legalisierung der Euthanasie wandte, als ich noch klein war. Er starb vor sieben Jahren als 72jähriger.›»

Auch Lord Platt wendet sich gegen neue, freizügigere Euthanasiegesetze. «Für mich», schreibt er, «gibt es drei Haupteinwände gegen eine neue Gesetzgebung, aber ich bin sicher, sie könnten beseitigt werden, wenn ein neuer Gesetzentwurf und eine neue Einstellung der Ärzteschaft zusammentreffen. Erstens widerstrebt es dem Arzt natürlich, Leben zu beenden. Vom zweiten Einwand war bereits in der Debatte die Rede: bestimmte Krankenhäuser oder Pflegeheime, die alte und unheilbare Patienten versorgen, könnten in den Ruf kommen, man würde in ihnen ‹abgespritzt›, ob man es wolle oder nicht; dieser Ruf wäre unter Umständen völlig ungerechtfertigt, aber Gerüchte verbreiten sich schnell. Der dritte Einwand lautet, sämtliche alten Menschen könnten sich, obgleich sie ihren Lebensabend zufrieden und glücklich genießen, ihren Verwandten gegenüber verpflichtet fühlen, eine Erklärung zu unterschreiben, sie wünschten Euthanasie; nach dem von Lord Raglan eingebrachten Gesetzentwurf kämen diese Menschen gar nicht für Euthanasie in Frage, jedenfalls nicht, bevor sie ein unheilbares Krankheitsstadium erreicht hätten, in dem sie ihre eigenen Wünsche nicht mehr äußern könnten ... Alle, die sich eingehend mit dem Thema beschäftigen, sollten sämtliche Einwände gegen die Legalisierung der Euthanasie studieren und dann prüfen, ob man sie nicht aus dem Wege räumen kann.»

Als 1962 in Lüttich der Prozeß gegen eine Mutter stattfand, die ein Contergan-Kind zur Welt gebracht und getötet hatte, kündigten die beiden französischen Fernsehjournalisten Igor Barrère und Etienne Lalou im Fernsehen an, sie planten als Teil ihrer Serie *Faire face* eine Euthanasie-Sendung und bäten um Mitarbeit des Publikums. Das Publikum arbeitete mit, und zwar in überwältigendem Maß: Patienten, Verwandte, Ärzte und andere schickten mehr als zehntausend Briefe und Geständnisse. Barrère und Lalou reisten im ganzen Land herum, um sich mit möglichst vielen der Betreffenden persönlich zu unterhalten. Schließlich veröffentlichten sie zwar ein

Buch über ihre Erfahrungen, ließen jedoch den Plan einer Fernsehsendung fallen. Der Augenblick der Entscheidung kam, als sie den Brief einer Frau erhielten, die an Krebs operiert worden war, aber weiterhin litt und wußte, der Krebs würde sie am Ende doch töten; sie war für Euthanasie, bat jedoch die beiden Journalisten, die Fernsehsendung nicht zu bringen, die sie «ein schreckliches, sinnloses und grausames Verbrechen an unheilbar kranken Menschen und deren Verwandten» nannte. Die nähere Untersuchung menschlichen Leids solle nicht vor den Augen der Öffentlichkeit, sondern hinter verschlossenen Türen vor sich gehen, schrieb sie, und dürfe nur von Ärzten vorgenommen werden, die das nötige Verständnis für Körper und Seele ihrer Patienten besäßen.

W. R. Mathews, Domkapitular der Londoner St. Pauls-Kathedrale, wendet sich gegen alle Leute, die eine Legalisierung der Euthanasie ablehnen und es dabei belassen wollen, daß Euthanasie eine streng vertrauliche Angelegenheit bleibt, bei der allein der jeweilige behandelnde Arzt die Verantwortung trägt. «Man muß denen antworten», erklärt er, «die sich gegen eine öffentliche Erörterung dieser Fragen wenden und es lieber beim alten lassen. ‹Warum überläßt man es nicht den Ärzten?› rufen sie und bilden sich – ich weiß nicht, mit welcher Berechtigung – ein, die Ärzte ergriffen häufig Maßnahmen, um die Leiden der unheilbar und hoffnungslos Kranken zu verkürzen.

Mir scheint diese Einstellung zutiefst unmoralisch, ist sie doch nur eine Entschuldigung dafür, die Verantwortung abzuschieben. Mit welchem Recht bürden wir dem einzelnen Arzt diese schreckliche Last auf?»

Als *The Christian Century* Ende 1966 einen Artikel über Euthanasie von Mary McDermott Shideler veröffentlichte, schrieben die Leser eine solche Flut von Briefen, daß die Zeitschrift Mrs. Shideler noch einmal zu Wort kommen ließ, um diese Post zu beantworten. Sie sagte unter anderem: «Beim heutigen Stand der Dinge liegt die Alternative, ob man töten will, ob man den Tod erlauben will oder ob man hartnäckig aufrechterhalten will, was als Leben gilt, wirklich jenseits der Gesetze und muß von Menschen entschieden werden, die das Gesetz in ihre eigenen Hände nehmen. Wer erklärt, sie müsse auch weiterhin jenseits der Gesetze liegen, behauptet damit, sie

22 Tage vor dem Ende – Aus dem Pflegeprotokoll:

6.30 Uhr Levo-Dromoran 2 mg gegen Schmerzen. Recht gute 8 Std. Frühstück ziemlich gut gegessen. 1 1/2 Std. aufgestanden. 11 Uhr Levo-Dromoran 2 mg gegen Schmerzen. Mittagessen ziemlich gut gegessen. Teil-Bad. 14.15 Uhr Levo-Dromoran 2 mg gegen Schmerzen. Recht gute 8 Std. 16 Uhr Im Moment keine Klagen. Besuch v. Familie. 21 Uhr Temaril einmal gegen Juckreiz und einmal gegen Schmerzen. Ein recht guter Nachm.

gehöre nicht zum Bereich der Erwägungen der Sozialethik, des christlichen Glaubens, der moralischen Urteilskraft und der Verpflichtung der Christengemeinschaft. Das möchte ich bestreiten.»

Ich möchte das ebenfalls bestreiten.

Die meisten Ärzte, die passive oder aktive Euthanasie vornehmen, posaunen das nicht von den Dächern. Manchmal tut ein Arzt es aber doch – und relativ ungestraft. Dr. Walter W. Sackett, ein praktischer Arzt aus Miami und Mitglied der gesetzgebenden Körperschaft Floridas, gibt offen zu, daß er in seiner mehr als dreißigjährigen Praxis «Hunderte von Malen» unheilbar und hoffnungslos kranken Patienten bewußt erlaubte, friedlich zu sterben. Er schätzt, daß 75 Prozent aller Ärzte bei mindestens einer Gelegenheit schon ähnlich gehandelt haben.

1969 versuchte Dr. Sackett, im Parlament von Florida einen Gesetzentwurf für einen ‹würdigen Tod› verabschieden zu lassen. Der Entwurf sei hauptsächlich von alten Menschen unterstützt worden, erklärt er. «Alte Menschen interessieren sich für den Entwurf, weil sie miterlebt haben, was man ihren Freunden antat, und weil sie nicht dasselbe erleben wollen. Vor der Verlängerung des Todes fürchten sie sich mehr als vor dem Tod selbst.»

Als ich Dr. Sackett schrieb, antwortete er mir sehr freundlich, klagte am Ende seines Briefes allerdings: «Sie reden immer von Euthanasie ...» Er stellte dann klar, er befürworte und praktiziere die «Verabreichung des Gnadentods» nicht. Das Wort *Euthanasie* will er ebensowenig hören wie die Londoner Ärztin Dr. Cicely Saunders, aber beide üben *passive* Euthanasie aus – wie immer sie es auch bezeichnen mögen.

Lawrence Mosher schrieb über den kalifornischen Gastroenterologen Theodore C. Bauerlein, der offen zugab, bei mindestens zwei Patienten Euthanasie durchgeführt zu haben. Einer davon, ein 70jähriger Bischof der Episkopalkirche hatte durch einen Gehirnschaden das Schluckvermögen verloren. «Eines Tages», sagt Dr. Bauerlein, «fragte er mich: ‹Werde ich jemals wieder schlucken können?› – ‹Nein, Herr Bischof›, sagte ich, ‹man wird Sie durch eine Kanüle ernähren müssen.› – ‹Warum lassen Sie mich dann nicht sterben?› fragte er. ‹Gut, wenn Sie das wollen, in Ordnung›, antwortete ich. Ich gab ihm also genug Mittel, daß er keine Schmerzen hatte, und nach fünf Tagen war er tot.» Dr. Bauerlein wurde einmal wegen der Ausübung von Euthanasie angeklagt, weil er eine Frau mit Leberzirrhose hatte sterben lassen. «Ich tötete sie nicht, sondern erlaubte ihr zu sterben. Ich schaltete die Dialyse ab, entfernte die Beatmung und beendete die intravenöse Ernährung. Ich darf kein Leben nehmen, muß das Leben aber auch nicht unter allen Umständen verlängern. Ich glaube, die meisten Ärzte sind der gleichen Meinung, haben aber Angst, es zuzugeben. Nur sehr wenige Mediziner werden in die Öffentlichkeit gehen und es erklären, weil sie Prozesse wegen unterlassener Hilfeleistung und öffentlicher Kritik fürchten.»

Ärzte, die weitergehen und aktive Euthanasie praktizieren, sprechen verständlicherweise mit viel größerer Zurückhaltung darüber. 1968, kurz nach dem englischen Euthanasieprozeß Millard, veröffentlichte die britische Presse den Brief eines Arztes, der ungenannt bleiben wollte. «Ich würde annehmen», schrieb er, «daß der durchschnittliche Hausarzt dies ungefähr ein halbes Dutzend Mal im Jahr tut. Gewöhnlich wird es im letzten Krebsstadium gemacht, wenn der Tod nur noch eine Frage von Tagen ist, und oft weiß der Arzt, daß der ausgemergelte Patient die zur Schmerzlinderung erforderliche Medikamentendosis vielleicht nicht mehr verkraften kann.»

Roger Pell hat die ergreifende Geschichte veröffentlicht, wie seine Frau und er, beide noch jung und Katholiken der römischen Glaubensrichtung, ihren geistig behinderten Sohn weniger als einen Monat nach der Geburt sterben ließen. Roger Pell schreibt: «Peter James Pell starb am 5. Februar 1970 um 11 Uhr 25. Er war dreiundzwanzig Tage alt. Dr. Whipple erzählte mir später, er habe nicht erwartet, daß das Baby so lange leben würde. Doch Peter hatte den ersten Angriff einer Hirnhautentzündung abgewehrt. Er starb an Bronchialpneumonie.

Das Krankenhaus behandelte das Baby nur mit schmerzstillenden

Medikamenten – keine Antibiotika zur Bekämpfung der Infektion und keine Sauerstofftherapie zur Behebung seiner Atemschwierigkeiten, nur gute Pflege und eine Milchdiät. Als das Baby immer mehr an Kraft verlor, wurden die Krankenschwestern davon so belastet, daß das Krankenhaus ihre Arbeitsschichten verkürzen mußte. Peter konnte das Essen nicht lange bei sich halten, so daß er bei seinem Tode ganz abgezehrt war. Die Hirnhautentzündung war wiedergekommen.

Joanne und ich wollten eine Autopsie, aber keine offizielle Beerdigung. Eine Autopsie könnte vielleicht für andere nützlich sein. Sie ergab noch einen weiteren schwerwiegenden Defekt – das Arnold-Chiari-Syndrom, eine starke Hirndeformierung. Schwerste geistige Behinderung, eine Existenz in geistiger Umnachtung wäre die sichere Folge gewesen.»

Von den Tausenden von Menschen, die das beim Euthanasia Educational Fund erhältliche «Lebende Testament» unterschrieben haben, erklärten viele, sie hätten bei der Wahl ihres Hausarztes darauf geachtet, ob er ihren Standpunkt zur Euthanasie teile. Manche wählen Ärzte, die den Euthanasia Educational Council aktiv unterstützen – das Council veröffentlicht die Namen der Ärzte. Mrs. Henry J. Mali, die Vorsitzende des Councils, erklärt, ihr Hausarzt habe ihr versprochen, sie «friedlich sterben zu lassen, statt ihr die Arme mit Röhren vollzupfropfen», wenn ihre Zeit gekommen sei.

Judy Klemesrud schrieb über Jerome Nathanson, den Vorsitzenden des Verwaltungsrats der New Yorker Society for Ethical Culture, dessen Frau 1963 an Krebs gestorben war. Mr. Nathanson kannte einen Arzt, «der bei Patienten mit tödlichen Krankheiten drei Pillen auf den Nachttisch legt und dem Kranken sagt: ‹Nehmen Sie alle vier Stunden eine. Wenn Sie alle auf einmal nehmen, werden Sie sterben.›»

Als *Die Zeit* im Mai 1969 eine deutsche Fassung meines Artikels brachte, schrieb mir ein deutsches Mädchen in holprigem Englisch auf dem Briefpapier eines pennsylvanischen Krankenhauses: «Hiermit möchte ich Ihnen sagen, wieviel meine Familie und ich ihnen und Ihrer Schwester Mary Lou verdanken, weil die Informationen und Gedanken, die Sie in der *Zeit* über das Sterben in Amerika äußerten, uns vor kurzem außerordentlich halfen.» Der Brief enthielt einen Artikel, den das Mädchen aus einer kleinen neuenglischen Zeitung ausgeschnitten hatte und den ich hier nur auszugsweise wiedergeben kann: «Ungefähr um diese Zeit trafen wir Vorbereitungen, daß Peter nach Haus kommen konnte, da man in der Klinik nichts mehr für ihn tun konnte und er sich nach der friedlichen Schönheit seines eigenen Zuhauses und nach der Nähe der Menschen sehnte, die er liebte.

Und dann kam Peter nach Hause mit seinem großen wundervollen Lächeln auf dem Gesicht, und niemand wagte es, bei diesem langerwarteten glücklichen Anlaß nicht fröhlich zu sein.

Einige Minuten genoß er sein schönes Heim und ein paar Freunde, mit denen er unten zusammensaß und plauderte, obgleich er so schwach war. – Dann ging er nach oben, um tief und friedlich einzuschlafen – immer tiefer und tiefer. Und er wachte nie wieder auf.»

Der Brief mit dem Zeitungsausschnitt fuhr fort: «Mein Bruder, ein junger Mann und Vater, starb vier Wochen nach der Operation und Diagnose an Krebs. Als ich Tag und Nacht im Krankenhaus an seinem Bett saß, erzählte Peter mir von Ihrem Artikel (den er gelesen hatte, als er noch nichts von seiner Krankheit wußte) und von seinem Wunsch, das Krankenhaus zu verlassen, den wir mit der Hilfe einiger sehr gefälliger Ärzte erfüllen konnten.

Sechsunddreißig Stunden nach dem freudigen Ereignis seiner Heimkehr hörte er friedlich und ohne Schmerzen auf zu atmen. Familie, Nachbarn, Freunde waren in der Nähe, er war umgeben von der Schönheit seines Heims und seiner Nachbarschaft, und all das schien alles leichter zu machen ... und ich möchte Ihnen fast sagen: Danke für einen einzigen Satz von Ihnen! Es scheint, als habe Ihre Schwester teilweise für andere gelitten; zumindest Peter blieb ein Teil ihrer Leiden erspart. Und deshalb mein tiefempfundener Dank für Ihren mutigen Beitrag zu einem drückenden Problem.»

In Anbetracht der Umstände nehme ich an, die Worte «einen einzigen Satz von Ihnen» beziehen sich auf den folgenden Satz: «Ich wünsche, ich hätte eher gewußt, was ich zu spät erfuhr: den Patienten zu Hause zu haben, macht die Dinge für alle Betroffenen – den Patienten, den Arzt, die Privatschwester und die Familie – so viel leichter, weil die wachsame Aufmerksamkeit des ganzen Krankenhauspersonals dann nicht mehr überall zu spüren ist.» Ich muß offen zugeben, daß mich ein eigenartiges und mir vollkommen neues Gefühl beschlich, als ich den Brief las und – sofern meine Interpretation richtig war – begriff, daß ich dieser Frau praktisch die Informationen geliefert hatte, die es ihr oder jemand anderem möglich machten, dem Bruder auf seine Bitte hin den Gnadentod zu verschaffen. Deutlicher ausgedrückt: sie hatte ihn getötet, und ich hatte ihr dabei geholfen. Objektiv fühlte ich keine Schuld und kann diese Frau auch nicht anklagen, denn es war nicht ihr Wunsch, sondern der Wunsch ihres Bruders; trotz meiner unerschütterlichen Überzeugung bestand meine erste gefühlsmäßige Reaktion auf jenen Brief aber doch aus . . . nennen wir es ruhig Betroffenheit und Bestürzung. Ich glaube, diese Frau tat das Richtige, und ich hoffe aufrichtig, daß mein Artikel ihrem Bruder einen besseren Tod ermöglichte, als er sonst unter Umständen gehabt hätte. Wenn das Tabu gegen das Töten sogar bei Menschen mit meiner festen Überzeugung derartige, wenn auch vorübergehende, Gefühlsbarrieren errichten kann, wieviel größer müssen da die Barrieren sein, die es in Laien hervorruft, die noch nie Gelegenheit hatten, das Problem zu analysieren und zu durchdenken.

Glanville Williams, Professor für englisches Recht an der Universität Cambridge, schrieb einmal: «Mediziner, die aus Mitleid zur Euthanasie veranlaßt werden, sind sehr gut mit Tötungsmethoden vertraut, die keine Spuren hinterlassen und praktisch nicht zu beweisen sind . . .» Über die gegenwärtigen ethischen Einstellungen sagte er: «Ein Tod, der auf natürliche Ursachen zurückgeht, ist nicht falsch; hat der Mensch aber einmal die Fähigkeit, die Krankheit zu bekämpfen, darf er den natürlichen Tod nicht durch einen selbst erfundenen Tod ersetzen, auch wenn der Tod, den er herbeiführt, schmerzlos verläuft, während die Natur sehr schmerzhaft vorgeht . . .»

Als 1972 das Buch *Freud: Living and Dying* erschien, erfuhr die Öffentlichkeit zum erstenmal nähere Einzelheiten über Sigmund Freuds hartnäckigen, immer aussichtsloseren Kampf gegen seinen Krebs. Max Schur, der Autor des Werkes, hatte Freud in dessen letzten elf Lebensjahren behandelt. Als Freud zum erstenmal Patient von Schur wurde, hatte er schon fünf Jahre lang an Krebs gelitten. Dr. Schur schildert die erste Konsultation: «Er gab der Erwartung

Ausdruck, er würde immer die Wahrheit und nichts als die Wahrheit erfahren. Meine Antwort mußte ihn davon überzeugt haben, daß ich das Versprechen halten wollte. Dann fügte er, mich forschend ansehend, hinzu: ‹Versprechen Sie mir noch eins – daß Sie mich nicht unnötig leiden lassen, wenn die Zeit kommt.› All das sagte er mit äußerster Einfachheit, ohne die Spur von Pathos, aber auch mit großer Entschlossenheit. In diesem Augenblick schüttelten wir uns die Hand.» So begann die persönliche Beziehung zwischen dem 31jährigen Internisten und seinem 72jährigen Patienten.

Elf Jahre und viele Operationen später erreichte der von den Nazis aus Wien vertriebene und ins englische Exil geflüchtete Freud, versorgt von seiner Tochter und großen Schülerin Anna Freud, das Ende seines Lebens. Dr. Schur schreibt: «Am nächsten Tag, dem 21. September, nahm Freud meine Hand, als ich an seinem Bett saß, und sagte: ‹Lieber Schur, Sie erinnern sich wohl an unser erstes Gespräch. Sie haben mir damals versprochen, mich nicht im Stiche zu lassen, wenn es soweit ist. Das ist jetzt nur noch Quälerei.›

Ich deutete an, daß ich mein Versprechen nicht vergessen hatte. Er seufzte erleichtert, hielt meine Hand noch einen Augenblick fest und sagte: ... ‹Ich danke Ihnen›, und nach kurzem Zögern fügte er hinzu: ‹Sagen Sie es der Anna.› All das wurde ohne eine Spur von Emotion oder Selbstmitleid und mit vollem Realitätsbewußtsein gesagt.

Ich informierte Anna über unsere Unterhaltung, wie Freud mich gebeten hatte. Als er wieder in Agonie lag, gab ich ihm eine Injektion von zwei Hundertstelgramm Morphium. Er fühlte sich bald besser und fiel in einen friedlichen Schlaf. Der Ausdruck von Schmerz und Leid war verschwunden. Nach etwa zwölf Stunden gab ich ihm noch einmal die gleiche Dosis. Offensichtlich waren Freuds Kraftreserven praktisch erschöpft, denn er fiel ins Koma und wachte nicht wieder auf. Er starb am 23. September 1939 um drei Uhr morgens.»

Für einen Patienten wie Freud, der sich ständig und hartnäckig geweigert hatte, Morphium zu nehmen, und infolgedessen keine diesbezügliche Toleranz entwickelt hatte, lag die Dosis, die Schur dem 83jährigen verabreichte, erheblich über der Norm. Außerdem gab er sie zwölf Stunden später noch ein zweites Mal, obgleich er nirgends erwähnt, die zweite Injektion sei aus bestimmten Gründen

21 Tage vor dem Ende – Aus dem Pflegeprotokoll:

2 Uhr Temaril-Tabl., Paregoric. Klagt über Juckreiz. 4 Uhr Levo-Dromoran 2 mg gegen Schmerzen. Recht gute 8 Std. 7.30 Uhr Kann Frühstück weg. Schmerzen nicht essen. 7.45 Uhr Levo-Dromoran 2 mg gegen Schmerzen. 8.15 Laborprobe entn. Frühstück gut gegessen. 1 ½ Std. aufgestanden. 12 Uhr Mittagessen ziemlich schlecht gegessen. 13.30 Uhr Levo-Dromoran 2 mg gegen Schmerzen gegeben. 15.30 Uhr Spielt Domino, fröhlich. Diät schlecht gegessen. 19 Uhr Levo-Dromoran 2 mg gegen Schmerzen. Ehemann und Pat. spielen Karten. 22.30 Uhr Levo-Dromoran 2 mg gegen Schmerzen. 23 Uhr Klagt über Juckr. Temaril-Tabl. gegeben.
Aus den Notizen des Arztes: *Oberer Teil der Wunde granuliert von unten her. Appetit schlecht. Scheint Gewicht zu verlieren. Zeitweise deprimiert.*

nötig gewesen. Freud bat Schur, «es» Anna zu erzählen – was? Schurs Frau berichtet zwar, ihr Mann habe das Manuskript seines Buches «beendet, was den Inhalt betrifft», als er 1969 starb, doch das Werk erschien erst 1972. Dr. Schurs Gattin sagt nicht, wie lange vor seinem Tod er das Buch bereits fertig hatte. Daraus geht vielleicht hervor, daß Schur zwar entschlossen war, die Wahrheit zu schreiben, sich die letzten Lebensjahre aber nicht dadurch vergällen lassen wollte, daß man ihn als den «Mann, der Sigmund Freud tötete» bezeichnete.

Als Schurs Buch schließlich doch erschien, hatte die Offenbarung, der Vater der Psychoanalyse persönlich habe um Euthanasie – *aktive* Euthanasie – gebeten und sie auch bekommen, überraschenderweise kaum ein größeres gedrucktes Echo. Wenn das Thema Euthanasie zur Sprache kommt, beziehen Psychologen, die *jeden* Gedanken an Tod mit dem Destruktionstrieb gleichzusetzen scheinen, gewöhnlich keine klare Stellung. Die Tatsache, daß Freud die Euthanasie durch sein eigenes Beispiel unterstützte, sollte eigentlich eine gewisse Wirkung auf seine Jünger haben. Zu meinen Freunden und gelegentlichen Briefpartnern gehören zwei der angesehensten Psychoanalytiker der Welt, der eine in Amerika, der andere in Europa geboren; zufällig haben beide eine Praxis in Kalifornien. Über die reservierte Einstellung des ersten zu meiner Meinung über Euthanasie berichtete ich bereits. Der zweite hatte sie auch eindeutig abgelehnt. Als Schurs Buch die näheren Umstände über Freuds Tod enthüllt hatte, bat ich diese beiden Freunde um eine kurze Stellungnahme zu Freuds Bitte um Euthanasie. Diese Stellungnahme wollte ich an dieser Stelle vollständig abdrucken. Bisher erhielt ich keine Antwort.

Das Krankenhaus in El Paso hielt die Narkotika selbstverständlich hinter Schloß und Riegel, und auf jeder Etage gab es nur eine Stationsschwester, die einen Schlüssel besaß. Bei jedem Schichtwechsel prüften sie und die Schwester, die sie ablöste, den Bestand an Narkotika und unterschrieben gemeinsam eine diesbezügliche Liste.

Seit meiner Ankunft in El Paso war noch nicht viel Zeit vergangen, als Mary Lou im wachen Zustand nicht mehr atmen konnte, ohne einen Laut von sich zu geben, der zwischen Stöhnen und Keuchen lag. Ich erwähnte es Dr. Cameron gegenüber, und er sagte: «Ich glaube, sie ist nie ganz frei von Schmerzen, außer wenn sie es schafft, zu schlafen. Sie fühlt die ganze Zeit zumindest einen unbestimmten, tauben Schmerz. Die Narkotika machen ihn nur etwas erträglicher.»

Je länger Mary Lou dahinsiechte und je größer ihre Sucht nach Narkotika und die davon abhängige Wirkungslosigkeit der Drogen wurden, desto schneller veranlaßten sie die einsetzenden Schmerzen dazu, nach der Schwester zu klingeln und um eine Injektion zu bitten. Der Zeitraum zwischen dem Einsetzen der Schmerzen und dem Weinen, das sie verursachten, wenn sie nicht rechtzeitig gelindert wurden, wurde immer kürzer. Wenn Mary Lou eine Spritze brauchte, brauchte sie sie möglichst schnell.

Eines Abends wurde sie genau um elf Uhr von besonders heftigen Schmerzen gepackt, als die Stationsschwestern gerade Schichtwechsel hatten. Mary Lou klingelte, und die noch diensttuende Schwester antwortete über die Sprechanlage. Als Mary Lou um eine Injektion bat, antwortete die Schwester, sie werde «so schnell wie möglich» kommen, was nicht sehr beruhigend klang. Während die Sekunden dahintropften, stöhnte Mary Lou mit jedem Atemzug schlimmer. Schließlich verlor sie die Selbstbeherrschung und begann, hilflos zu schluchzen.

Ich ging ins Schwesternzimmer und fand die beiden Stationsschwestern, die gerade den Drogenbestand prüften. Sie erledigten ihre Arbeit mit der langsamen und methodischen Gewissenhaftigkeit, die für eine so wichtige Aufgabe sicher nötig ist, die mir aber, der ich gerade von meiner weinenden Schwester kam, unverzeihlich schien. Als ich Mary Lous Bitte um eine Injektion wiederholte, blickte eine der Schwestern verärgert von ihrer Liste auf und erklärte: «Ich habe ihr doch gesagt, ich würde so schnell wie möglich kommen.»

«Sie könnten doch auch sofort kommen», antwortete ich, und sie tat es auch. Damit machte ich mich nicht gerade beliebt, doch dieses Risiko hatte ich einkalkuliert, und es schien mir einigermaßen nebensächlich. Wie lange sie noch ohne meine Intervention mit der Spritze gewartet hätte, kann man nur vermuten.

Auch als sie bei bester Gesundheit gewesen war, hatte Mary Lou nie sehr viel Appetit gehabt, denn sie war sehr klein und zierlich und hatte ihr Leben lang eher ab- als zugenommen. Da sie jetzt praktisch ohne Unterbrechung im Bett lag und fast keine Energie mehr verbrauchte, verschwand ihr Appetit im Krankenhaus fast vollkommen. Ihr Mann, ihre Eltern und ich drängten sie automatisch bei jeder Mahlzeit, mehr zu essen. Auch als mir allmählich dämmerte, wie unsinnig unsere Bemühungen waren – schließlich ißt man, um zu leben –, blieb meine unbewußte Leugnung ihres Todes so stark, daß ich hilflos mit meinen Aufmunterungen fortfuhr, sie möge doch wenigstens versuchen, ein bißchen mehr zu essen. Ich wußte natürlich, daß ich im Grunde Unsinn redete. Es war verwirrend und schwierig für mich, den lebenslänglichen Grundsatz, man müsse gut essen, um bei Kräften zu bleiben, um gesund zu werden, um zu leben, einfach umzukehren.

In ihrer rücksichtsvollen und sparsamen Art ließ Mary Lou uns reden, hörte nicht auf unsere Worte und ließ ihr übriggebliebenes Fleisch und das restliche Gemüse einpacken, damit Pete es für die Hunde mitnahm.

Ich weiß von einem amerikanischen Multimillionär, der vor einigen Jahren, als er sein Leben wegen eines unheilbaren Krebses nicht länger lebenswert fand, Selbstmord beging. Ich weiß, daß er sich selbst tötete. Ich kenne auch die gewagten Manöver, die seine Familie und deren Rechtsanwälte durchführen mußten, um den Untersuchungsrichter davon zu überzeugen, als Todesursache käme nur ein Unfall in Frage. Sie waren keine Kleinbürger, die sich schämten, einen Selbstmörder in der Familie zu haben, aber der Verstorbene hatte schon lange vor Entdeckung seiner Krankheit eine Lebensversicherung in astronomischer Höhe abgeschlossen, und wenn das Urteil des amtlichen Totenbeschauers auf Selbstmord gelautet hätte, wären die Angehörigen der gesamten Versicherungssumme verlustig gegangen.

Die Legalisierung der Euthanasie würde den Angehörigen juristischer Berufe zahlreiche neue Kopfschmerzen bereiten. Sie müßten beispielsweise die Selbstmordklauseln unserer Lebensversicherungspolicen neu überdenken und umformulieren, denn bei einem Euthanasiefall könnte die Versicherung die Selbstmordklausel nur allzu leicht als Grund benutzen, die Prämie nicht auszuzahlen. Sie müßten auch die herrschende Rechtsprechung über Beihilfe zum Selbstmord revidieren, die in den USA seit dem im Jahre 1816 ergangenen, geradezu makabren Richterspruch im Fall Commonwealth of Massachusetts gegen Brown im wesentlichen unverändert fortbestanden hat. Damals, 1816, wurde ein Häftling für schuldig befunden, der einen zum Tode verurteilten Mithäftling zum Selbstmord ermutigt hatte.

Wer politische Veränderungen als Bedrohung auffaßt, sieht natürlich auch in einer Legalisierung der Euthanasie eine Bedrohung. Niemanden, der die konservative amerikanische Zeitschrift *The National Review* kennt, wird es überraschen, daß dieses Blatt die Befürworter der freiwilligen Euthanasie bei mindestens zwei Gelegenheiten heftig attackierte. 1968 brachte die *Review* einen Artikel von Ferdinand Mount mit dem Titel «Noch ein bescheidener Vorschlag» – eine Anspielung auf Jonathan Swifts böse Satire *Ein bescheidener Vorschlag*, in dem der englische Schriftsteller geschrieben hatte, da sein Land nicht nur zuviel Babies, sondern auch zuviel hungernde Erwachsene habe, sollte das Gesetz erlauben, daß die Erwachsenen die Babies äßen. Einleitend erklärte Mr. Mount: «Großbritannien hat soeben die vom Nationalen Gesundheitsdienst finanzierte Abtreibung legalisiert, wenn die Babies mit geistigen oder körperlichen Schäden zur Welt kommen könnten oder wenn sich die Geburt nachteilig auf die bereits lebenden Kinder der Familie auswirken könnte. In der Zwischenzeit erhielten wir den Bericht über eine Rede, die in der Legislaturperiode 1984 im britischen Unterhaus gehalten wird und eine andere Sozialreform fordert.» Dann beginnt der eigentliche Artikel. «Mr. Bodkin (Liberale Partei: Bank, Süden) erklärt im Unterhaus: ‹Ich bin hocherfreut, sehr geehrter Herr Sprecher, daß mir das Glück der Abstimmung Gelegenheit gegeben hat, dieses Gesetz zur Beendigung des Lebens einzubringen.›»

Drei Jahre später sprach Russell Kirk in derselben Publikation außerordentlich beunruhigt über die Möglichkeit einer Liberalisierung der Gesetze und der Einstellungen zur Euthanasie. Er schloß seinen Artikel «Die Politik des Todes» mit den Worten: «Wenn es eine allgemeine Richtlinie gibt, die die Ordnung der Seele und die Ordnung des Gemeinwesens unterstützt, dann diese: Das Leben ist gut und lebenswert. Wenn es ein moralisches Gebot gibt, das noch jede Kultur notwendig fand, dann dieses: Du sollst nicht morden. Die Welt ist ein Ort der Probe und ein Ort der Vorbereitung auf jene Ewigkeit, für die der Mensch geschaffen wurde. In der Hoffnung, die schweren Proben des Lebens abzuschaffen, würden die Eiferer einer ‹wissenschaftlichen Bevölkerungskontrolle› die menschliche Natur selbst abschaffen. Und sie würden die menschliche Kraft und das Mysterium der Fortpflanzung, eine Kraft mit einem Hauch von Göttlichkeit, zu einer rein animalischen Funktion und noch dazu einer abzulehnenden Funktion machen.

Eine solche Gesellschaft wäre furchtbar; und obgleich das Leben noch in den unruhigsten Zeiten der Vergangenheit lebenswert war, möchte ich in einer solchen Zeit nicht weiterleben. Es wäre eine schuldbeladene Gesellschaft, gefoltert von düsteren Neurosen. Diese Gesellschaft würde nagende (wenn auch verdrängte) Schuld fühlen, weil sie die Kraft der Sexualität degradierte. Sie würde von der Schuld des Feindes der Unschuld heimgesucht werden. Sie wäre mit dem Schrecken des Vatermords beladen. In dieser Gesellschaft wäre das Leben wirklich nicht mehr lebenswert. Wenn diese Vorschläge einer Politik des Todes Fortschritt sein sollen – also, dann ist es der Fortschritt auf dem Weg zur Abschaffung der Menschheit.»

Nach Lawrence Mosher sagte Dr. Fred Rosner, Leiter der Hämatologischen Abteilung des Queens Hospital Center in New York, einmal: «Würde die Euthanasie legalisiert, bestünde der nächste Schritt in der Legalisierung des Völkermordes und des Umbringens sozialer Außenseiter. Und wer kann die feine Unterscheidungslinie zwischen Verlängerung des Lebens und Verlängerung des Sterbevorgangs ziehen?»

Jeder, der sich eingehend mit dem Problem Euthanasie beschäftigt, kennt den Gedankengang der Gruppe von Gegnern, die man als ‹Schule vom ersten Schritt› bezeichnen könnte. Zu diesem Argument, dies oder jenes könnte ein Präzedenzfall mit Lawineneffekt sein, erklärt Professor Glanville Williams: «Das ist die Trumpfkarte aller Traditionalisten, gibt es doch keinen Reformvorschlag, der – wie stark die Argumente zu seinen Gunsten auch sein mögen – gegen den Einwand vom ersten Schritt immun sind. In der Tat – je stärker die Argumente für eine Reform sind, desto wahrscheinlicher ist es, daß Traditionalisten den Einwand vom ersten Schritt vorbringen: Sie haben dann nämlich keinen anderen Einwand mehr. C. M. Cornwall charakterisierte diesen Einwand sehr treffend mit der Bemerkung, das Argument vom ersten Schritt bedeute im Grunde nur, man solle nicht heute gerecht handeln, weil man befürchten müsse, man könne aufgefordert werden, morgen noch gerechter zu handeln.

Im England des 19. Jahrhunderts hörte man diese Argumentation außerordentlich häufig von den Leuten, die sich gegen fast alle sozialen und ökonomischen Veränderungen wandten. In unserem Jahrhundert ist sie nicht mehr so stark verbreitet, wird auf bestimmten Gebieten aber immer noch hochgespielt. Als ich vor einigen Jahren an einer amerikanischen Universität über Deliktrecht las, wies ich darauf hin, daß sich die obligatorische Kraftfahrzeugversicherung praktisch überall in der zivilisierten Welt durchgesetzt habe, und schlug vor, man solle das Deliktrecht auf diesem Gebiet dementsprechend mit der Zeit durch ein staatliches Versicherungssystem für Verkehrsunfälle ersetzen, das ohne Rücksicht auf die Schuldfrage zahlt. Der Vorschlag rief sofort den entsetzten Hinweis eines Studenten auf ‹schleichenden Sozialismus› hervor. Das ist der Standardeinwand vieler Leute für jeden neuen Ansatz von staatlicher Aktivität. Man will damit sagen, jeder Vorschlag müsse ohne Rücksicht darauf, wie lobenswert er an sich ist, schon deshalb abgelehnt werden, weil man andernfalls nicht die genaue Trennungslinie ziehen könnte.»

Leuten, die das Schreckgespenst des von den Nazis fälschlich mit Euthanasie bezeichneten Ausrottungsprogramms an die Wand malen, hält William entgegen: «In mehreren amerikanischen Bundesstaaten gibt es Sterilisierungsgesetze, die größtenteils so weit gefaßt

20 Tage vor dem Ende – Aus dem Pflegeprotokoll:

Levo-Dromoran 2 mg gegen Schmerzen. Kann wegen Schmerzen nicht schlafen. 7 Uhr Pat. schläft. 8 Uhr Temaril-Tabl. gegen Juckreiz. Levo-Dromoran 2 mg. Weint vor Schmerzen. Frühstück zieml. gut gegessen. 1½ Std. aufgestanden. 12.15 Uhr Dramamine 50 mg gegen Übelkeit. Kann Mittagessen nicht essen. 13 Uhr Levo-Dromoran 2 mg gegen Schmerzen. 14 Uhr Gelee mit kl. Menge Milch. 14.30 Uhr Besucher. Recht gute 8 Std. Diät zieml. gut gegessen. 18 Uhr Levo-Dromoran 2 mg gegen Schmerzen. Temaril-Tabl. Ehemann und Bruder bei Pat. 20 Uhr Kolostomiebeutel gewechselt. Mäß. Menge lehmfarbener weicher Stuhl. 21 Uhr Klagt über starke Schmerzen. Levo-Dromoran 2 mg gegeben. Beschwerl. 8 Std.

wurden, daß sie nicht nur für Sterilisierung, sondern auch für Desexualisierung galten und nicht nur freiwillige, sondern auch erzwungene Operationen gestatteten. Diese Gesetze wurden lange vor den Nazis verabschiedet; die erste Bestimmung trat 1907 in Indiana in Kraft. Wie sah die praktische Wirkung aus? In mehreren Bundesstaaten wurden sie kaum angewendet.»

Der englische Arzt John Rowan Wilson schreibt, man erhebe vor allem zwei Argumente «gegen die freiwillige Euthanasie – sie sei unmoralisch, und sie könne mißbraucht werden. Dieselben Einwände hat man irgendwann auch schon gegen die Scheidung, die Empfängnisverhütung und die Abtreibung mit therapeutischer Indikation erhoben. Was die Frage der Moral betrifft, wird heute doch bestimmt akzeptiert, daß man einer Gesellschaft, die die organisierte Religion großenteils aufgegeben hat, keinen religiösen Moralstandpunkt aufzwingen darf. Auch die Möglichkeit des Mißbrauchs scheint nicht sehr wahrscheinlich, wenn die Durchführungsbestimmungen vollständig und unzweideutig sind. Die Euthanasia Society hat sowohl einen Gesetzentwurf zur Parlamentsvorlage als auch eine Erklärung für die betroffenen Personen entworfen, mit der die Unterschreibenden den Arzt ermächtigen, unter bestimmten, genau spezifizierten Voraussetzungen Euthanasie vorzunehmen oder Wiederbelegungsversuche zu unterlassen; zu diesen Voraussetzungen gehören zum Beispiel unheilbare, immer schlimmer werdende Krankheiten und der dauernde Verlust der normalen geistigen Funktionen. Die Euthanasia Society hat ein umfassendes System mit Sicherheitsvorkehrungen ausgearbeitet. Zwei Ärzte, einer davon mit Beraterfunktion, müßten auf der Erklärung mit ihrer Unterschrift bestätigen, daß der Patient unter den niedergelegten Voraussetzungen für Euthanasie in Frage kommt, und als Schutz vor übereilten oder impulsiven Entscheidungen würde die Erklärung erst nach einem gesetzlich festgelegten Mindestzeitraum von 30 Tagen ausgeführt werden können.

Die Gesetzesförderer bezeichnen ihren Entwurf als einen ‹wohlüberlegten Plan, dem Tod mit Würde zu begegnen›, und meiner Meinung nach sollte er auch als solcher behandelt werden. Auf religiösen Dogmen beruhende emotionale Ausbrüche sollte man ignorieren, wie es auch bei anderen Gesetzesentwürfen der Fall war. Kein Arzt sollte entgegen seinen Wünschen oder seinen religiösen Grundsätzen zur Beteiligung an Euthanasie gezwungen werden können. Im Augenblick hoffen wahrscheinlich die meisten Menschen, ihr Arzt werde ihnen den Tod so leicht und gnädig machen, wie er kann, aber sie haben keinerlei Garantie dafür, und die juristische Position des Arztes ist sehr zweifelhaft. Deshalb hängt das Schicksal des Patienten großenteils vom Zufall ab.

Das ist gewiß nicht wünschenswert; niemand möchte mit seinen letzten Stunden auf dieser Erde Roulette spielen. Es ist nur fair, daß der Patient seine Wünsche klar und deutlich in juristischer Form äußern kann. Schließlich ist auch der Selbstmord kein Verbrechen mehr: man akzeptiert, daß ein Mensch, der sein vorzeitiges Ende herbeiführt, damit eine persönliche Entscheidung getroffen hat, zu der er berechtigt ist. Warum sollte er sich nicht unter bestimmten Voraussetzungen der Hilfe seines Arztes vergewissern, wenn es darum geht, aus einem Leben zu scheiden, das ihm nur Elend und den anderen nur Belastungen bringen kann?»

Mary Lou hatte keine richtige Herzensfreundin; sie hatte ungewöhnlich viele Freunde, und davon gehörten einige zu dem engeren Freundeskreis. Auch Maureen hatte viele Jahre lang zu dieser Gruppe gehört, und obgleich sie El Paso nach ihrer Hochzeit verlassen hatte und nach Dallas gezogen war, blieb die Freundschaft so eng wie vorher. Als sie hörte, wie schwer Mary Lou erkrankt war, war es für sie eine Selbstverständlichkeit, sofort nach El Paso zu kommen – mit dem Jet braucht man von Dallas anderthalb Stunden – und Abschied von Mary Lou zu nehmen.

Seitdem Mary Lou einen künstlichen Ausgang bekommen hatte, war das Schild «Bitte keine Besucher» nicht mehr von ihrer Tür entfernt worden, doch wir hatten die Erlaubnis, für die Menschen, die sie wirklich sehen wollte, Ausnahmen zu machen, und sie wollte Maureen auf jeden Fall sehen. Ich fürchtete, Maureen, eine sehr weiche Frau, die nahe am Wasser gebaut hatte, würde den qualvollen letzten Abschied nicht ertragen. Selbst wenn sie den wahren Grund ihrer Reise nach El Paso nicht offen zugab, würde Mary Lou ihn ganz bestimmt erraten. Sie wußten beide genau, daß sie sich niemals wiedersehen würden.

Doch sie umgingen diese schreckliche Tatsache, indem sie einfach nicht darüber sprachen. Ich ließ Maureen und Mary Lou allein, habe es aber nachher von Maureen erfahren, die, Gott segne sie, ihre Tränen zurückhielt, bis sie wieder herauskam und die Tür hinter sich schloß. Mary Lou, sagte sie, habe das Versteckspiel mitgemacht. Heute weiß ich, großenteils durch Lektüre, was ich damals noch nicht wußte – die mangelnde Bereitschaft von Verwandten und Freunden, offen vom Tod und vom Sterben zu sprechen, vergrößert und verstärkt nur noch die furchtbare Einsamkeit des sterbenden Menschen, der nun niemanden oder fast niemanden mehr hat, der die Bürde mit ihm teilt, die ihn am stärksten belastet. Vielleicht brauchte Mary Lou jenes Versteckspiel genauso wie Maureen, vielleicht aber auch nicht? Man kann nur vermuten, ob es wirklich ihr Wille war, die letzten Minuten, die sie in ihrem Leben mit einer ihrer besten Freundinnen zusammen war, die sie je hatte, mit nichtssagenden Redensarten und heiterem Geplauder zu vergeuden.

«Es ist unwahrscheinlich», erklärt Glanville Williams, «daß ein Arzt, der unter dem – wenn auch ungewissen – Damoklesschwert einer Anklage eine Entscheidung fällen muß, allein das Wohlergehen seines Patienten im Auge haben kann.» Über die juristische Position eines solchen Mediziners, der einer Bitte um Euthanasie nachkommt, sagt Williams: «Die meisten Juristen würden sagen, es handle sich um Totschlag, der je nach der geltenden Rechtsprechung und der Art des Totschlags mit Gefängnis bis zu lebenslänglich bestraft werden kann.» Zum Unterschied zwischen Euthanasie und Mord erklärt er: «Wenn ein Patient wegen unerträglicher Schmerzen verlangt, getötet zu werden, und man kommt seiner Bitte nach, läßt er sich dieser Tötung auf Verlangen natürlich mit wenigen Worten die moralische Verwerflichkeit zuschreiben. Wenn das Töten vieler Menschen im Krieg und das Töten von Verbrechern als Strafe kein ‹Mord› sind, dann kann man sicher fordern, daß dieses häßliche Wort auch nicht für den Akt der Barmherzigkeit gelten soll, einen Patienten mit dessen Zustimmung und zu dessen Wohl zu töten.»

Der Theologe Joseph Fletcher sagt: «Unsere Gerichte erlauben schon heute Totschlag in Notwehr, wenn wir von anderen menschlichen Wesen angegriffen werden. Die Gesetzgeber erklärten den vielen interessanten Ethikern allerdings nicht, weshalb sie die gleiche moralische Elastizität nicht auch für Fälle gelten lassen wollen, in denen der Mensch von Krankheiten und unheilbaren Leiden angegriffen wird. Schließlich geht es doch in beiden Situationen um das Recht, anderen in Notwehr das Leben zu nehmen.» Fletcher fügt hinzu: «Wir müssen bestreiten, daß ‹Leben› nichts als biologische Existenz oder Atmen ist!»

Der britische Psychiater John Hinton hat auf eine fundamentale Ironie hingewiesen, die in den betreffenden Paragraphen enthalten ist. «Das Gesetz hat weder den Zeitpunkt des Todes definiert noch Bestimmungen über künstliche Aufrechterhaltung einer derartigen Form des Lebens erlassen», bemerkt er sarkastisch, «aber das Töten verbietet es.»

Helen Silving schreibt in der *University of Pennsylvania Law Review*: «In Norwegen dürfen Richter für die Verabreichung des Gnadentods Strafen verhängen, die unter dem eigentlich in Frage kommenden gesetzlichen Mindestmaß liegen.» In der Schweiz ist es den Ärzten praktisch erlaubt, den Patienten das Gift in die Hand zu geben. Nach dem Bundesstrafgesetz der USA aus dem Jahre 1937, das fünf Jahre später in Kraft trat, ist das Töten eines anderen Menschen auch dann strafbar, wenn es auf dessen Verlangen und mit dessen Zustimmung geschieht. Die Aufforderung zum Selbstmord oder die Beihilfe zum Selbstmord sind nur dann strafbar, wenn der Betreffende von eigennützigen Motiven getrieben wird. Der Arzt, der einem unter einer schmerzhaften tödlichen Krankheit leidenden Patienten Gift oder irgendein anderes Euthanasiewerkzeug verschafft, kann demnach nicht vom Gesetz zur Verantwortung gezogen werden.

Nicht nur die Versuche, im englischen Oberhaus Gesetzentwürfe

19 Tage vor dem Ende – Aus dem Pflegeprotokoll:

1.45 Uhr Levo-Dromoran 2 mg gegen Schmerzen. 4.40 Uhr Temaril gegen Jucken. Recht gute 8 Std. Kaopectate um 9, 13, 17 und 21 Uhr geben. 8.15 Uhr Levo-Dromoran 2 mg gegen Schmerzen. Frühstück r. gut gegessen. 1 Std. aufgestanden. 12.15 Uhr Levo-Dromoran 2 mg gegen Schmerzen. Warme Feuchtigkeitspackung auf Unterleib. Ausschlag oberhalb der Schamgegend. 14.30 Uhr Stöhnt. Feuchtigkeitspackung. Recht guter Tag. 15 Uhr Ruhig, Besucher. Diät recht gut gegessen. 18 Uhr Levo-Dromoran 2 mg gegen Schmerzen genommen. 21 Uhr Feuchtheiße Packg. auf Unterl. 23.30 Uhr Kl. über Schmerzen und Juckreiz. Levo-Dromoran 2 mg. Temaril-Tabl. gegeben.

zur Legalisierung der Euthanasie durchzubringen, schlugen fehl. Auch in mehreren Bundesstaaten der USA bemühte man sich erfolglos um die Legalisierung der Euthanasie: 1937 in Nebraska, 1947 in New York und 1969 in Florida. Dr. Walter W. Sackett, der 1969 den Gesetzentwurf in Florida unterstützte, legte der gesetzgebenden Körperschaft seines Bundesstaates 1972 einen zweiten Entwurf vor. Er lautet:

«ARTIKEL 1. Alle natürlichen Folgen sind vor dem Gesetz gleich und haben unveräußerliche Rechte, darunter das Recht, ihr Leben in Freiheit zu genießen, mit Würde sterben zu dürfen, nach ihrem persönlichen Glück zu trachten, für ihre Arbeit geachtet zu werden und Eigentum zu erwerben, zu besitzen und zu schützen. Kein Mensch darf wegen seiner Rasse, Religion oder nationalen Herkunft eines dieser Rechte beraubt werden.

ARTIKEL 2. Jeder Mensch darf unter Wahrung der gleichen Formalitäten, wie sie das Gesetz für die Abfassung eines Letzten Willens und Testaments fordert, eine rechtsgültige Erklärung abgeben, in der er bestimmt, er wolle von seinem Recht auf einen würdigen Tod Gebrauch machen und sein Leben solle nicht über den Punkt eines sinnvollen Daseins hinaus verlängert werden.

ARTIKEL 3. Sollte es einem Menschen auf Grund geistiger oder körperlicher Unfähigkeit nicht möglich sein, eine diesbezügliche Entscheidung zu treffen, so kann die Entscheidung von einem Ehepartner oder einem oder mehreren Verwandten ersten Grades getroffen werden, vorausgesetzt, es liegt eine schriftliche Einverständniserklärung vor:

1. des Ehepartners oder des Verwandten ersten Grades; oder

2. im Falle von zwei Verwandten ersten Grades einer dieser beiden Personen; oder
3. im Falle von drei oder mehr Verwandten ersten Grades der Mehrzahl dieser Personen.

ARTIKEL 4. Ist ein Mensch geistig oder körperlich unfähig und gibt es keine der in Artikel 3 vorgesehenen Verwandten oder Ehepartner, kann der würdige Tod gestattet werden, wenn drei Ärzte attestieren, daß eine weitere Verlängerung des Lebens sinnlos ist.

ARTIKEL 5. Jedes nach den Bestimmungen dieses Gesetzes ausgefertigte Dokument muß vom Bezirksgericht Florida beurkundet werden, ehe es Wirksamkeit erlangt.»

Während sich dieser Gesetzentwurf aus Florida auf die passive Euthanasie beschränkt, ging der New Yorker Vorschlag des Jahres 1947 erheblich weiter und erfaßte auch die aktive Euthanasie. Er enthielt drei grundlegende Bestimmungen. Erstens konnte jeder geistig zurechnungsfähige Mensch über 21, der an einer unheilbaren, schmerzhaften Krankheit litt, ein ordentliches Gericht mit einem unterschriebenen und beglaubigten Dokument um Euthanasie ersuchen. In diesem Gesuch mußte der behandelnde Arzt eidesstattlich erklären, daß die Krankheit unheilbar war. Zweitens würde das Gericht daraufhin einen Ausschuß von drei Leuten – darunter zwei Ärzte – berufen, die alle Aspekte des Falles untersuchen und dem Gericht mitteilen müßten, ob der Patient Sinn und Zweck seines Gesuchs wirklich verstanden hatte und tatsächlich unter die Bestimmungen des Gesetzes fiel. Drittens konnte das Gericht dem Gesuch des Patienten stattgeben, wenn der Bericht des Ausschusses positiv ausfiel.

Eine Gruppe New Yorker Geistlicher unterstützte den Entwurf mit einer Petition, in der es hieß: «Wir glauben, daß die *Persönlichkeit* geheiligt ist, aber wir glauben nicht an den Wert der bloßen Existenz oder der Lebensdauer ... Wir glauben, daß ein solcher Leidender das Recht zum Sterben hat und daß die Gesellschaft dieses Recht gewähren sollte, indem sie dem Menschen die gleiche Barmherzigkeit entgegenbringt wie den unter dem Menschen stehenden Tieren.»

O. Ruth Russell, emeritierte Professorin der Philosophie an

der Western Maryland University, erklärt: «Wir müssen dafür sorgen, daß das Gesetz zwischen einem barmherzigen Akt und einem böswilligen Akt unterscheidet. Sollten neue Gesetze nicht dem qualifizierten Arzt erlauben, die Bitte seines Patienten um Beendigung des Lebens unter der Voraussetzung zu erfüllen, daß es in Übereinstimmung mit den gesetzlichen Sicherheitsvorkehrungen geschieht, die nicht nur das Recht des Menschen auf Leben, sondern auch das Recht des Menschen auf Sterben schützen? Manche Ärzte geben heute zu, daß sie geltende Gesetze brechen, um diesen Wunsch zu erfüllen. Viele dagegen wollen das Gesetz nicht brechen oder eine Mordanklage riskieren. Das gilt besonders dann, wenn der Patient in einem Krankenhaus liegt, wo man die Tat entdecken und bekannt machen könnte ...

Die Unterstützung [der Euthanasie] wäre größer, wenn es nicht zu dem durch die Naziverbrechen verursachten Rückschlag gekommen wäre. Manche dieser Verbrechen wurden von Ärzten begangen, die den Terminus Euthanasie als Mantel für ihre ruchlosen Morde mißbrauchten. Wir sollten nicht zulassen, daß der berechtigte Abscheu über die Taten der Nazis die Klugheit und Barmherzigkeit verdunkelt, auf denen die neueren Euthanasievorschläge beruhen. Sie würden die Rechte des einzelnen Menschen nicht etwa verletzen, sondern in Übereinstimmung mit den besten demokratischen Prinzipien und unter gesetzlichen Sicherheitsvorkehrungen schützen und erweitern.»

Der Bundesanwalt Dr. Max Kohlhaas, Karlsruhe, hat sich in seinem Bericht «Das Recht auf den eigenen Tod» mit der Euthanasie-Frage befaßt. Darin schreibt er: «Euthanasie im rechtfertigenden Sinn setzt also in jedem Falle voraus, daß der Tod nach ärztlich fundierter Meinung unabwendbar ist und daß durch jede Verlängerung des Lebens der Patient ohne Sinn und Zweck nur gequält würde. Dann – aber nur dann – kann man ihm den Anspruch auf einen schmerzlosen und damit menschenwürdigen Tod zusprechen, wenn er auch selbst einen Willen nicht mehr äußern kann. Denn zum ärztlichen Ethos gehört das ‹nil nocere› genauso wie die Pflicht zur Lebenserhaltung. Ist letztere nicht mehr sinnvoll möglich, dann schadet der Arzt durch Qualenverlängerung praktisch dem Kranken und verletzt damit dessen Menschenwürde durch Versagen eines menschenwürdigen Todes. Man kann also wohl davon ausgehen, daß der Todeskampf in ein sanftes Hinüberschlummern verwandelt werden darf. Man kann auch davon ausgehen, daß die Anwendung von Stimulantien und künstlichen Antriebsmechaniken nicht mehr geboten ist, wenn die Anwendung praktisch nutzlos ist. Dagegen muß daran festgehalten werden, daß jede aktive Beschleunigung des Todes rechtswidrig ist. Das ergibt sich im Umkehrschluß zu § 216 StGB. Meist spielen sich solche Gespräche und Konflikte im stillen Kämmerlein ab. Wo soll denn da die Grenze gezogen werden? Zudem gibt es Menschen, die den Tod als zum Leben angehörig ansehen und eine Verkürzung auch unter Schmerzersparnis gerade nicht wollen. Schließlich leben viele Menschen noch heute unter dem Zeichen des Kreuzes und des Schmerzes.»

Ich war einigermaßen überrascht, als eines Tages eine Dame ins Krankenhaus kam, die sich als Mrs. Ray, Frau des örtlichen Collegepräsidenten, vorstellte und Mary Lou besuchen wollte. Ich kannte die näheren Bekannten und Freunde von Mary Lou und Pete fast alle direkt oder indirekt, und ich wußte, daß der Collegepräsident und seine Frau nicht zu ihrem Kreis gehörten. Mary Lou hatte im College eine spezielle Funktion ausgeübt, die sie sich praktisch selbst erarbeitet hatte. In der Zeit nach ihrer Fehlgeburt, als ihre und ihres Mannes Hoffnung auf ein neues Kind immer schwächer wurde und schließlich versiegte, hatte Mary Lou sich nach einer Teilzeitbeschäftigung umgeschaut, um außer dem Haushalt etwas um die Ohren zu haben. Sie übernahm die Poststelle im College.

Eigentlich bestand ihre Pflicht nur darin, die eingehende Post zu sortieren und in die verschiedenen Fächer zu legen. Die Poststelle hatte nämlich nicht den Status eines Postamtes. Angetrieben von der unbekümmerten Haltung, die Amerikanern in solchen Dingen eigen ist, verwandelte Mary Lou sie jedoch in eine Art Neben-Postamt, da sie außer Einschreibsendungen und Einzahlungen praktisch alles erledigte, was normale Postämter auch machen. Mit ihrem eigenen Geld kaufte sie einen Vorrat von Briefmarken und Postkarten und verkaufte sie an die Benutzer der Poststelle weiter. Auf einem kleinen Tisch neben dem Fenster stand fast immer eine Vase mit frischen Blumen, die Mary Lou aus ihrem Garten mitbrachte. Im Laufe der

18 Tage vor dem Ende – Aus dem Pflegeprotokoll:

> *0.15 Uhr 10 mg Librium. Kann nicht einschlafen. 2 Uhr Levo-Dromoran 2 mg gegen Schmerzen. Schlief in Abständen. 7 Uhr Frühstück gut gegessen. 9.15 Uhr Levo-Dromoran 2 mg gegen starke Schmerzen. 1½ Std. aufgestanden. Mittagessen zieml. gut gegessen. 13.15 Uhr Levo-Dromoran 2 mg gegen starke Schmerzen. 14.30 Uhr Schmerzen immer stärker geworden. Ausschlag in der Schamgegend. Zieml. guter Tag. 16 Uhr Spielt Karten. Diät zieml. gut gegessen. 19 Uhr Levo-Dromoran 2 mg gegen Schmerzen. 20.30 Uhr Temaril-Tabl. gegen Juckr. Zink auf rote Stellen. Bruder liest ihr vor. 22.45 Levo-Dromoran 2 mg gegen Schmerzen.*

Zeit kamen die Leute auch dann in die Poststelle, wenn sie gar keine Briefe abholen mußten oder keine Briefmarken kaufen wollten. Wie der altmodische Tante-Emma-Laden an der Ecke wurde der Raum nach und nach zum allgemeinen Treffpunkt. Infolgedessen kannte bald fast jeder Collegeangehörige, ob Professor oder Student, Mary Lou und nannte sie beim Vornamen. Das ist keine Übertreibung.

Die Geschichte von der Poststelle erklärte den Besuch von Mrs. Ray, der Frau des Collegepräsidenten. Als sie Mary Lous Krankenzimmer verließ, begleitete ich sie bis zum Fahrstuhl. Es überraschte mich ein wenig, daß sie so aufrichtig betrübt war. «Ich wußte es nicht, ich wußte es einfach nicht», sagte sie. «Man hat mir erst gestern erzählt, daß sie so schrecklich krank ist. Hätte ich es vorher gewußt, wäre ich viel eher gekommen.»

Jerry Bryan Wilson hat einmal in *The Christian Century* geschrieben: «Es gibt stichhaltige Gründe für die Ansicht, daß die geltenden Gesetze weder für die notwendigen Entscheidungen ausreichen, noch Ärzte und Patienten umfassend schützen. Sie schützen durchaus das Lebensrecht des einzelnen, und die Änderungen, die für eine Anpassung an die heutige Situation nötig sind, müssen auf der Basis dieses Grundprinzips vorgenommen werden. In Anbetracht der Art des Rechtssystems und der Gesellschaft im allgemeinen ist es viel realistischer, wenn man sich um vorsichtige und allmähliche Änderungen bemüht, die vom Lebensrecht ausgehen, als irgendwelche radikalen Neuerungen zu erstreben.»

Man kann argumentieren, eine Staatsgewalt, die nicht das Recht hat, einem Menschen, der leben will, das Leben zu rauben, habe ebensowenig das Recht, ihm das Leben aufzuzwingen, wenn er es nicht mehr will. Die Rechtsanwältin Mary Rose Barrington, Mitglied des geschäftsführenden Vorstands der Voluntary Euthanasia Society, erklärt: «Zum Schluß möchte ich noch etwas gegen die Wortverdreherei sagen. Wenn ein Patient sein Leben beendet oder ein Arzt ihm dabei hilft, sagt man, sie ‹nähmen das Leben›, so wie ein Dieb das Eigentum mit der Absicht nimmt, dem Eigentümer etwas zu rauben, worauf dieser Wert legt. Was immer man einem sterbenden Patienten auch nimmt, es ist nichts, was er behalten will, und in Wirklichkeit nimmt man ihm nicht etwas, sondern gibt ihm etwas. Das Geschenk ist der Tod, ein Geschenk, das wir eines Tages alle erhalten werden, und wenn wir es schaffen können, unseren Zeitpunkt selbst zu wählen, desto besser für uns, unsere Familie, unsere Freunde und die Gesellschaft.»

«Das Leben», sagt der Theologe Joseph Fletcher, «ist manchmal gut, und auch der Tod ist manchmal gut. Das Leben ist ebensowenig etwas Gutes an sich wie irgendein anderer Wert. Es ist etwas Gutes, wenn es unter den jeweiligen Umständen und im jeweiligen Zusammenhang gut ist. Wenn es nicht gut ist, verdient es weder Schutz noch Erhaltung. Unsere jetzigen Gesetze über ‹Freitod› sind nicht zivilisiert.»

1962 wies Dr. Leonard Colebrook, damals noch Vorsitzender der Londoner Voluntary Euthanasia Society, darauf hin, daß der Krebs ungefähr jeden fünften Todesfall in England und Wales herbeiführt. Der Reverend A. B. Downing schreibt dazu: «Dr. Colebrook erklärte, es bestehe Grund zu der Annahme, daß mindestens einer von hundert unheilbar Kranken lieber sein Ende beschleunigen als einen in die Länge gezogenen Tod ertragen würde. Unter dieser Voraussetzung würde die Legalisierung der freiwilligen Euthanasie im Jahr etwa tausend Krebsleidenden Erlösung bringen – vielleicht erheblich mehr. Zusammen mit den anderen unheilbar Kranken, fügte er hinzu, könnte sich die Gesamtzahl auf ungefähr viertausend belaufen und mit der Zeit immer größer werden.»

Anthony Flew, Professor der Philosophie an der Universität Keel (Staffordshire), hat die Frage aufgeworfen, ob Euthanasie moralisch auch dann noch als Mord betrachtet würde, wenn ein Gesetz die juristische Morddefinition änderte: «Das läuft auf die Frage hinaus, ob ein Mensch, der bei einem anderen, unheilbar kranken Menschen die gesetzlich erlaubte und von dem Kranken permanent gewünschte

Euthanasie vornimmt, gewissermaßen einem ‹normalen› Mörder ähnelt und ob man seine Tat deshalb moralisch als Mord betrachten sollte. Bei dieser deutlichen Fragestellung wird klar, daß sich die beiden Fälle in mindestens drei wichtigen Punkten unterscheiden. Erstens wird das (typische) Mordopfer gegen seinen Willen getötet, ein Euthanasiepatient aber nur dann, wenn er sich den Tod seit längerer Zeit fest gewünscht hat. Zweitens tötet der Mörder sein Opfer gewöhnlich mit dem Ziel, es zu beseitigen, ein Euthanasiearzt tötet aber seinen Patienten mit dem Ziel, ihn von unnützen Qualen zu erlösen und die sinnlose Degradierung eines menschlichen Wesens zu verhindern. Drittens handelt ein Mörder gegen das Gesetz, der Mann, der Euthanasie vornimmt, aber mit dem Gesetz, weil er einem anderen Menschen hilft, das zu bekommen, was das Gesetz ihm erlaubt.»

Professor Yale Kamisar von der juristischen Fakultät der University of Michigan, übrigens kein Freund der Euthanasie, sagt: «Daß Presse und breitere Öffentlichkeit nicht alleinstehen, wenn sie einen Akt der Euthanasie unter Umständen auch ohne Zustimmung des Opfers als ‹Gnadentod› sehen, geht schon aus den Überlegungen der Königlichen Untersuchungskommission über die Todesstrafe hervor. ‹Gnadentod› sah der Report beispielsweise dort als gegeben, ‹wo eine Mutter ihr Kind oder ein Mann seine Frau aus barmherzigen Motiven wie Mitleid und Menschlichkeit getötet hat›. Der einzige spezifische Vorschlag, den ‹Gnadentod› aus der im Report erörterten Mordkategorie zu streichen, stammt von der Society of Labour Lawyers, die die Unterscheidung freiwillig–unfreiwillig nicht gelten läßt: ‹Wenn ein Mensch, der einen anderen Menschen getötet hat, nachweisen kann, daß er diesen Menschen mit der von Mitleid diktierten Absicht tötete, ihm körperliche oder geistige Qualen zu ersparen, ist er nicht des Mordes schuldig.›»

Bei den Recherchen zu ihrer nie ausgestrahlten Fernsehsendung untersuchten Igor Barrère und Etienne Lalou auch die Gesetze, die in verschiedenen Ländern für Euthanasie gelten oder sich darauf anwenden lassen. Wie sie feststellten, hatte allein die Schweiz «dieses delikate Problem mit größtmöglicher Menschlichkeit und unter aufgeklärten Gesichtspunkten behandelt». Im Schweizer Gesetzbuch gibt es nicht weniger als vier Paragraphen, die dem gewidmet sind, was die beiden Franzosen als den «komplexen, schrecklichen und umstrittenen Akt» der Euthanasie bezeichnen. Das Strafgesetzbuch der jungen, fortschrittlichen und revolutionären Sowjetunion aus dem Jahre 1922 befreite in einem Zusatzartikel zu § 143 jeden von Strafe, der aus Gründen der Menschlichkeit eine Tötung auf Verlangen vornahm. Einige Monate später wurde dieser Zusatzartikel jedoch bei der sechsten Sitzung des Panrussischen Zentralen Exekutivkomitees gestrichen, weil er zu ‹antisozialem Mißbrauch› führen könnte.

Nach Barrère und Lalou gibt es nur drei Länder, nämlich Peru, Uruguay und die Tschechosloswakei, wo Menschen, die Totschlag aus Mitleid oder anderen altruistischen Motiven begehen, von der Bestrafung als gewöhnliche Totschläger ausgenommen werden. Zu den Ländern, deren Gesetze gewisse Nuancen und Bewegungsfreiheiten erlauben, gehören Brasilien, Spanien, die Niederlande, Ungarn, Italien, Norwegen, Polen, Dänemark und die Schweiz.

In manchen Staaten hat sich die Anwendung der Gesetze geändert, obwohl die Gesetze selbst unverändert blieben. 1968 sagte Sir George Thomson, Nobelpreisträger der Physik und damals Vizepräsident der Londoner Voluntary Euthanasia Society, auf der Ersten Euthanasiekonferenz in New York: «In Großbritannien ist man seit dem Deblin-Urteil im Bodkin Adams-Prozeß aus dem Jahre 1957 offenbar allgemein der Ansicht, ein Arzt habe in einem Fall, der bestimmt tödlich enden wird, auch dann das Recht, die Schmerzen zu lindern, wenn er damit den Tod beschleunigt...» Kaplan Robert B. Reeves jr. vom Presbyterian Hospital erklärte den Anwesenden jedoch: «Das große Hindernis ist heute die Angst vor einem Prozeß, da die Ärzte jetzt nicht mehr so gute Beziehungen zu den Familien haben wie früher. Und das behindert sie auch bei der Durchführung ihrer Entschlüsse.»

Viele amerikanische Mitglieder des Euthanasia Educational Council wenden sich auch deshalb gegen eine freizügigere Euthanasie-Gesetzgebung, weil derartige Gesetze die Euthanasie in Wirklichkeit nur noch schwieriger machen würden als heute. Freizügigere Gesetze würden zum Beispiel die Juristen vor neue Probleme stellen. Zu den steuerlichen Konsequenzen erklärte Professor Henry H. Foster von der juristischen Fakultät der New York University

17 Tage vor dem Ende – Aus dem Pflegeprotokoll:

> *3.15 Uhr Levo-Dromoran 2 mg gegen Schmerzen. In langen Abständen geschlafen. 7 Uhr Frühstück gut gegessen. 9.15 Uhr Levo-Dromoran gegen Schmerzen. 11 Uhr Kaopectate nur unter Protest genommen. Kl. über Schmerzen. Pat. scheint sehr nervös. Keine offensichtl. Schmerzen. Dr. telefonisch benachrichtigt. 11.30 Uhr 1 gr Phenobarbital gegeben. Medikament wirkt. Mittagessen recht gut gegessen. 14 Uhr Levo-Dromoran 2 mg gegen Schmerzen. Weint & ist deprimiert. Schlechte 8 Std. Besucher. 16 Uhr Levo-Dromoran 2 mg gegen Schmerzen. Temaril-Tabl. gegen Juckreiz. Diät recht gut gegessen. 22 Uhr 3 gr Amytal. Unruhig – zeitweise Beschwerden. Schlechte 8 Std.*
> Aus den Bemerkungen des Arztes: *Hatte entzündete Haut am unteren Unterleib und an der Kolostomie. Das besserte sich mit der Behandlung. Stuhl aus Kolostomie war zunächst weich, halbflüssig, ist aber jetzt fester. Braucht alle 24 Std. 4 oder 5 Injektionen L-Dromoran.*

1968 auf der Ersten Euthanasiekonferenz: «Nach einem geltenden Bundesstaatsgesetz werden zum Beispiel Steuern auf Schenkungen erhoben, die drei Jahre vor dem Tode des Betreffenden gemacht wurden, weil man davon ausgeht, die Schenkung sei in Anbetracht des nahenden Endes getätigt worden. Nehmen wir einmal an, die Familie bittet den Arzt, einen Angehörigen so lange dahinsiechen zu lassen, bis seit der jeweiligen Schenkung und der amtlichen Todeserklärung mehr als drei Jahre verstrichen sind. Nehmen wir an, der Arzt kommt diesem Verlangen nach. Das hätte steuerliche Folgen: Die Steuer wäre weit niedriger oder würde vielleicht ganz entfallen.»

In seiner Erwiderung auf Professor Kamisars Schrift «Euthanasie-Gesetze: Einige nichtreligiöse Einwände» erklärt Professor Glanville Williams: «Wenn ein Patient das letzte und furchtbare Stadium einer Krankheit erreicht hat, ist er vielleicht häufig gar nicht mehr imstande, sich zu töten. Um sicherzugehen, daß sein Selbstmord gelingt, muß er vorher handeln; und er darf niemanden um Rat fragen, weil man ihn sonst hindern könnte. Das vervielfacht also die Gefahren einer falschen Diagnose, wie der Autor so sehr betont. Hat er übrigens nicht bedacht, was für eine schreckliche Sache der gewöhnliche Selbstmord ist und welchen Schock es für die Familie darstellt, wenn sie die Leiche findet? Der Autor sieht im Selbstmord den Vorteil, daß er keine Lösung ist, ‹die der Staat unterstützt und sanktioniert›. Das ist ein weiteres Beispiel für seine ängstliche Haltung und sein Versagen, sich dem eigentlichen moralischen Problem zu stellen. Es ist aber auch ein Irrtum, denn bei meinem Gesetzentwurf würde der Staat die Euthanasie weder unterstützen noch sanktionieren. Er würde der Euthanasie lediglich die Angst vor Strafe nehmen, was eine ganz andere Sache ist. Mein Vorschlag beruht im Grunde auf dem gleichen *laissez faire*, das auch der Autor befolgt, wenn er den Selbstmord als Lösung betrachtet.»

Joseph Fletcher versucht, die Euthanasie als Theologe unter allen nur möglichen Perspektiven zu sehen. «Welcher moralische Unterschied», fragt er, «besteht, wenn man nichts tut, um den Patienten am Leben zu halten, und wenn man ihm eine tödliche Dosis eines schmerzstillenden Mittels oder ein anderes tödliches Medikament gibt? Die Absicht ist in beiden Fällen dieselbe. Die Entscheidung, einen Patienten *nicht am Leben zu halten*, ist moralisch genauso gezielt wie die Entscheidung, *ein Leben zu beenden*. Schon Kant hat gesagt, wenn wir die Ziele wollen, wollen wir auch die Mittel. Obgleich nach wie vor unterschiedlich angewendet, wird das *Prinzip* des Gnadentods heute eindeutig akzeptiert, und zwar auch in den religiösen Kreisen, wo der Druck der Todesfurcht am stärksten gewesen ist. Nur in der ‹operationalen› oder praktischen Frage: ‹Wer tut was unter welchen Umständen?› gehen die Meinungen auseinander.

Ärzte und Laien haben die Gesetzgeber bisher erfolglos gebeten, die *direkte* Euthanasie zu legalisieren. Der Autor unterstützt zwar die direkte Methode, räumt jedoch ein, daß man sich vorübergehend vielleicht mit einem gesetzlichen Kompromiß zufriedengeben muß ... Glanville Williams hat vorgeschlagen, da es kaum unmittelbare Hoffnung auf Verabschiedung eines direkten Entwurfes gebe, sei es vielleicht praktischer, sich um ein Gesetz zu bemühen, das den Arzt bei den *indirekten* Formen des Gnadentods schützt, die *sie heute ohnehin praktizieren* und die führende Moraltheoretiker aller Glaubensrichtungen unterstützen könnten. Diesbezügliche Vorschriften würden jeden praktischen Arzt von aller Schuld freisprechen, der versucht hat, den Tod eines unter einer schmerzhaften und unheilbaren Krankheit leidenden Patienten zu beschleunigen oder zu erleichtern. Dann genössen die Ärzte den Schutz des Gesetzes und hätten die Freiheit, dem eigenen Gewissen zu folgen. Die Legalisierung dieser Sache würde das Gesetz wieder in Einklang mit der ärztlichen Moral bringen, der es nicht bloß um die Quantität, sondern auch um die Qualität des Lebens gehen muß.»

Die Reihe der bittersüßen Abschiedsbesuche an Mary Lous Krankenbett ging weiter. Von dem engeren Freundeskreis, den ich bereits erwähnte, bedeutete Nita meiner Schwester vielleicht am meisten. Ihr tiefer religiöser Glaube schmiedete sie zusammen, obgleich Mary Lou viele Prinzipien der Christlichen Wissenschaft ablehnen mußte, zu denen sich Nita so uneingeschränkt bekannte. Maureen war mit dem Flugzeug von Dallas gekommen, um Abschied zu nehmen, und jetzt kamen Nita und Johnny mit dem Auto aus Scottsdale, Arizona, und obwohl Nita darauf bestand, solange Mary Lous Herz noch schlüge, «könne alles besser werden», wollten die beiden genau dasselbe: Abschied nehmen.

Als Nita eintraf, waren wir, die Patientin, die Familie und der Arzt, bereits übereingekommen, Besuche und Besuchsdauer streng zu beschränken, aber Mary Lou bestand darauf, daß es diese Beschränkungen bei ihrer wohl liebsten Freundin nicht geben dürfe. Nita hatte schon vor langer Zeit begonnen, in ihrer Kirche zu lesen, und als sie mit einer umfangreichen Handtasche ins Krankenhaus kam, hatte ich den Verdacht, die Tasche enthalte Schriften der Christlichen Wissenschaft, die sie Mary Lou vorlesen wollte. Aber meine Schwester liebte sie, und auch ich mochte sie sehr gern, und deshalb sagte ich nichts, und als ich ihr die Tür zum Krankenzimmer öffnete, verkündete ihr strahlendes und fröhliches Lächeln der ganzen Welt, daß der Tod gar nicht existierte.

Die beiden blieben fast eine Stunde allein. Als Nita die Tür aufmachte und herauskam, blieb das siegesgewisse Lächeln noch auf ihrem Gesicht, bis sie die Schwelle überquert, ein letztes «Bis zum nächstenmal, Honey» gesagt und die Tür wieder geschlossen hatte. Dann sah es fast eine Minute lang so aus, als würde sie zusammenbrechen. Doch sie hatte sich schnell wieder unter Kontrolle, und als sie sich von mir verabschiedete, sagte diese bewundernswerte, außergewöhnliche Frau noch einmal: «Mary Lou kann *trotzdem* wieder gesund werden!»

«Gesetzgeber», hat Glanville Williams einmal sarkastisch bemerkt, «wissen genau, daß man mit Gesetzesreformen keine Stimmen gewinnen, sondern nur die Stimmen derer verlieren kann, die sich verbohrt gegen Neuerungen wehren.»

Im allgemeinen stimmt das; es gibt aber Ausnahmen, wie Tom McCall, der Gouverneur des Bundesstaates Oregon, bewiesen hat. 1971 meldete die Nachrichtenagentur UPI aus Lincoln City, Oregon: «Gouverneur Tom McCall hat vorgeschlagen, der Bundesstaat Oregon solle die Möglichkeit einer Legalisierung des Gnadentods untersuchen, damit sich kranke und alte Menschen statt für ein ‹Leben als Wrack› für einen ‹würdigen Tod› entscheiden können ...» Im darauffolgenden März schrieb Gouverneur McCall in einem persönlichen Brief: «Meine Bemerkungen wurden natürlich verschieden wiedergegeben und interpretiert. Als ehemaliger Journalist möchte ich die Berichterstattung nicht kritisieren; ich möchte aber betonen, daß ich den Ausdruck ‹Gnadentod› nicht benutzte und mir darüber klar bin, daß ‹Euthanasie› weit mehr bedeutet, als man auf den ersten Blick annimmt. Das eigentliche Problem bleibt jedoch bestehen: das gesamte Gebiet dieser menschlichen Erfahrungen schreit nach der wissenschaftlichen Untersuchung und Aktion aufgeklärter Menschen ... Wie bei allen anderen Dingen, werden wir uns auch hier gegenseitig helfen müssen. Ihr kluges und verständnisvolles Schreiben verstärkt meine Gewißheit, daß wir mit tatkräftiger Hilfe eines Tages die Wahrheit finden werden. Das ist schließlich unsere zentrale Motivation als Mitmenschen der anderen.»

An dieser Stelle kann man auch auf Frank Church, Senator der Demokratischen Partei aus Idaho, hinweisen. Am 7. August 1972 eröffnete Church die Hearings des von ihm ins Leben gerufenen Sonderausschusses des Senats über das Altern. In der *Washington Post* berichtete Nancy L. Ross am nächsten Tag: «Von Anfang an prallten die Ansichten der Zeugen über grundlegende Fragen heftig aufeinander. Ein Arzt, der den hergebrachten Standpunkt vertrat, man müsse alles tun, um das Leben mit Hilfe von Maschinen und Medikamenten zu erhalten, wurde gegen einen Psychiater ausgespielt, der dafür eintrat, man solle die Sterbenden nicht als Nadelkissen der Medizin, sondern als Menschen behandeln und sie friedlich zu Haus sterben lassen. Der Psychiater wiederum wandte sich gegen den Vorschlag eines bundesstaatlichen Gesetzgebers, das Recht zu sterben und die Entscheidung, wer leben oder sterben solle, gesetzlich zu kodifizieren.

Es bestand jedoch ein gemeinsames Band zwischen Zeugen und

Senatoren, als sie von tragischen Sterbe- und Todesfällen berichteten, mit denen sie beruflich oder privat in Berührung gekommen waren. Da war der 94jährige Dr. Arthur E. Morgan, ehemaliger Präsident des Antioch College, der weinte, als er erzählte, wie die Krankenschwestern seiner sterbenden Frau mit Gewalt den Mund geöffnet hatten, um sie zum Essen zu bringen. Da war der Ausschußvorsitzende, Senator Frank Church, der sich daran erinnerte, daß die Ärzte ihm 1947, als er Krebs gehabt hatte, noch sieben Monate gaben.

Da war die in der Schweiz geborene Psychiaterin Elisabeth Kübler-Ross, die mehr als fünfhundert sterbende Patienten interviewt und danach *On Death and Dying* (deutsch: *Interviews mit Sterbenden*), die Bibel der Bewegung, verfaßt hatte. Sie berichtete von ihrer Mutter, die zwei Jahre lang zum Sterben verurteilt in einem Krankenhaus liegen mußte, weil es keine Schwestern gab, die sie zu Haus rund um die Uhr versorgen konnten. Dr. Walter W. Sackett, Mitglied der gesetzgebenden Körperschaft des Bundesstaats Florida, sagte, in seinem Staat seien 125 ansonsten gesunde Patienten gestorben, da es nicht genug künstliche Nieren gab – ‹irgend jemand› habe entschieden, das Geld solle lieber für die Versorgung geistig oder körperlich schwer behinderter Menschen in geschlossenen Anstalten ausgegeben werden.»

Senator Church erklärte, das Hearing ziele nicht darauf ab, «Versuchsballons über Vorschläge für Regierungsaktionen aufsteigen zu lassen», sondern solle «das Verständnis der breiteren Öffentlichkeit für diese Probleme wecken, bevor wir auch nur an eine Änderung der öffentlichen Politik denken können».

Für Senator Church und Dr. Sackett war es sicher überraschend, daß sie aus unerwarteter Quelle der extremen Rechten zumindest indirekt unterstützt wurden. Nach einer kurzen Zusammenfassung der Ergebnisse des Hearings fragte William F. Buckley jr. nervös: «Empfiehlt Dr. Sackett das, was wir gemeinhin als Euthanasie oder Verabreichung des Gnadentods bezeichnen?»

Dann zitierte Buckley den Direktor des Bildungsdienstes der Veteran's Administration, Dr. Laurance Foye jr. Foye hatte erklärt: «Weder ich noch irgend jemand anders weiß, wie man entscheiden soll, wann das Leben sinnlos wird.» Dazu sagte Buckley: «Richtig.

Aber dieses Argument (das in abgewandelter Form auch gegen die Todesstrafe vorgebracht wird) reicht kaum aus, um Dr. Sacketts Punkte zu widerlegen.» Anschließend erwähnte Buckley Papst Pius XII., der sich im November 1957 dagegen ausgesprochen hatte, bei todkranken Patienten «trotz der Tatsache, daß die Seele den Körper vielleicht schon verlassen hat», mit der künstlichen Beatmung fortzufahren. Buckley schloß: «Das Problem ist natürlich, ob das, was für die künstliche Wiederbelebung gilt, auch für die Behandlung gilt, die nach Dr. Sackett für die ‹bettlägerigen, in Windeln gewickelten, mit Kanülen ernährten und völlig bewußtlosen› lebenden Patienten erforderlich ist. Um ihrer und ihrer Familien willen hoffe ich, daß man so verfährt.»

Intravenöse Injektionen waren für Mary Lou schon immer problematisch gewesen, denn kleine Menschen wie sie haben entsprechend kleine Blutgefäße, die mit der Nadel – wenn überhaupt – schwer zu finden sind. Bei den vielen Behandlungsphasen mit der 5FU-Chemotherapie mußten die Ärzte sämtliche injektionsgeeigneten Blutgefäße benutzen – einmal spritzten sie dabei in ihren Handrücken und bei einer besonders schwierigen Gelegenheit sogar in den Fuß.

Als ich in El Paso eintraf, mußte sie immer noch intravenöse Infusionen («I.V.s») bekommen, und das bedeutete, daß neben ihrem Bett eine Flasche hing, deren Inhalt langsam durch eine Nadel in ihren Blutkreislauf tropfte. Weil es so schwierig war, ein geeignetes Blutgefäß zu finden, hatte man ihr vorübergehend eine Plastikröhre wie einen Miniatur-Zapfhahn in den Handrücken gesteckt und mit Heftpflaster befestigt. Auf diese Weise mußte man nicht jedesmal lange mit der Injektionsnadel suchen, um etwas in ihren Blutkreislauf gelangen zu lassen.

Eines Tages, als Mary Lou schon wußte, daß ihr Ende nahe war, aber immer noch klar denken konnte, rief sie Mutter und mich ans Bett und sagte: «Wenn es soweit ist, daß sie mir wieder diese verdammten I.V.s in die Hand stecken wollen, dann *will ich es nicht mehr*. Das möchte ich euch schon jetzt sagen.» Sie hatte den Ellbogen aufs Bett gestützt und betonte ihre Worte, indem sie ihren Arm wie ein Metronompendel hin und her schwenkte. «Und außerdem

16 Tage vor dem Ende – Aus dem Pflegeprotokoll:

> *1.30 Uhr Levo-Dromoran 2 mg gegen Schmerzen. 5 Uhr Mit Temaril-Tabl. wiederholt. Frühstück gut gegessen. 8.20 Uhr Levo-Dromoran 2 mg gegen Schmerzen. 1 Std. aufgestanden* [zum letztenmal]. *12 Uhr Levo-Dromoran 2 mg gegen Schmerzen. Mittagessen recht gut gegessen. 16.30 Uhr Levo-Dromoran 2 mg gegen Schmerzen. Sulfokain & Zinkoxid auf gerötete Stellen aufgetragen. 20 Uhr Levo-Dromoran 2 mg gegen Schmerzen. 21.30 Uhr Nachm.-Pflege. 3 gr Amytalsodium. Wieder Sulfokain & Zinkoxid aufgetragen. 23 Uhr Levo-Dromoran gegen Schmerzen.*

sollt ihr mir versprechen, daß ihr mir helft, wenn sie es trotzdem versuchen.» Mutter erklärte es Dad, der sehr schwerhörig war und deshalb nicht richtig mitkam. Er sagte nichts, sondern nickte nur, um zu zeigen, daß er verstanden hatte.

Mutter zögerte etwas, weil die «Ärzte es doch am besten wissen müssen», aber ich gab Mary Lou mein Wort, und als Dr. Cameron am Spätnachmittag seine Tagesvisite machte, berichtete ich ihm von Mary Lous Bitte. Er sah mich einen langen Augenblick stumm an und sagte dann: «Bestimmt wird niemand ihren Tod verlängern. In einem solchen Fall haben Infusionen den Zweck, den Patienten nicht verdursten oder verhungern zu lassen, was meiner Ansicht nach für Mary Lou alles andere als angenehm wäre. Aber sie ist eine erwachsene Frau, und wenn sie wirklich weiß, was sie will, werde ich ihren Wunsch erfüllen.» Auch unter vier Augen erklärte er Mary Lou die Alternative, doch meine standhafte kleine Schwester blieb bei ihrer Entscheidung, und sie blieb dabei bis zum bitteren, bitteren Ende.

Jerry Bryan Wilson schrieb einmal in *The Christian Century*: «Obwohl das Gesetz die Euthanasie theoretisch verbietet, sieht es in der Praxis von einer Bestrafung ab: nur wenige Fälle von Gnadentötung kommen vor Gericht, und die Möglichkeit einer Verurteilung ist gering. Wie Paul Ramsey beobachtet, geht die Jury in solchen Fällen vom Prinzip der Gleichsetzung von Vorbedacht und Arglist ab und kommt unter den gegebenen Umständen zu der Entscheidung, der Angeklagte habe nicht böswillig und mit Vorbedacht gehandelt, sei also nicht des Mordes schuldig. Das sollte man nicht für eine Lücke der Gesetzesanwendung halten, im Gegenteil – das Gesetz wird mit dem Moralbegriff gewöhnlicher Sterblicher angewendet, die im jeweils vorliegenden Fall die Wahl zwischen der richtigen und der falschen Antwort auf die Frage: ‹Ist dies Mord oder nicht?› haben.»

Der britische Rechtswissenschaftler Glanville Williams, der es wissen müßte, erklärt: «In den Vereinigten Staaten und England scheint es nur einen einzigen Fall zu geben, in dem ein Arzt wegen Gnadentötung angeklagt wurde. 1949 diktierte Dr. Herman N. Sander, ein Arzt aus New Hampshire, die Anweisung, durch eine Luftinjektion den Gnadentod herbeizuführen, in die Krankenhausakten; bei seinem Prozeß bestritt er, daß dieser Akt den Tod des Patienten herbeigeführt habe, und diese Verteidigung hatte bei den Geschworenen Erfolg ... Englische Geschworene neigen weniger als ihre amerikanischen Kollegen dazu, das Gesetz selbst in die Hand zu nehmen.» Dr. Sanders 59jähriger Patient litt unter Darmkrebs, und der Krebs hatte bereits in der Leber, den Nieren und anderswo Metastasen gebildet. Kurz nach dem Prozeß entzog der Bundesstaat New Hampshire Dr. Sander die Approbation, erteilte sie ihm aber bald wieder. Der Ärzteverband seines Bezirks schloß ihn aus, doch nach vierjährigem Kampf gelang ihm die Aufnahme in einen anderen Verband. Die Reaktion der Öffentlichkeit auf einen solchen Fall läßt sich an der Tatsache ablesen, daß mehr als hundert Reporter und Fotografen beim Prozeß anwesend waren und ihre Berichterstattung etwa 1 600 000 Wörter umfaßt.

Dr. Sanders Patient war bereits bewußtlos und konnte ihn nicht um das bitten, was er tat. Bei dem Fall in Florida, den ich bereits erwähnte, hatte sich der behandelnde Arzt vorher beim Gericht erkundigt, ob er angeklagt würde, falls er die Bitte seiner 72jährigen Patientin um Beendigung aller therapeutischen Maßnahmen erfüllte. Richter David Popper vom Bezirksgericht Miami autorisierte Dr. Roland López, sich weiterhin um Rettung der Kranken zu bemühen, jedoch keine Methoden anzuwenden, die ihr Schmerzen bereiteten. Die Nachrichtenagentur Associated Press berichtete damals: «Carmen Martínez, 72, starb gestern ruhig und ohne Schmerzen, vierundzwanzig Stunden nachdem ein Gericht befunden hatte, sie habe das Recht auf einen würdigen Tod.»

Psychoanalytische Methoden beweisen, daß Mord von Selbstmordwünschen herrühren kann, daß Selbstmord aus Mordwünschen resultieren kann und daß ein Mörder in Wirklichkeit häufig einen anderen Menschen umbringt als den, den er eigentlich tot sehen möchte. Unter diesen Umständen ist es ganz klar, daß man bei Sensationsprozessen, in denen es irgendwie um Euthanasie geht und in denen derartige Thesen zur Sprache kommen, unwillkürlich nach den echten Motiven der Angeklagten fragt.

1893, zu einer Zeit also, die noch nicht von solchen Erkenntnissen der Psychologie erhellt wurde, kam ein junger britischer Soldat auf Urlaub nach Haus, wartete dort auf seine treulose Frau und betrachtete sein schwerkrankes Kind. Plötzlich nahm er ein Rasiermesser und schnitt dem kleinen Wesen die Kehle durch. Seine vom Gerichtsprotokoll festgehaltene Aussage: «Ich habe es getan, weil ich nicht ertragen konnte, daß es noch mehr litt, als es schon gelitten hatte. Sie kümmerte sich nicht um das Kind, und es lag den ganzen Tag da, und niemand kümmerte sich darum, und ich konnte nicht ertragen, daß es weiter leiden mußte, wenn ich wieder fortgehen und es alleinlassen mußte ...» Das Gericht stützte sich auf die damalige Psychologie und befand, der Soldat habe sein Kind «mit den besten und barmherzigsten Motiven» getötet, verurteilte ihn aber dennoch wegen Mordes und verwarf sein Berufungsgesuch. Eine höhere Instanz hielt die Anweisung des Richters an die Geschworenen aufrecht, den Urteilsspruch nicht wegen Totschlags, sondern wegen Mordes zu fällen.

1934 tötete die 62jährige Engländerin May Brownhill, die an Krebs litt und vor einer Operation stand, welche sie nicht zu überleben glaubte, ihren schwachsinnigen Sohn, den sie in den einunddreißig Jahren seines Lebens versorgt hatte, indem sie ihn rund hundert Aspirintabletten schlucken ließ und ihm einen Leuchtgasschlauch in den Mund hielt. Der Arzt von Mrs. Brownhill beschrieb die Existenz des Sohnes als einen «veritablen lebenden Tod», und das Gericht verurteilte Mrs. Brownhill zwar zum Tode, empfahl aber gleichzeitig eine Begnadigung. Zwei Tage später bekam Mrs. Brownhill Strafaufschub, wurde dann endgültig begnadigt und war drei Monate nach dem Prozeß wieder ein freier Mensch. Die Operation, vor der sie sich so gefürchtet hatte, verlief dann doch erfolgreich.

1950, im selben Jahr, in dem auch der Prozeß gegen Dr. Sander stattfand, wurde Carol Ann Paight der Tötung ihres krebskranken Vaters angeklagt. Viele Bemerkungen, die bei den Zeugenvernehmungen fielen, machen noch heute jeden stutzig, der sich mit dem Fall beschäftigt. Indizien wiesen darauf hin, daß bei Miss Paight eine ‹Krebsphobie› bestand. Die Mutter erklärte über ihre Tochter, sie habe «den alten Mumm der Paights» gezeigt – die Motive für diese Aussage lassen sich nur vermuten. Als Miss Paight ihren Vater tötete, hatte sie erst vor kurzem erfahren, daß er an Magenkrebs litt. Während der Patient unter den Nachwirkungen der Operationsnarkose immer noch bewußtlos war, hatte die Tochter im Wald kurz Schießen geübt, war dann zurückgekehrt und hatte dem Vater eine Kugel in die linke Schläfe geschossen. «Ich mußte es einfach tun», sagte sie. «Ich konnte es nicht ertragen, ihn leiden zu sehen.» Als sie nach der Verabreichung eines starken Beruhigungsmittels wieder aufgewacht war, hatte sie bezeichnenderweise gefragt: «Ist Daddy schon tot? Bevor er tot ist, werde ich nie wieder schlafen können.» Das Gericht sprach Miss Paight wegen zeitweiliger Unzurechnungsfähigkeit frei.

Gerichtsfälle, bei denen das Opfer selbst um den Tod bat, ja flehte, nehmen meist einen ganz anderen Verlauf. In einem Krankenhauszimmer in Kopenhagen erfüllten zwei Brüder die dringende Bitte ihrer unheilbar kranken Mutter, sie von ihren Leiden zu erlösen, indem sie sie erdrosselten. Die Anklage lautete nicht auf Mord, sondern auf Tötung auf Verlangen, und das Gericht verurteilte sie mit Bewährung. Barrère und Lalou erwähnen sechs ähnliche Fälle, die sich zwischen 1909 und 1958 in Frankreich ereignet und alle zu Freisprüchen mit der Begründung geführt hatten, das schreckliche Martyrium, das die Angeklagten bereits durchgemacht hätten, sei Strafe genug.

In den meisten Prozessen, die nach Fällen echter, aus Barmherzigkeit verübter Euthanasie stattfanden, wurden die Angeklagten nicht rechtskräftig zu Gefängnis oder Zuchthaus verurteilt, doch auch diese Regel hat Ausnahmen. 1963 berichtete das *Journal of the American Medical Association* über einen umstrittenen Prozeß in der japanischen Stadt Nagoya. Der Angeklagte hatte seinen krebskranken Vater getötet. Toitschi Kobajaschi, der vorsitzende Richter, formulierte – offenbar aus eigener Initiative – die Bedingungen für einen legitimen Akt der Euthanasie: der unheilbar kranke Patient muß sich dem Zeitpunkt des Todes bereits sehr genähert haben; er muß unerträgliche Schmerzen leiden, und Tötungsmotiv muß allein die Erlösung von diesen Schmerzen sein; der Patient muß noch bei klarem Verstand sein und nachdrücklich Euthanasie gefordert ha-

15 Tage vor dem Ende – aus dem Pflegeprotokoll:

3 Uhr Levo-Dromoran 2 mg gegen Schmerzen. Befried. 8 Std. Wegen Vormitt.-Pflege geweckt. 7 Uhr Stöhnt und keucht. 7.15 Uhr Levo-Dromoran 2 mg gegen Schmerzen. Frühstück gut gegessen. 8 Uhr Stöhnt und keucht immer noch. 8.15 Uhr 1 gr Phenobarb., um Pat. zu beruhigen. 9 Uhr Schläft. 10 Uhr Kolostomie ausgesp., zieml. gute Ergebnisse. 10.20 Uhr Unterl. geschwollen und hart. Dr. benachrichtigt. 10.30 Uhr Levo-Dromoran 2 mg gegen Schmerzen. 1 Std. lang wirksam. 11.30 Uhr Stöhnt v. Schmerzen. Bad und allg. Körperpflege. 12.15 Uhr Phenobarb. gegen Nervosität gegeben. Brühe genommen. 13.15 Uhr Weint v. Schmerzen. Erbricht gelbgrüne Flüssigkeit. 13.30 Uhr Levo-Dromoran gegen Schmerzen. 14.15 Uhr Schläft fest. Unterl. immer noch sehr geschw. kleine Menge flüssiger Stuhl im Kolostomiebeutel. Schlechte 8 Std. 16 Uhr Schläft. 16.45 Uhr Levo-Dromoran 2 mg gegen Schmerzen. Besuch vom Ehemann. 19 Uhr Levo-Dromoran 2 mg gegen Schmerzen. Offenb. ein Abend m. weniger Beschw. 22 Uhr 3 gr Amytal. Offenb. ein recht guter Nachm. & Abd. 23 Uhr Schläft.

ben; die Euthanasie darf nur von einem Arzt, mit dem der Patient einverstanden ist, oder unter Aufsicht eines solchen Arztes vorgenommen werden; die Beteiligten müssen eine ‹medizinisch und moralisch akzeptable› Methode anwenden. Richter Kobajaschi befand, Komei Jamanoutschi, der Angeklagte, habe die beiden letzten Bedingungen nicht erfüllt, und verurteilte ihn zu einem Jahr Gefängnis mit Bewährung.

Am 22. Mai 1962 brachte die 25jährige Belgierin Suzanne Vandeputte in Lüttich ihr erstes Kind Corinne zur Welt. Beide Hände von Corinne waren an den Schultern angewachsen. Madame Vandeputte hatte in der Schwangerschaft Contergan genommen. Die Eltern des Kindes und die Mutter und Schwester der Frau hielten einen Familienrat ab und überredeten dann ihren Hausarzt, der acht Tage alten Corinne eine tödliche Medikamentendosis zu geben. Die Öffentlichkeit nahm erregt Anteil – nicht nur in Belgien, sondern in der ganzen Welt. In Belgien können bei umstrittenen Fällen lokale Volksabstimmungen abgehalten werden, nach deren Ergebnissen sich das Gericht zwar richten kann, aber nicht muß. Von den Teilnehmern der Volksabstimmung im Fall Vandeputte unterstützten 16732 die Tat der Mutter, und nur 938 Menschen verurteilten sie – die Stimme des Volkes hatte sich mit beinahe 80 Prozent für einen Freispruch ausgesprochen. Neun von zehn Teilnehmern einer Meinungsumfrage sympathisierten mit Madame Vandeputte, die dann auch freigesprochen wurde. Der Prozeß ergab ein beunruhigendes neues Moment: man konnte nämlich nicht beweisen, daß das Baby außer seinen körperlichen auch geistige Defekte gehabt hatte. Der

Fall Vandeputte wurde im November 1962 verhandelt. Innerhalb der nächsten vier Monate hatten zwei weitere belgische Mütter von ‹Contergan-Kindern› ihre Babies getötet – die eine mit Gas, die andere durch Erdrosseln.

1927 sprach ein britisches Gericht einen Vater frei, der seine unheilbar an Tuberkulose und Gesichtsgangrän (Brand) leidende kleine Tochter ertränkt hatte. Vorher hatte er sie sechs Wochen lang gepflegt. In seinem Urteilsspruch erklärte der Richter: «Folgendes ist nachdenkenswert: wäre dieses arme Kind kein menschliches Wesen, sondern ein Tier gewesen, wäre die Tat des Mannes, sein Leiden zu beenden, nicht nur alles andere als tadelnswert gewesen, nein, man hätte ihn sogar verurteilen können, wenn er sie *nicht* verübt hätte ...»

Am 5. März 1973 veröffentlichte das amerikanische Nachrichtenmagazin *Time* in der Rubrik Recht eine Geschichte, die in Europa Schlagzeilen gemacht hatte:

«‹Meine Mutter war sehr schwer krank›, erklärte Frau Dr. Geertruida Postma-van Boven. ‹Ihr war eine Brust abgenommen worden, sie hatte eine Gehirnblutung erlitten, war teilweise gelähmt, konnte kaum noch sprechen, bekam eine Lungenentzündung und wurde taub. Mehrere Male hatte sie mir und meinem Mann gesagt: ‚Ich will dieses Leben nicht länger weiterleben. Bitte, helft mir.' Sie unternahm einen Selbstmordversuch, der aber nicht zum Ziel führte.› Im November 1971 besuchte Frau Dr. Postma ihre Mutter im Altenheim und traf sie auf einem Stuhl sitzend an, die Arme fest angebunden, weil ein Pfleger der Meinung gewesen war, sie dürfe nicht ständig im Bett liegen. ‹Als ich meine Mutter so sah, ein menschliches Wrack, in dem Stuhl mehr hängend als sitzend, da konnte ich es einfach nicht mehr länger ertragen und rief ihr laut ins Ohr: ‚Alles wird gut, Mutter! Ich werde dir beistehen.' Am nächsten Tag gab ich ihr die tödliche Spritze.›

Die Spritze war eine zum Herzstillstand führende Injektion von 200 mg Morphium in die Vene. Frau Dr. Postma ist wie ihr Ehemann Arzt, so daß sie genau wußte, wie sie die Injektion zu verabreichen hatte. Und damit hätte die Geschichte eigentlich zu Ende sein können. Mit ihren 79 Jahren hätte die kranke alte Frau ohne weiteres sterben können, ohne daß ihr Tod irgendeinen Verdacht erregen mußte. Aber Frau Dr. Postma ist ein Mensch, der zu seinen Überzeugungen steht, und so ging sie zum Direktor des Altenheims, erklärte ihm, was geschehen war, und bat ihn, den Totenschein auszufüllen. Aber der Direktor informierte statt dessen die Polizei. Als er mit deren Hilfe gegen die beliebte Ärztin nichts ausrichten konnte, wandte er sich an den Staatsanwalt Gerard Nubé in Leeuwarden, Hauptstadt der niederländischen Provinz Friesland. Nur widerstrebend erhob Nubé Anklage gegen Frau Dr. Postma wegen Tötung auf Verlangen, worauf eine Freiheitsstrafe bis zu zwölf Jahren steht.

Eine Anzahl von Ärzten aus der Provinz Friesland unterzeichnete einen offenen Brief an den niederländischen Justizminister, worin sie erklärten, daß jeder der Unterzeichner dasselbe Verbrechen in mindestens einem Falle begangen habe. Zweitausend Einwohner von Noordwolde, wo die Postmas leben, haben sich mit ihrer Unterschrift unter ein entsprechendes Papier für die Euthanasie ausgesprochen. Ein 82jähriger Mann in einem Amsterdamer Altenheim rief zur Gründung einer Stiftung für freiwillige Euthanasie auf: eine Woche später hatte die Stiftung 3000 Mitglieder. Der Justizminister nahm an einer Fernsehdiskussion über Euthanasie teil. Er räumte ein, rechtliche Probleme gebe es hinsichtlich der verbreiteten Ausübung der sogenannten passiven Euthanasie nicht, womit der Abbruch der medikamentösen und sonstigen lebenserhaltenden Behandlung gemeint ist. Aber aktive Euthanasie wie im Falle Dr. Postma? Der Minister konnte sich eine rechtliche Verankerung dessen nicht vorstellen. ‹Wohin würde das führen?›

Während der Gerichtsverhandlung ging Staatsanwalt Nubé auf die juristischen Probleme in dieser Frage ein. Man müsse an die Risiken denken, trug er den drei Richtern vor: ‹Risiken in Erbschaftssachen, wenn Familien mit dem Problem eines sehr schwierig gewordenen alten Patienten konfrontiert sind, die Probleme überfüllter Krankenhäuser, das Problem der Überbevölkerung.› Er war unglücklich über diesen Prozeß, wie er selbst betonte, ‹weil ich davon überzeugt bin, daß Frau Dr. Postma ein integrer Mensch ist. Aber ihre Tat kann nicht für Rechtens erklärt werden, wie verständlich sie auch immer erscheinen mag von einem humanen Standpunkt her gesehen.› Der Staatsanwalt plädierte auf Verurteilung von Frau Dr. Postma, allerdings nur auf einen Monat Freiheitsstrafe mit einer

Bewährungsfrist von zwei Jahren. Als der Prozeß sich auf die Frage zuspitzte, ob das Leiden ihrer Mutter ‹unerträglich› geworden war oder nicht, sagte Frau Dr. Postma klipp und klar: ‹Nein, unerträglich war es nicht. Ihr körperliches Leiden war zwar bitter. Aber es ist ihr seelisches Leiden gewesen, das unerträglich geworden war.› Das Gericht erkannte auf schuldig und verurteilte die Ärztin zu nur einer Woche mit einem Jahr Bewährung. Doch auch dieses Urteil wurde von ihren Anhängern als Niederlage angesehen. Vor dem Gerichtsgebäude erwarteten sie Freunde aus ihrer Heimatstadt: als Zeichen der Verbundenheit schenkte ihr jeder eine Blume.»

Als Mary Lou um die Zwanzig gewesen war, hatte sie den Heiratsantrag eines ehemaligen Football-Spielers namens Fletcher angenommen. Fletcher war der Bruder einer Schulfreundin. Auch mit Lola, einer anderen Schwester von ihm, freundete sich Mary Lou an. Da Lola einen Englischprofessor des Colleges geheiratet hatte und auch dann noch in El Paso wohnte, als ihre Angehörigen schon fortgezogen waren, wurde die Freundschaft besonders eng, und Lola gehörte zu den letzten Besuchern, die Mary Lou noch empfangen konnte.

Die Verlobung von Mary Lou und Fletcher war allerdings schiefgegangen. Ich war damals gerade erst in die fünfte Klasse gekommen und bemerkte nur Äußerlichkeiten, die aber im Rückblick ein bezeichnendes Licht auf Mary Lou in der angsterfüllten Zeit vor der Lösung der Verlobung werfen. Ich erinnere mich noch genau daran, wie sie jedesmal reagierte, wenn Fletcher anrief. Ob sie nun selbst abnahm oder ob einer von der Familie ans Telefon ging – sobald Mary Lou wußte, wer am Apparat war, wurde sie derart erregt, daß sie sich auf der Toilette übergeben mußte, bevor sie mit ihm reden konnte. Das ging eine ganze Zeit, und jeder, der es wußte, pflegte wohlwollend-ironisch zu bemerken, wie albern die jungen Leute doch würden, wenn sie so sehr verliebt seien.

Ich weiß nicht genau, weshalb Fletcher die Verlobung löste, aber vielleicht tat er es, weil Mary Lou damals Tuberkulose bekam. Mary Lou, Mutter und ich verbrachten einen Teil jenes Sommers im kalifornischen Long Beach, und Mary Lou konsultierte einige dortige Ärzte. Welche Krankheit sie hatte, erfuhr ich erst, als wir schon lange wieder zurück waren und meine Schwester nach langer Bettlägerig-

14 Tage vor dem Ende – Aus dem Pflegeprotokoll:

> *0.15 Uhr Levo-Dromoran 2 mg gegen Schmerzen. 3.45 Uhr Levo-Dromoran 2 mg gegen Schmerzen. In Abständen geschlafen – schien stärkere Schmerzen zu haben als sonst. Recht gute 8 Std. 7.20 Uhr Levo-Dromoran 2 mg gegen Schmerzen. Frühstück gut gegessen. Kolostomie m. recht gutem Ergebnis ausgesp. Kl. Menge festen Stuhl entfernt. Keine halbflüssigen oder weichen Fäkalsubst. ausgetreten. Bad & allg. Körperpflege. 11.30 Uhr Levo-Dromoran 2 mg gegen Schmerzen. 12 Uhr Brühe genommen. Wimmert. Entläßt unkontrolliert Blähungen. 14.30 Uhr Diese 8 Std. in Abständen geschlafen. Leicht zu wecken. Sehr wenig Flüssigkeit genommen. Schlechte 8 Std. 15 Uhr Levo-Dromoran 2 mg gegen Schmerzen. Salbe auf Schamgegend aufgetragen. 17 Uhr Im Augenblick ruhig. Diät nur einigermaßen gegessen. 18.15 Uhr Levo-Dromoran 2 mg gegen Schmerzen. Ruht in Abständen. 21.15 Uhr Levo-Dromoran 2 mg gegen Schmerzen. Schlechte 8 Std.*

keit zu Haus geheilt war. Ich weiß noch, daß Fletcher uns in Long Beach besuchte. Die Tuberkulose hatte schon im mütterlichen und im väterlichen Teil unserer Familie zugeschlagen – mein Vater war ihretwegen aus Mississippi in das trockene Hochlandklima von El Paso gezogen, und eine Schwester meiner Mutter und eines ihrer Kinder waren später an der Krankheit gestorben. Fletcher wußte das bereits, als er erfuhr, daß Mary Lou ebenfalls Tbc hatte, und vielleicht erschien es dem damals noch unreifen jungen Mann zu riskant. Ich weiß noch, daß es Mary Lou, wie man sagt, beinahe umbrachte, als er sich von ihr lossagte.

Seitdem waren jedoch fast fünfunddreißig Jahre vergangen, und eines Tages kamen Fletcher und seine Frau Cleo, die gerade einen Besuch in El Paso machten, ins Krankenhaus, um sich von Mary Lou zu verabschieden. Fletcher hatte Cleo relativ kurz nach dem Bruch mit Mary Lou geheiratet, und die beiden ließen sich auf einer Ranch nieder, die in einer so abgelegenen Ecke von New Mexico lag, daß noch keine Telefonleitung hinführte; wenn sie eine schnelle Verbindung zur Außenwelt brauchten, mußten sie funken. Die jahrelange harte Arbeit in der Sonne des Südwestens hatte die beiden sehnig und knorrig gemacht, und ihre Gesichter und Hälse waren ganz ledern geworden. Sie sahen so aus, wie die Rancher und Ranchersfrauen in Western-Filmen auszusehen versuchen.

Nachdem Mary Lou und Fletcher sich – übrigens sehr glücklich – anderweitig verheiratet hatten, sahen sie sich nur noch selten, denn er und Cleo reisten kaum so weit von ihrer Ranch weg. An jenem Nachmittag, als die beiden Mary Lous Zimmer betraten, ging ich eine Weile nach unten, und als ich zurückkehrte, waren sie bereits wieder fort. «Ich habe wirklich noch nie so etwas gesehen», sagte mir meine Mutter, als Mary Lou uns nicht hören konnte. «Nachdem Fletcher das Zimmer wieder verlassen hatte, da brach dieser Mann förmlich zusammen und schluchzte wie ein Kind, sage ich dir. Den ganzen Weg bis zum Fahrstuhl – *und Cleo war die ganze Zeit dabei!*» Sie machte eine Pause und staunte, und dann fügte sie nachdenklich hinzu: «Ich möchte nur wissen, wie sie sich dabei gefühlt hat.»

«Die Grenzen zwischen Leben und Tod», schrieb Edgar Allan Poe in *Die vorzeitige Beerdigung*, «sind bestenfalls schattenhaft und unbestimmt. Wer kann sagen, wo das eine aufhört und das andere anfängt?» Poe starb 1849. Jahrzehnte später, 1885, starb Helen Hunt Jackson. Ihr letztes Gedicht, eine Apostrophe an den Tod, die sie *Habeas Corpus* nannte, blieb unvollendet. Es enthält die Strophe:

Mein Körper, ach. Freund Tod, wie nun?
Wozu des Schreibens öder Pomp?
Du fordertest ihn sicher, langsam
Fünfzig Jahre, Stück für Stück.

Die Medizin definiert den Beginn des Lebens mit Einsetzen der Atmung. Noch heute kann sich die Medizin nicht über den genauen Zeitpunkt des Todes einigen.

An einem Ende der Meinungsskala steht der Pathologe, der sagt, ein Körper sei erst dann tot, wenn auch seine letzte Zelle abgestorben sei; dieser Tod tritt erst ein bis zwei Wochen nach dem Herzstillstand ein. Am anderen Extrem steht der Befürworter der Euthanasie, der, um mit dem Theologen Joseph Fletcher zu sprechen, erklärt: «Einen Patienten, der an metastatischem Krebs stirbt, kann man bereits als tot betrachten, obgleich er noch atmet.»

1957 beließ der von Ärzten um eine Antwort gebetene Papst Pius XII. die Bürde der Verantwortung bei den Ratsuchenden. «Das menschliche Leben», sagte er, «dauert so lange, wie sich die lebenswichtigen Funktionen im Unterschied zum einfachen Leben der Organe spontan und ohne die Hilfe künstlicher Prozeduren manifestieren.» Die Aufgabe, den genauen Todeszeitpunkt klar und unmißverständlich zu bestimmen, überließ er bewußt und ausdrücklich den Ärzten.

Im *Wall Street Journal* schrieb Ellen Graham: «Es bestehen erhebliche Zweifel daran, ob bereits das Schlagen des Herzens als solches ein Zeichen für das ‹Leben› ist. Fälle von Patienten, die starke und unheilbare Gehirnschäden davongetragen haben, deren Herz, Lunge und andere lebenswichtige Organe aber noch funktionieren, haben manche Ärzte zu der Forderung veranlaßt, sich bei einer Neudefinition des Todeszeitpunkts nach der Gehirntätigkeit zu richten.» Sie fuhr – 1972 – fort, Kansas sei «kürzlich der erste Bundesstaat geworden, der ein Gesetz verabschiedete, wonach die ‹Abwesenheit der spontanen Gehirntätigkeit› eine Todesdefinition sein kann».

1968 erklärte Professor Henry H. Foster von der juristischen Fakultät der New York University bei der Ersten Euthanasiekonferenz: «Wir müssen erkennen, daß wir vielen konfliktreichen medizinischen Definitionen gegenüberstehen. Die Weltgesundheitsorganisation zum Beispiel definiert den Tod als dauerndes Verschwinden des Lebens ohne die Möglichkeit der Wiederbelebung, während die Französische Akademie der Medizin erklärt, der Tod trete entweder bei irreparablem Funktionsverlust eines lebensnotwendigen Organs oder bei einer fortschreitenden Degeneration ein, die zum physiologischen Tod eines solchen Organs führe, wobei die Akademie den Gehirntod als entscheidendes Kriterium akzeptiert. Aber niemand kann genau sagen, wann das Gehirn zerstört ist, das heißt wie lange ein Elektroenzephalogramm aus einer geraden Linie bestehen muß, bevor ein Mensch für tot erklärt werden kann.» Die Académie Nationale de Médecine hatte zuvor internationales Aufsehen erregt, als sie vorschlug, Ärzte könnten Patienten für tot erklären, nachdem das Elektroenzephalogramm achtundvierzig Stunden lang keine Gehirntätigkeit nachgewiesen habe, und das Gesetz solle den Chirurgen erlauben, nach diesem Zeitpunkt lebenswichtige Organe für Transplantationszwecke zu entnehmen – *bevor* der künstliche Blutkreislauf abgeschaltet sei.

Bei der Zweiten Euthanasiekonferenz, die 1969 in New York stattfand, sprach auch Dr. Robert S. Schwab vom Massachusetts General Hospital, außerordentlicher Professor der Neurologie an der Harvard University und einer der Ärzte, die den EEG-Test für die Feststellung des Todeszeitpunkts befürworten: die auf einem Papierstreifen aufgezeichneten Hirnwellen des Patienten müßten vierundzwanzig Stunden lang trotz äußerer Reize wie zum Beispiel laute Geräusche vollkommen flach bleiben. Der Patient dürfe auch keine Muskel- oder Pupillenreflexe mehr zeigen und keine eigene Herz- oder Atmungstätigkeit mehr haben.

«Wir sollten begreifen», sagte Dr. Schwab, «daß der Tod ein breites, allmähliches Kontinuum im menschlichen Leben ist. In gewissem Sinn beginnt er schon, wenn man noch jung und stark ist; je älter man wird, desto mehr Zellen verliert man ... In neunundneunzig Prozent aller Fälle kann der Tod bestimmt werden, wenn Atmung und Herz aufhören. Aber mit der Zeit gibt es immer mehr elektronische Geräte, die das Herz weiterschlagen lassen, so daß man ein anderes Kriterium benötigt ... Wenn das Gehirn nicht mehr arbeitet und sich aller Voraussicht nach nicht regenerieren kann, bezeichnen wir diesen Zustand als irreversibles Koma. Nach unseren Begriffen ist der betreffende Mensch dann tot – auch wenn die von Apparaten am Leben gehaltene Pumpe in seiner Brust noch aktiv arbeitet.»

In den vorangegangenen zwölf Jahren hatten Dr. Schwab und seine Kollegen rund dreitausend Fallberichte von Patienten gesammelt, bei denen sie das Elektroenzephalogramm als Todeskriterium benutzt hatten. Er sagte: «Die Fälle sehen alle gleich aus. Der Betreffende konnte nicht genesen. Mehrere Hundert dieser Gehirne haben wir auch seziert, und zweifellos gab es kein lebendes Gewebe mehr ... Die Anatomie des Gehirns stützt unsere Ergebnisse. Gehirnzellen regenerieren nicht. Man kann Leberzellen regenerieren, man kann Haut wachsen lassen, doch im Gegensatz zur Eidechse kann ein Mensch keine neuen Gliedmaßen bilden. Mit dem Gehirn ist es genauso.»

Der Bostoner Neurochirurg Hannibal Hamlin spricht von der Macht des Aberglaubens in uns allen, wenn er erklärt: «Obgleich man das Herz zu allen Zeiten als geweihten Kelch des Lebensblutes inthronisierte, ist der menschliche Geist das Produkt des menschlichen Gehirns, und nicht des Herzens.» Hat das Gehirn erst einmal den Punkt erreicht, an dem es keine Rückkehr mehr gibt, so können alle mechanischen Hilfsmittel – so Dr. Hamlin – nicht mehr tun, als

13 Tage vor dem Ende – Aus dem Pflegeprotokoll:

0.10 Uhr Levo-Dromoran 2 mg gegen Schmerzen. Sulfokain-Salbe getragen. 2.30 Uhr 1 gr Luminal. Pat. kratzt am Unterl. Sulfokain aufgetragen. 3.45 Uhr Levo-Dromoran 2 mg gegen Schmerzen. Pat. scheint unruhig. 6.30 Uhr Nur in kurzen Abständen geschlafen. Schien eine schlechte Nacht. Geweckt zur ersten Vorm.-Pflege. 7 Uhr Frühstück gut gegessen. 8 Uhr Levo-Dromoran 2 mg gegen Schmerzen gegeben. 12.30 Uhr Levo-Dromoran 2 mg gegen Schmerzen gegeben. Brühe und kl. Menge Milch. Recht gute 8 Std. 16.10 Uhr Levo-Dromoran 2 mg gegen Schmerzen. Diät schlecht gegessen. Verwandte hier. 19 Uhr Levo-Dromoran 2 mg gegen Schmerzen. Salbe p.r.n. [«pro re nata» – nach Bedarf], *auf entzündete Stellen aufgetragen. 21.30 Uhr Ruhig. 22.30 Uhr Starke Beschwerden, stöhnt. 2 mg Levo-Dromoran, 3 gr Amytal. Schlechte 8 Std. 23 Uhr Pat. stöhnt, scheint Beschw. zu haben. Salbe auf Stelle aufgetr. 23.30 Uhr Ruhig, scheint zu ruhen.*
Aus den Bemerkungen des Arztes: *Unterleib geschwollener, fester. Schmerzen konstanter. Appetit schlecht.*

«das Aussehen des Lebens im Antlitz des Todes erhalten».

Im Mai 1968 schlugen zwei amerikanische Ärzte im *Journal of the American Medical Association* als Todeskriterium vor, erstens müsse die gesamte Hirntätigkeit, zweitens die spontane Tätigkeit der Atmungsorgane und drittens der Blutkreislauf zum irreversiblen Stillstand gekommen sein. Das Ad-hoc-Komitee für Medizinisch-Juristische Probleme, das vom Nationalen Forschungsrat, Abteilung Medizinische Wissenschaften, gebildet wurde, kam im Juni 1968 zu folgendem Ergebnis: «Wir sehen die Notwendigkeit ein, die gegenwärtigen Kriterien für die Todesdefinition im Licht der medizinischen Fortschritte zu überprüfen. Wir betrachten das übrigens nicht unbedingt als juristisches, sondern eher als medizinisches Problem, das den geeigneten medizinischen und naturwissenschaftlichen Gremien unterbreitet werden muß.»

Christiaan Barnard, der Pionier der Herztransplantation, nennt drei Kriterien für den Todeszeitpunkt eines potentiellen Organspenders: erstens, wenn das Herz seit fünf Minuten keine elektrisch meßbare Tätigkeit gezeigt hat; zweitens, wenn keine spontane Atmung mehr stattfindet; drittens, wenn keine Reflexe mehr darauf hindeuten, daß das Gehirn noch lebt. «Offensichtlich», kommentiert Professor Foster, «möchte Dr. Barnard eine Todesdefinition formulieren, die es ihm leichtermacht, Spenderherzen zu bekommen, weil man Herzen im Gegensatz zu einigen anderen Organen nicht in Blut- oder Gewebebanken lagern kann.»

Professor George P. Fletcher, Rechtswissenschaftler der University of Washington, schrieb 1967 in *The Washington Law Review*:

«In Frankreich, Schweden und den USA haben die Befürworter einer Reform den – von einer flachen EEG-Linie nachgewiesenen – Stillstand der Gehirntätigkeit als Todeskriterium vorgeschlagen. Den juristischen Todeszeitpunkt vor dem Herzstillstand festzusetzen, ist wichtig für jene, die nach einer größeren gesetzlichen Flexibilität für die Verpflanzung lebenswichtiger Organe von unheilbar kranken Patienten in Patienten mit größeren Genesungsaussichten rufen. Wenn man wartet, bis das Herz versagt, wird die Transplantation schwierig, wenn nicht unmöglich. Bei der Suche nach einer juristischen Todesdefinition steht die Aussicht auf eine erhebliche Zunahme des Vorrats an Nieren und – eines Tages – Lebern, Herzen und Eierstöcken für Transplantationszwecke auf dem Spiel.»

«Die Entwicklung der Ersatzteil-Medizin», schreibt Joseph Fletcher im *Medical Counterpoint*, «bei der lebenswichtige Organe und andere Gewebeteile von Toten oder Sterbenden in andere Patienten verpflanzt werden, hat das Problem der zerebralen Todesdefinition dramatisiert. Die für Transplantationszwecke besten Herzen schlagen beispielsweise noch, und die besten Nieren sollten noch einige Stunden oder sogar Minuten nach dem Herausschneiden ‹frisch› sein. Es ist naiv und archaisch, den Tod lediglich als biologisches Phänomen zu sehen. Dr. Denton Cooley hat in meinem Beisein einmal erklärt, wenn das Gehirn nicht mehr arbeite, sei es sinnlos, irgend etwas anderes weiter am Leben zu halten. Das ist natürlich eine Erklärung, die den Primat der Qualität über die Quantität voraussetzt.

Einige Wissenschaftler haben sogar vorgeschlagen, wir müßten unterscheiden zwischen dem physischen Tod ... und dem psychologischen Tod, wenn der Betreffende jedes Interesse an der Gesellschaft und sogar am Leben selbst aufgegeben habe. Da es medizinisch möglich geworden ist, das Leben zu verlängern oder, aus einer anderen Perspektive, den Prozeß des Sterbens hinauszuzögern, müssen wir der vertrauten Redewendung ‹zur Unzeit vom Tod hinweggerafft› vielleicht eines Tages eine neue Bedeutung geben. Früher meinte man damit das verfrühte Sterben; heute kann es bereits das verspätete Sterben bedeuten.»

Trotz aller Entdeckungen und Entwicklungen definiert man den Todeszeitpunkt heute noch gemeinhin als Stillstand des Blutkreislaufs und der lebenswichtigen Funktionen (so auch in *Black's Law Book*), obgleich einige Ärzte den Todeszeitpunkt neuerdings mit dem irreversiblen Stillstand der Gehirnwellen definieren, wobei es keine Rolle spielt, ob der Blutkreislauf mit oder ohne maschinelle Hilfe noch funktioniert. Dazu erklärte Nancy L. Ross in der *Washington Post*: «Diese Diskrepanz hat zu mehreren Prozessen geführt. In einem wegweisenden Urteil befand [im Mai 1971] eine Jury aus Richmond, Virginia, einen Arzt für unschuldig am Tod eines Mannes, dessen Herz er für eine Transplantation entnommen hatte, als der Patient noch atmete, weil das Gehirn bereits tot gewesen war.»

In seiner Ausgabe vom 27. Mai 1966 stellte das Nachrichtenmagazin *Time* die verschiedenen Vorschläge für eine eindeutige und überall akzeptierbare Todesdefinition zusammen und erklärte: «Bisher ist noch kein Land bereit, derartige Vorschläge gesetzlich zu sanktionieren. Es besteht jedoch kein Zweifel, daß die moderne medizinische Technologie nicht nur die jetzigen Gesetze, sondern auch die traditionellen Auffassungen und Praktiken der Ärzte in den wesentlichen Fragen von Leben und Tod obsolet gemacht hat.»

Dr. Charles H. Goodrich, Dozent für Community Medicine am New Yorker Mount Sinai Hospital, erklärte 1968 auf der Ersten Euthanasiekonferenz: «Meiner Ansicht nach ist es klar, daß wir gerade erst angefangen haben, das Gehirn zu verstehen. Und ich bin ziemlich sicher, daß sich die Definition des Gehirntodes im Laufe der nächsten Jahre drastisch ändern wird.»

Joseph Fletcher sagt: «‹Wann ist das Leben vorbei?› Meint man diese Frage ernst, muß man sie anders formulieren: ‹Wann ist das *menschliche* Leben vorbei?› Dabei kommt es nicht mehr darauf an, ob das biologische Leben weitergeht oder nicht. Und wann ist das menschliche Leben, das es ja schon in der Gebärmutter (oder im Reagenzglas!) gibt, nicht nur biologisches Leben? Es könnte sein, daß sich unsere Ansichten über die Abtreibung aus Diskussionen über die Euthanasie entwickeln – oder umgekehrt.»

Als Mary Lou zum erstenmal indirekt um Euthanasie bat, war schon eine Reihe feiner Andeutungen vorausgegangen, so daß ich gewarnt war. Dann fragte sie eines Tages ohne jede Einleitung: «Was glaubst du, warum halten es manche Leute für falsch, in einem Fall wie meinem den Tod herbeizuführen?»

«Ich weiß es nicht», erklärte ich scheinbar gelassen. «Ich kann diesen Leuten einfach nicht zustimmen.»

Schweigen: Sackgasse. Keiner von uns wollte den nächsten Schritt im Gespräch tun. Ich hatte versucht, ihr zu sagen, ich würde ihr helfen, falls sie mich darum bäte, doch selbst in ihrem qualvollen Zustand konnte sie es nicht über sich bringen, ganz offen zu reden und mich dadurch in einen so schrecklichen Konflikt zu stürzen.

Als das Hausfrauenmagazin *Good Housekeeping* seine Leserinnen im April 1967 nach ihrer Meinung über Euthanasie befragte, antwortete eine Leserin: «Da man den Amerikanern das Recht auf Leben, Freiheit und auf das Streben nach Glück garantiert, sollte man ihnen auch das Recht auf den Tod als Erlösung von Leiden garantieren, gehört es doch zum Privileg des Strebens nach Glück!» In England tat sich 1968 der National Council for Civil Liberties mit der British Humanist Association und der National Secular Society zusammen, und alle drei Institutionen unterstützten die Legalisierung der freiwilligen Euthanasie.

Den damals noch jungen Vereinten Nationen wurde 1952 die Petition «Für einen Zusatzartikel zur Erklärung der Menschenrechte mit dem Recht unheilbar Leidender auf freiwillige Euthanasie» vorgelegt. Zu den vielen, die unterschrieben hatten, gehörten Samuel Hopkins Adams, Richard Armour, Jacques Barzun, Vicki Baum, Humphrey Bogart, Vera Brittain, J. Frank Dobie, Ruth Draper, Geraldine Farrar, Dorothy Canfield Fisher, Louis Golding, Victor Gollancz, Sidney Hook, Earnest A. Hooton, Julian Huxley, C. E. M. Joad, Augustus John, Ernest Jones, Rockwell Kent, Joseph Wood Krutch, Christopher La Farge, Robert S. Lynd, A. A. Milne, Lewis Mumford, Gardner Murphy, Richard J. Neutra, Harlow Shapley, Upton Sinclair, B. F. Skinner, Norman Thomas und Edmund Wilson. Allein in den USA unterschrieben 666 Geistliche, und unter den Petenten aus dem britischen Klerus befanden sich der Very Reverend W. R. Inge, Knight Commander of the Royal Victorian Order, Doktor der Theologie, Mitglied der British Academy, ehemaliger Domkapitular der St. Pauls-Kathedrale; der Reverend Peter Green,

Master of Arts, Ehrendoktor der Theologie, Kaplan Seiner Majestät des Königs, Domherr von Manchester; sowie der Reverend Leslie D. Weatherhead, Master of Arts, Doktor der Theologie, Ehrenkaplan der Truppen Seiner Majestät, Pfarrer des City Temple, London. Der Petitionstext lautete:

«In Artikel 5 stellt die Erklärung der Menschenrechte fest: ‹Niemand soll gefoltert werden können.› Diese Freiheit kann nicht voll gewährleistet werden, solange nicht die Möglichkeit besteht, das Leiden von langwierigen und schmerzhaften unheilbaren Krankheiten, für die keine dauernde Linderung bekannt ist, gesetzlich durch den Tod zu beenden.

Nach der Präambel der Erklärung der Menschenrechte erstreben wir ‹eine Welt, in der die Menschen ... frei von Furcht ... sein sollen›. Dann sollten wir sie auch von der Furcht vor einem langsamen, schmerzhaften Tod erlösen, indem wir ihnen das Recht auf eine schnelle Erlösung von unheilbaren Leiden zugestehen, sollten sie ihnen jemals unterworfen werden.

Die Präambel erklärt weiter, daß ‹die Anerkennung der angeborenen Würde ... aller Angehörigen der menschlichen Familie die Grundlage der Freiheit ist ...› Aber die Würde des Menschen wird degradiert und seine Persönlichkeit aufgelöst, wenn er Qualen leidet, die seine Selbstbeherrschung zerstören, oder wenn man ihm wiederholt betäubende Drogen zur vorübergehenden Linderung solcher Leiden verabreicht.

In den Artikel 3 und 18 stellt die Erklärung fest: ‹Jedermann genießt das Recht auf Leben, Freiheit und die Sicherheit seiner Person ... auf Freiheit ... des Gewissens und der Religion.› Aber das *Recht* auf Leben bedeutet nicht den Zwang zum Leben: eine menschliche Gesellschaft wird ihre Mitglieder nicht zum Leben verurteilen, wenn das Leben nur noch verlängertes Leiden ist. Wenn die Gesellschaft unheilbar Kranken das Recht auf eine barmherzige Erlösung zugesteht, gibt sie damit nicht dem Staat die Macht, jemanden seines Lebens, seiner Freiheit oder der Sicherheit seiner Person zu berauben. Ob der einzelne Leidende von diesem Recht Gebrauch macht, ist allein Sache seines eigenen Willens; es stünde ihm vollkommen frei, nach den Grundsätzen seines Gewissens oder seiner Religion zu handeln. Da dieses Recht also nicht nur mit den in der

Erklärung der Menschenrechte dargelegten Rechte und Freiheiten zu vereinbaren ist, sondern für ihre Verwirklichung wesentlich ist, fordern wir die Vereinten Nationen hiermit auf, das Recht unheilbar Leidender auf Euthanasie zu proklamieren.»

Trotz der Logik der Petition und des hinter ihr stehenden intellektuellen Gewichts hatte sie natürlich keinen Erfolg.

Dr. Murray Tondon von der Stanford University erklärt in diesem Zusammenhang: «Vielleicht muß das Recht zu sterben eines Tages als fundamentalstes Menschenrecht verteidigt werden.»

Lil, die am College Englisch unterrichtete, kam in ihrer Mittagszeit manchmal ins Krankenhaus, um mit Lou und gelegentlich auch mit mir eine leidenschaftliche Partie Scrabble zu spielen. (Scrabble wird von 2 bis 4 Personen gespielt: aus Spielmarken sind Wörter zusammenzusetzen.) Beide Frauen zeigten eine nahezu übernatürliche Begabung für das Spiel. Ich war mit Lil auf der High School gewesen, wo mir ihre Mutter an der Wandtafel allmählich die blinden Augen für die geheimnisvollen Schönheiten von Quadratwurzeln öffnete; Mary Lou hatte Lil etwas später kennengelernt. Im College genoß sie den Ruf einer besonders hingebungsvollen Lehrerin, die immer bereit war, Studenten, die Lernschwierigkeiten hatten und es besser machen wollten, zu helfen und zu ermutigen.

Mary Lou wartete förmlich auf diese Scrabble-Partien, und sie schienen ihr immer wichtiger, je weiter ihre Zeit verstrich. An einem solchen Tag, als die Etagenschwester die Nachricht brachte (wir hatten schon vor einiger Zeit dafür gesorgt, daß man Mary Lou nicht mehr direkt anrufen konnte), Lil werde wegen einer unvorhergesehenen Besprechung mit zwei Studenten nicht kommen können, war Mary Lou vor Enttäuschung und Bestürzung beinahe sprachlos. Sie brachte nur die Worte «Also *dann* ...» heraus, aber der Ausdruck auf ihrem abgezehrten Gesicht zeigte deutlich, daß sie sich fragte, ob Lil begriff, wie schnell das Ende kommen würde und ob sie jemals wieder die Gelegenheit zu einem Spiel hätten. Und wie sich herausstellte, hatten sie wirklich nie wieder die Gelegenheit.

Schon der Titel eines Essays des französischen Philosophen Michel de Montaigne lehrt uns: «Philosophieren heißt sterben lernen».

12 Tage vor dem Ende – Aus dem Pflegeprotokoll:

0.10 Uhr Pat. hat starke Beschw., stöhnt und weint vor Schmerzen. 1 Uhr 1 gr Luminal gegen Schmerzen gegeben. 1.30 Uhr Schläft jetzt. 3 Uhr Wachte stöhnend auf, bat um Schmerzmittel. 3.05 Uhr Levo-Dromoran 2 mg gegen Schmerzen gegeben. Kolostomie gesäubert. Sulfokain auf entzündete Stellen an Unterl. und Hüfte p.r.n. aufgetragen. Schläft in Abständen. Nimmt kl. Mengen H_2O. 5.20 Uhr Erwacht stöhnend, kl. üb. Schmerzen. 5.30 Uhr 1 gr Luminal gegen Schmerzen gegeben. Schlechte 8 Std. 7 Uhr Levo-Dromoran 2 mg gegen Schmerzen. Frühstück zieml. gut gegessen. 8.30 Uhr Paregoric widerwillig genommen. 8.45 Uhr Weint und stöhnt dauernd. 1 gr Phenobarb. gegeben. Kolostomie m. schlechten Ergebnissen ausgesp., mäß. Menge flüss. Stuhl. 10 Uhr Levo-Dromoran 2 mg gegen Schmerzen. 12 Uhr Kann Mittagessen nicht essen. 14 Uhr Levo-Dromoran 2 mg gegen Schmerzen. 14.40 Uhr Stöhnt und weint. Schlechte 8 Std. 15 Uhr Verwandte bei Pat. 17.05 Uhr Levo-Dromoran 2 mg gegen Schmerzen gegeben. Diät kaum gegessen. 19.45 Uhr 1 gr Luminal gegen Unruhe. 21 Uhr 3 gr Amytal zum Schlafen. 21.30 Uhr Levo-Dromoran 2 mg gegen Schmerzen. Entleert kl. Mengen. Weint. Diese 8 Std. starke Beschwerden. 23 Uhr Pat. schläft jetzt.

Joseph Fletcher erklärt: «Kant sagte einmal, wenn wir das Ziel wollen, wollen wir auch die Mittel, und moralisch gesehen hatte er sicher recht. Die offizielle Moral gleicht in dieser Angelegenheit eindeutig einem primitiven Tabu. ‹Das Leben ist unberührbar; wage nicht den Zorn der Götter.› Das ist weder vernünftig noch verantwortungsbewußt.»

Arnold A. Hutschnecker, New Yorker Internist für psychosomatische Leiden, sagt, «daß auch die Gedanken und Ansichten von George Bernard Shaw darauf hinausliefen, normal sei der physiologische Tod. Erst am Morgen vor dem Unfall, der im Alter von vierundneunzig Jahren zu seinem Tod führte, schrieb er folgende Bemerkungen auf ein Stück Papier. Ein gemeinsamer Freund gab mir später eine Abschrift. Sie offenbaren, wie intensiv er sich mit dem Tod beschäftigte, zeigen aber auch seine Bereitschaft, ohne Furcht oder Bedauern das Ende seines Lebens zu akzeptieren. Sie lauten so: ‹Der Lebenswille ist vollkommen unerklärlich. Rational gesehen, müßte ich mir eine Kugel in den Kopf schießen, aber ich tue es nicht und werde es auch nicht tun. Haydon schnitt sich die Kehle durch, als er das Augenlicht verloren hatte. Er hatte nur für die Malerei gelebt. Edmund Gurney beging Selbstmord, weil seine Neuralgien unerträglich wurden. Das waren Fälle freiwilliger Euthanasie, durchaus berechtigt. Krebskranke sterben an Morphiumvergiftungen, mit denen man ‹die Schmerzen unter Kontrolle bringen› wollte. Das ist ebenfalls Euthanasie. Die meisten Menschen halten aber bis zum letzten Augenblick aus und sterben einen ‚natürlichen Tod', wie auch ich es will, obgleich ich mit meinen 94 Jahren Schluß machen sollte, da ich all mein Pulver verschossen und mehr als verschossen habe (G. B. S.).»

«Die Geburt eines Menschen», sagt der Psychologe Herman Feifel aus Los Angeles, «ist ein unkontrollierbarer Bestandteil seines Lebens, aber die Art, wie er aus dem Leben scheidet, steht in einem bestimmten Zusammenhang mit seiner Philosophie vom Leben und vom Tod. Wir begehen einen Fehler, wenn wir den Tod als rein biologisches Ereignis betrachten. Die Einstellungen zum Tod und die Bedeutung des Todes für den einzelnen Menschen können als wichtige Richtschnur bei der Entscheidung dienen, wie sich dieser Mensch im Leben verhält. Meiner Ansicht nach ist es ein bedeutender Schritt vorwärts, wenn man anerkennt, daß der Todesbegriff ein psychologisches und soziales Faktum von erheblicher Bedeutung darstellt – daß die Einstellungen zum Tod uns zusätzliche Schlüssel für das Verständnis individueller Verhaltensweisen liefern können – und daß sich die Worte ‹Mehr Licht›, mit denen Goethe angeblich aus dem Leben schied, ganz besonders für das zur Diskussion stehende Thema eignen.»

Außer den Sterbenden selbst gebe es «zahllose andere, deren Leid sich trotz aller Schutzvorrichtungen des Unbewußten Bahn macht und denen die Ärzteschaft wohltätige Euthanasie anbieten muß», erklärt die Psychoanalytikerin Florence Clothier. «Und es gibt noch andere, die nicht nur ihr Bewußtsein, sondern auch ihr Unbewußtes für immer verloren haben und deren leidende Angehörigen von einer unerträglichen finanziellen und emotionalen Bürde erlöst werden sollten, wenn sie darum bitten.»

Als Mary Lou das Thema Euthanasie zum zweitenmal anschnitt, sagte sie: «Als ich letztesmal in den OP gefahren wurde, wollte ich den Arzt darum bitten, mich nicht wieder aufwachen zu lassen, aber ich brachte es dann doch nicht fertig.» Opiate hatten ihre Zunge schwerfällig gemacht, und ihre Worte kamen nur langsam. «Wie könnte ich denn meinen Bruder darum bitten –» mir stockte der Atem – «einem Mitbruder das Leben zu nehmen?» Sie sprach von dem Arzt, einem Bruder ihrer Gemeinde, aber ihre unbewußte Wortwahl offenbarte weit mehr als das, was sie tatsächlich sagte.

Wer ist heute für die Rechtsprechung in Sachen Tod verantwortlich? Jedermann – Juristen, Naturwissenschaftler, Geistliche, Philosophen – betont mit aller Kraft, daß es eine solche Verantwortung gibt, doch niemand beansprucht sie oder ist bereit, sie zu übernehmen.

Mary McDermott Shideler erklärte in *The Christian Century*: «Das Dilemma, ob der Tod mit dem Elektrokardiographen oder mit dem Elektroenzephalographen definiert werden soll, läßt sich erst dann lösen, wenn wir entschieden haben, *wer* zwischen beiden wählen soll. Wer soll die Autorität und Verantwortung besitzen, zu entscheiden, wann wir und die Menschen, die wir lieben, tot sind? Soll es die Autorität des Gesetzes sein – Gesetzgeber, Rechtsanwälte und Richter? Oder der Naturwissenschaftler – Ärzte, Chirurgen und Forscher? Oder der Fachleute für moralische und theologische Fragen – Philosophen, Theologen und Geistliche? Oder soll diese Autorität der Gesellschaft als Ganzes vorbehalten sein und sich durch Meinungsumfragen oder Abstimmungen oder die lauteste Stimme artikulieren?»

Gewöhnlich nahm Mary Lou sämtliche Medikamente, ohne Fragen zu stellen oder gar Interesse zu zeigen, doch als die Krankenschwester eines Nachmittags mit der gezückten Injektionsnadel ins Zimmer kam, fragte Mary Lou ohne echte Neugier, was in der Spritze sei.

«Vitamine, meine Liebe.»

Mary Lou lächelte traurig und blickte bei ihrer Antwort aus dem Fenster: «Wenn ihr euch alle so bemüht, daß ich bei Kräften bleibe, wie soll ich es dann je schaffen zu sterben?»

Joseph Fletcher sagte 1960: «Todeskontrolle ist wie die Geburtenkontrolle eine Frage der Menschenwürde. Ohne sie werden Menschen zu Marionetten.» Und der britische Geistliche B. A. Downing erklärt: «Die Möglichkeit der Geburtenkontrolle brachte Männern und Frauen eine Skala neuer Möglichkeiten, obgleich diese Möglichkeiten mit allen Kräften von denen abgelehnt und verurteilt wurden, die sie für einen Eingriff in die göttliche Vorsehung hielten.»

«Wie eigenartig und widersprüchlich», sagte Fletcher 1962, «daß die Menschen bewußt die Verantwortung für den *Beginn* des Lebens und die Kontrolle seiner Empfängnis übernehmen sollen, sich aber immer noch weigern oder dabei versagen, es zu *beenden*, ganz gleich, wie die Situation auch aussehen mag. Einige Vitalisten, die archaisch Unerbittlichen, lehnen es rundweg ab, Fortpflanzungsfehler vor oder nach der Geburt zu beseitigen.»

Mary Lous dritte indirekte Bitte um Euthanasie kam, als Pete, ich und Dora, eine ihrer besten Freundinnen und ausgebildete Krankenschwester im Lehrkörper einer der öffentlichen Schulen, dabei waren. Mary Lou schien sich an niemanden von uns zu wenden, als sie plötzlich verkündete: «Ihr wißt ja, daß Dora letzten Endes nur ein bißchen Salzwasser oder so was in meine Venen zu injizieren braucht.» Der geistesgegenwärtige Pete brachte es irgendwie fertig, ihre Äußerung in einen Scherz zu verwandeln, und lachte herzlich.

«Mit einem schnellen, offenbar entscheidenden Meinungsumschwung in einer politischen Frage», schrieb Jack Rosenthal im Sommer 1972 in der *New York Times*, «scheint die amerikanische Öffentlichkeit nun stark zu einer vollständigen Liberalisierung der Gesetze gegen die Abtreibung einzutreten.

Nach den Ergebnissen einer neuen Gallup-Meinungsumfrage glauben 64 Prozent der Öffentlichkeit – und sogar die Mehrheit der Katholiken – jetzt, daß Abtreibungen allein Sache der jeweiligen Frau und ihres Arztes sein sollten.

Die Zahl von 64 Prozent Zustimmenden bedeutet eine drastische Veränderung in einem kleinen Zeitraum. Noch 1968 ergaben Umfragen, daß weniger als 15 Prozent der Bevölkerung für eine Liberalisierung der Abtreibung waren.

Die im Juni [1972] durchgeführte neue Gallup-Umfrage ergab, daß die Öffentlichkeit eine verwandte und noch umstrittenere Frage noch stärker bejahte – ob man die Dienstleistungen und Informationen der Geburtenkontrolle auch den Teenagern zugänglich machen solle oder nicht.

Von Gallups nationalem Bevölkerungsquerschnitt stimmten Dreiviertel und von den befragten Katholiken 68 Prozent für ein solches Vorgehen.»

11 Tage vor dem Ende – Aus dem Pflegeprotokoll:

> *24 Uhr Schläft noch. 1.30 Uhr Wach, stöhnt vor Schmerzen. 1.35 Uhr 1 gr Luminal gegen Schmerzen gegeben. Rücken mit Lotion eingerieben. Etwas bequemer gemacht. 2 Uhr Schläft. 3.30 Uhr Wach, weint und stöhnt v. Schmerzen. 3.35 Uhr Levo-Dromoran 2 mg gegen Schmerzen gegeben. Schläft. 5.30 Uhr Wach, stöhnt, klagt üb. Schmerzen. 5.45 Uhr 1 gr Luminal gegen Schmerzen gegeben. Kolostomie gesäubert. 6.45 Uhr Scheint zu ruhen. Schlechte 8 Std. 7 Uhr Weint & klagt über Schmerzen. Levo-Dromoran 2 mg gegen Schmerzen. Frühstück abgelehnt. 9.30 Uhr Levo-Dromoran 2 mg gegen Schmerzen. Kolostomie ausgespült. Wenig Stuhl vorhanden. Bad & allg. Körperpflege. Mittagessen, Brühe und etw. Milch. 13.15 Uhr Levo-Dromoran 2 mg gegen Schmerzen. 14 Uhr Schläft. 15 Uhr Levo-Dromoran 2 mg gegen Schmerzen. Schlechte 8 Std. 15 Uhr Mutter & Vater hier. Kolostomie gewechselt. 18 Uhr Levo-Dromoran 2 mg gegen Schmerzen gegeben. Kl. Menge Diät genommen. Ehemann hier. 20 Uhr Levo-Dromoran 2 mg gegen Beschwerden gegeben. Ruht. 21.30 Uhr Scheint zu schlafen. 23 Uhr Wach, klagt über Schmerzen und weil sie ihre Schlaftabl. nicht bekommen hat. 23.15 Uhr 3 gr Amytal zum Schlafen gegeben. Levo-Dromoran 2 mg gegen Schmerzen gegeben.*

1967 ging der Bundesstaat Colorado dem Problem Abtreibung als erstes Land der Vereinigten Staaten zu Leibe. Am 5. Mai dieses Jahres berichtete *Time*: «Das Argument, ‹die Kirche habe Abtreibung schon immer verboten›, beantwortete Richard D. Lamm, der Vertreter Denvers, bis zur Herrschaft von Papst Sixtus V. (1585–1590) sei die Beendigung der Schwangerschaft bei einem männlichen Fötus bis zu vierzig Tagen nach der Empfängnis und bei einem weiblichen Fötus bis zu achtzig Tagen nach der Empfängnis erlaubt gewesen (obgleich es damals unmöglich war und noch heute schwierig ist, den Zeitpunkt der Empfängnis festzulegen, und obgleich niemand erklärte, wie man das Geschlecht des Fötus bestimmen konnte). Sixtus verbot alle Abtreibungen, wurde aber ein Jahr nach seinem Tod von seinem Nachfolger Gregor XIV. korrigiert, der Abtreibungen erst mit dem Zeitpunkt verbot, da der Fötus begann, sich zu bewegen. Erst 1869, sagte Lamm, brachte Pius X. die Kirche wieder zur Position Sixtus' V. zurück. Lamm forderte die Katholiken auf, sich dem Bostoner Kardinal Richard Cushing anzuschließen und nicht zu verlangen, daß eine kirchliche Doktrin durch ein weltliches Gesetz durchgesetzt werde. In letzter Minute akzeptierten Lamm und seine Kollegen einen Zusatzartikel, der alle Krankenhausangestellten von einer Beteiligung an Abtreibungen befreit, die vorher schriftlich erklären, daß sie aus moralischen oder religiösen Gründen dagegen sind. Das Abstimmungsergebnis: im Repräsentantenhaus 40 zu 21, im Senat 20 zu 13.» Gouverneur John Love unterzeichnete das

Gesetz, das Colorado zum ersten Staat machte, der Abtreibungen unter drei Indikationen legalisierte: wenn die Schwangerschaft auf Vergewaltigung oder Inzest zurückging, wenn sie der physischen oder psychischen Gesundheit der Mutter zu schaden drohte oder wenn Anzeichen dafür bestanden, daß ein Kind mit schweren körperlichen oder geistigen Schäden zur Welt kommen würde. Davor hatten fünfundvierzig Bundesstaaten der USA lediglich die Abtreibung aus therapeutischen Gründen erlaubt – wenn das Leben der Mutter auf dem Spiel stand. *Modern Medicine* fragte damals 40089 amerikanische Ärzte nach ihrer Einstellung zur Liberalisierung der Abtreibungsgesetze, und schon damals waren 87 Prozent der Umfrageteilnehmer dafür – von den befragten katholischen Ärzten äußerten sich 49 Prozent zustimmend.

In seiner Sterbe-Studie eines ungenannten amerikanischen Bezirkskrankenhauses, die 1967 unter dem Titel *Passing On* erschien, registrierte David Sudnow nüchtern einige der verbalen Umschreibungen, die man anwandte, wenn es um Leben und Sterben ging. «Im Bezirkskrankenhaus gibt es ein System von Definitionen und Gewichten, mit denen man den Zustand der Fötusse beschreiben soll. Ob man einen Fötus als ‹menschlich› betrachtet oder nicht, hängt von seinem Gewicht, seiner Länge und der Dauer der Schwangerschaft ab, nach der er entbunden oder ‹ausgestoßen› wird. In meinem Bezirk liegt die Grenze bei 550 Gramm, 20 Zentimetern und 20 Wochen Schwangerschaft. Jedes Wesen, das kleiner oder embryonal ‹jünger› ist, wird als nichtmenschlich betrachtet. Ein solches ‹Ding› bezeichnet man manchmal mit den Termini ‹abgegangener Fötus› oder einfach ‹Abortus›. Wird er ohne Lebenszeichen ‹geboren›, legt man ihn zwecks pathologischer Untersuchung in eine Schüssel, spült ihn säuberlich das WC hinunter oder entledigt sich seiner auf andere Weise. Jedes Wesen, das größer oder embryonal ‹älter› ist, gilt als menschlich, und auch wenn es ohne Lebenszeichen geboren wird oder seine Lebenszeichen kurz nach der Geburt aufhören, kann man es nicht im WC hinunterspülen, sondern muß ihm das angemessene Ritual des Abschieds von der menschlichen Rasse gewähren. Es muß nicht nur angemessen verabschiedet werden, sondern man muß es auch zunächst einlassen, um es verabschieden zu können. Ich spreche hier von einem ‹Ding›, das an der Mindestgrenze der Aufnahmezulassung ungefähr so groß ist wie ein Pfund Butter. Dieser ‹Mensch› muß also ins Krankenhaus aufgenommen, in ein Leichentuch gewikkelt, ins Leichenhaus der Klinik gebracht und von einem zugelassenen Bestattungsunternehmen beerdigt werden. Wesen unter dem definitorischen Limit werden nicht als ‹tot› betrachtet, denn um ‹tot› zu sein und die verschiedenen Todesprozeduren durchlaufen zu können, muß man zunächst als etwas betrachtet werden, was wenigstens gelebt haben könnte. ‹Leben› dagegen ist nicht einfach das biologische Phänomen der Zelltätigkeit, sondern ein aus sozialen Bestandteilen gebildeter Zustand. Ein ‹Ding›, das die Untergrenze geschafft hat, wird pflichtgemäß in die Reihen der Gesellschaft aufgenommen – vom jährlichen Krankenstand der Klinik bis zu den Listen des US-Volkszählungsamtes.»

Sudnow fährt fort: «Wenn der Fötus ein Grenzfall ist, legen die Krankenhausangestellten ihn gewöhnlich nicht in den Inkubator, sondern lassen ihn an der freien Luft und erlauben ihm somit, ganz kurze Zeit nach der Entbindung zu ‹sterben›. Sollte der Fötus allerdings schreien oder eine atmungsähnliche Tätigkeit ausführen, kommt er in den Inkubator, da der Schrei oder das Geräusch offenbar einen weiterentwickelten Embryo anzeigt. Bei Geräuschen kann man kaum noch den Status eines ‹Dings› aufrechterhalten.»

Da der Eid des Hippokrates Abtreibungen verbietet, entschieden sich die jungen Ärzte, die 1971 an der University of Miami promovierten, für den Eid des Maimonides, der dazu verpflichtet, «im Patienten niemals etwas anderes zu sehen als einen leidenden Mitmenschen». Der Eid des Maimonides ist kürzer als der Eid des Hippokrates und verpflichtet den Arzt allgemeiner, weniger genau. Im Gegensatz zum Eid des Hippokrates wird Abtreibung nicht eigens erwähnt. Ein Vertreter der Universität unterstützte die Entscheidung der Doktoranden; er sagte, er halte den Eid des Maimonides geeigneter für die heutige Zeit und «frei von den veralteten Vorstellungen, die im Eid des Hippokrates enthalten sind».

Ganz Amerika verfolgte vor wenigen Jahren das Schicksal von Sherry Finkbine, einer jungen Frau aus Arizona, die in der Schwangerschaft Thalidomide (Contergan) genommen hatte, ohne Böses zu ahnen, und dann befürchtete, ein Monster-Baby zur Welt zu bringen. Das Problem Abtreibung kann man genausowenig isoliert sehen wie das Problem Euthanasie. Joseph Fletcher schrieb über Mrs. Finkbines entschlossene Tat: «Mrs. Finkbine handelte moralisch gesund und vernünftig, als sie wegen der Abtreibung nach Schweden reiste, nachdem ein Gericht aus Arizona befunden hatte, unsere amerikanischen Gesetze seien zu vitalistisch, um ihr eine moralisch verantwortliche Entscheidung zu erlauben. Wenn der Schaden nun auf Grund von Ignoranz oder Nachlässigkeit oder purem Glück (wie das siebenundvierzigste Chromosom) nicht vor der Geburt behoben worden wäre, warum sollte er dann nicht nach der Geburt behoben werden?

... Der einzige Unterschied zwischen Fötus und Neugeborenem besteht darin, daß das Neugeborene mit seinen eigenen Lungen atmet. Ist das vom Standpunkt der Ethik oder anderer Wertbegriffe ein entscheidender Unterschied? Sicher nicht. Leben und menschliches *Sein* ist ein Prozeß, kein Ereignis; ein Kontinuum, keine Episode. Es ist reiner Aberglaube, wenn man versichert, das Leben ‹existiere› im Augenblick der Befruchtung oder der Einistung oder der Embryobildung oder der Fötusbelebung (Bewegung) oder der Geburt oder in der Schule oder im Wahlalter.»

Mary Lous stumme Appelle um Euthanasie beunruhigten mich zutiefst. Sie flehte offensichtlich um Hilfe, aber wer von den Menschen in ihrer Nähe konnte ihr helfen? Pete schied aus mehreren offenkundigen Gründen aus, und deshalb war nur noch ich übrig. Wenn die Narkotika ihre Schmerzen wirklich gelindert hätten, wie fast alle Ärzte den nur allzu leichtgläubigen Laien versichern, dann hätten mich ihre schreckliche Lage und ihre Bitten weniger beunruhigt, aber die Medikamente linderten ihre Schmerzen höchstens teilweise, machten sie lediglich ein wenig erträglicher. Von meinen Recherchen über Mord wußte ich noch, daß selbst aus dem zerbrechlichsten Körper das Leben nicht ohne zähen reflexhaften Widerstand weicht – auch nicht unter den heftigsten Angriffen. Mary Lous Lungen atmeten weiter, und ihr Herz schlug weiter. Unter dem Druck ihres Leidens und ihrer Bitten mußte ich, außer mir vor Kummer und Schmerz, in mich gehen und mir die Frage stellen, ob ich imstande wäre, Schwestermord zu begehen, wenn sie den Punkt erreicht hätte, an dem sie vor Schmerzen laut schreien müßte – ob ich

10 Tage vor dem Ende – Aus dem Pflegeprotokoll:

1.30 Uhr Wach, klagt über Schmerzen. Levo-Dromoran 1 mg gegen Schmerzen gegeben. Scheint ein wenig durcheinander. 2 Uhr Schläft. 4 Uhr Wach, klagt über Schmerzen. Levo-Dromoran 1 mg gegen Schmerzen gegeben. 4.30 Uhr Schläft. 6.45 Uhr Kolostomie gesäubert. Schlechte 8 Std. 7 Uhr Levo-Dromoran 2 mg gegen Schmerzen. Frühstück, Sahne und Weizenkeime genommen. 10.30 Uhr Levo-Dromoran 2 mg gegen Schmerzen. Bad und allg. Körperpflege. Ödembildung am rechten Fuß und Knöchel festgestellt. 12 Uhr Nur Brühe. 13 Uhr Levo-Dromoran 2 mg gegen Schmerzen. 14.30 Uhr Medikamente bringen keine Linderung. 14.45 Uhr Levo-Dromoran 2 mg gegen Schmerzen. Schlechte 8 Std. 17 Uhr Levo-Dromoran 2 mg gegen Schmerzen. Diät recht gut gegessen. 19.30 Uhr Klagt über Unterl.-Krämpfe, will im Augenblick keine Medikamente. 20 Uhr Levo-Dromoran 2 mg gegen Schmerzen. 22 Uhr 3 gr Amytal. Beschwerl. 8 Std. 23 Uhr Wach, Verwandter am Bett. Verwandter gegangen. Pat. scheint zu dösen, im Augenblick ruhig, aber wach. 23.30 Uhr Levo-Dromoran 2 mg gegen Schmerzen gegeben.

meine Schwester töten oder ihr die Möglichkeit verschaffen könnte, sich selbst zu töten.

Ich analysierte die Frage nüchtern und rational und kam zu dem Schluß, daß mir weder die Ethik noch mein Gewissen im Weg standen. Aber ich brauchte trotzdem Rat und wußte kaum, an wen ich mich wenden konnte. Schließlich fiel mir Dora ein, die Krankenschwester von der Schule, die Mary Lou sehr mochte und alles tun würde, um ihr zu helfen.

Dora gehörte zu den sehr wenigen, die Mary Lou noch besuchen durften, wenn auch nur ein paar Minuten, und als sie das nächste Mal kam, begleitete ich sie hinunter ins Krankenhausfoyer und lud sie auf eine Tasse Kaffee in die Cafeteria ein. All ihre Sympathie war bei Mary Lou und deren letztem Wunsch, doch gegen alle Möglichkeiten, die mir einfielen, brachte sie realistische Argumente vor. «*Jede* plötzliche Veränderung, gleich welcher Art, würde bedeuten, daß die Klinik eine Untersuchung einleiten könnte, und bei einer Untersuchung würde sofort herauskommen, was – oder wer – die Veränderung verursacht hat.» Sie machte eine Pause, rührte gedankenverloren ihren Kaffee um und suchte nach Worten. «Ich weiß, daß du bestimmt an alle Risiken gedacht hast, die du selbst eingehst, doch vergiß nicht, was eure Eltern vielleicht über sich ergehen lassen müßten. Die beiden müssen weiterleben, und sehr viel Zeit bleibt ihnen nicht mehr.»

Noch 1824 schrieb das englische Gesetz vor, daß Selbstmörder mit einem Pfahl durch ihr Herz an einem Kreuzweg verscharrt werden mußten. Fast bis zur Jahrhundertwende war es in England verboten, einen Selbstmörder in geweihter Erde zu begraben, und nach dem Gesetz fiel sein gesamtes Vermögen an den Staat.

«In den ersten beiden Jahrhunderten nach dem Tod Christi herrschte die Einstellung der Stoiker zum Selbstmord vor», schreibt Dr. Raanan Gillon aus London. «Aber aus seinen beiden wichtigsten Quellen, dem Judentum und den verschiedenen hellenistischen Strömungen, bezog das Christentum allmählich eine unerbittliche Einstellung, die schließlich zum uneingeschränkten Verbot führte – trotz der Tatsache, daß selbst diese Quellen den Selbstmord unter bestimmten Umständen, darunter unheilbare und tödliche Krankheit, erlaubt hatten. Es gibt auch keine Anhaltspunkte dafür, daß Jesus den Freitod ablehnte.

Im dritten nachchristlichen Jahrhundert brachte die neoplatonische Schule des Plotin, der die christliche Theologie ebenfalls einen großen Teil verdankt, ein neues Argument gegen Selbstmord: er verwirre die Seele und verzögere ihr Hinübergehen in das spätere Leben. Dieses Argument galt ohne Rücksicht auf nähere Umstände für alle Arten von Suizid, und binnen kurzem verboten ihn die christlichen Philosophen schließlich. Die Erklärung des Lactanz, Selbstmord sei frevelhaft, es sei denn, man ‹erwarte alle Qualen und Tod› von den Händen heidnischer Verfolger, machte bald dem Gebot des heiligen Hieronymus Platz, Selbstmord sei nur dann gerechtfertigt, wenn man die Jungfernschaft verteidige – und sogar diese Konzession wurde vom heiligen Augustin abgelehnt, weil die Keuschheit der Seele nicht von einer Vergewaltigung verletzt würde. Er erklärte, jede Form von Freitod sei gegen die Naturgesetze, und diese Doktrin herrschte nahezu unangefochten mehr als tausend Jahre lang.»

Thomas von Aquin fiel ein, daß die Natur des Selbstmords jede Reue über die Tat verhindere, und benutzte diesen Gedanken als Rechtfertigung seiner Verurteilung des Selbstmords in der *Summa contra gentiles* als «größte Todsünde». Noch Schillers *Kabale und Liebe* enthält deutliche Spuren dieser Verurteilung. Neben all den straflos gebliebenen Selbstmorden im Alten Testament sprach sich das Judentum mindestens einmal uneingeschränkt für den Freitod aus: Im Jahre 73 befahl Eleasar 956 von 960 Menschen, lieber Selbstmord zu begehen als sich den römischen Eroberern der Bergfestung Masada zu ergeben.

Bis 1961 bestand in England die gesetzliche Möglichkeit, erfolglose Selbstmörder ins Gefängnis zu werfen, und selbstverständlich wurden sämtliche Selbstmorde – die erfolgreichen und die mißglückten – von der Religion verurteilt. Als Sir George Thomson, Nobelpreisträger der Physik, in seiner Eigenschaft als Vizepräsident der britischen Euthanasiegesellschaft 1968 bei der Ersten Euthanasiekonferenz in New York eine Rede hielt, erklärte er unter anderem: «Seit 1961 wird der Selbstmord in Großbritannien nicht mehr als Verbrechen bestraft, doch absurderweise ist Beihilfe zum Selbstmord nach wie vor strafbar. Dafür gibt es meiner Meinung nach vernünftige Gründe. Es lassen sich leicht Umstände vorstellen, unter denen der Helfer aus egoistischen Motiven einen unberechtigten Druck ausübt. Die Notwendigkeit von Sicherheitsmaßnahmen ist jedoch kein Grund dafür, eine Praxis völlig zu verbieten. Man verbietet auch nicht die Autos, weil manchmal Geschwindigkeitsbegrenzungen nötig sind.» Bis vor sehr kurzer Zeit galt Selbstmord in sämtlichen amerikanischen Bundesstaaten als Vergehen – sogar in New York wurde er als Delikt geahndet.

Statistiken zeigen, daß jeden Tag etwa tausend Menschen auf der Welt Selbstmord begehen. Außer ihnen gibt es noch andere ‹Selbstmordkandidaten›, über die Mary McDermott Shideler in *The Christian Century* schrieb: «Nur wenige von uns werden den Forscher oder Sportler verurteilen, der bei einem selbstmörderisch gefährlichen Abenteuer stirbt, mit dem er sich am geheiligten menschlichen Leben versündigt hat, weil er die Zerstörung dieses Lebens riskierte. Selbstmord mag nach dem Gesetz zwar noch ein Vergehen und nach der Religion eine Sünde sein, doch in der Öffentlichkeit wird er weit weniger streng beurteilt als noch vor zwei Generationen, besonders wenn die Suizidgründe so einleuchtend und vernünftig sind, daß der Spruch ‹in geistiger Umnachtung› geradezu absurd wirkt.»

Das Phänomen Selbstmord wurde zum erstenmal wissenschaftlich untersucht, als sich um die Jahrhundertwende die Psychoanalyse entwickelte. Sigmund Freud und seine Schüler beschäftigten sich intensiv mit dem Problem Selbstmord, und Freud erklärte, in seiner gewöhnlichen Form stelle der Freitod den auf sich selbst projizierten

Thanatos, den Todestrieb dar – dessen Existenz übrigens heute von vielen Angehörigen der Freudschen Schule bestritten wird. In Amerika entwickelte Karl Menninger Freuds Ansichten in seinem Buch *Man Against Himself* weiter. Nach Menningers Theorie, die die vermuteten psychodynamischen Motivationen für den Freitod kategorisiert, hat der Suizidakt drei Komponenten: den Wunsch zu töten, den Wunsch getötet zu werden und den Wunsch zu sterben. Statistiken und logische Schlußfolgerungen weisen darauf hin, daß der Wunsch zu töten und getötet zu werden mit zunehmendem Alter nachläßt, während der Wunsch zu sterben immer stärker wird.

Im April 1969 forderten Dr. Russell Nelson von der American Association of Medical Colleges und Richter Russell Marvin vom Bundesbezirksgericht New York gemeinsam mit anderen Fachleuten, diese wissenschaftlichen Erkenntnisse müßten sich auch auf die Praxis niederschlagen: «Wir sollten untersuchen, ob man die gesetzlichen Bestimmungen über Selbstmord und verwandte Tatbestände dahingehend modifizieren kann, daß die Opfer tödlicher Krankheiten mit fremder Hilfe und ohne Gefahr einer Bestrafung der ihnen unwillkommenen Verlängerung des Lebens entgehen können.»

In ihrer Schrift *Suicide and Death* bemerken Edwin S. Shneidman und Normal L. Farberow: «Obgleich es beim Suizid immer um Tod geht, ist der Selbstmord als solcher paradoxerweise mehr eine Manifestation des *Lebens* als des Sterbens – sein hervorragendes Merkmal besteht nämlich darin, daß man sein Leben selbst beendet.»

Kurz nach meiner ergebnislosen Unterredung mit Dora lud ich eine der Oberschwestern des Krankenhauses zum Kaffee ein. Sie hatte mit Mary Lous Fall nur wenig zu tun und hatte nur einmal ein paar Tage auf der betreffenden Etage gearbeitet, als sie vorübergehend von ihrer regulären Station wegbeordert worden war. Damals war sie mir jedoch als eine außergewöhnlich intelligente Frau aufgefallen, und eine Unterhaltung mit ihr schien mir jetzt sehr wertvoll.

Im Rückblick, besonders da ich heute weiß, wie häufig Krankenschwestern und Ärzte von verstörten Verwandten ihrer Patienten angesprochen werden, weiß ich, daß sie sofort erkannte, was mir so schwer auf der Seele lag, als ich sie einlud. Ich gab mir verständlicherweise Mühe, mich so diskret und nuanciert auszudrücken, wie

9 Tage vor dem Ende – Aus dem Pflegeprotokoll:

2.30 Uhr Levo-Dromoran 2 mg gegen Schmerzen gegeben. 4 Uhr Wach, klagt über Schmerzen. Levo-Dromoran 2 mg gegen Schmerzen gegeben. 6 Uhr Levo-Dromoran 2 mg gegen Schmerzen. Offensichtl. wirkt Med. nicht sehr lange. 6.15 Uhr Laborarbeit gemacht. Pat. scheint irgendwie erschöpft. Schlechte 8 Std. 7 Uhr Zur Vorm.-Pflege geweckt. Cornflakes genommen. 8 Uhr Levo-Dromoran 2 mg gegen Schmerzen. Kolostomie mit gew. Schwierigkeiten ausgespült. Schwierige Kathetereinführung zum Ausspülen. Ein bißchen geformter Stuhl mit leicht blutfarbenem H_2O erhalten. Bad und allg. Körperpflege. 9.45 Uhr Levo-Dromoran 2 mg gegen Schmerzen. Mittagessen, nur Suppe. 13 Uhr Levo-Dromoran 2 mg gegen Schmerzen. Schlechter Tag. 15 Uhr Ruhig, Verwandte am Bett. 16.30 Uhr Levo-Dromoran 2 mg gegen Schmerzen. 18.30 Uhr Levo-Dromoran 2 mg gegen Schmerzen. Ehemann bei Pat. Diät größtenteils gegessen. 20.45 Uhr Levo-Dromoran 2 mg gegen Schmerzen. Recht gute 8 Std. 23.45 Uhr Levo-Dromoran 2 mg gegen Schmerzen gegeben.
Aus den Bemerkungen des Arztes: *Ißt sehr wenig. Unterleib gespannt, geschwollen, hart. Sie bittet jetzt etwa alle 2 Std. um Narkotika.*

ich konnte, doch trotz meiner linguistischen Umwege durchschaute sie mich, ehe ich die Hauptsache auch nur angeschnitten hatte.

Den Wortlaut unserer Unterhaltung habe ich bis auf eine ihrer Bemerkungen fast ganz vergessen. An die betreffenden Worte erinnere ich mich jedoch noch sehr lebhaft: «Manchmal, besonders kurz vor dem Ende, hat man den Eindruck, das Morphium sei die allerbeste Nahrung für diese Tumore.»

Zur Frage der Betäubungsmittel erklärte der englische Jurist Glanville Williams: «Die sofortige Linderung von Schmerzen wiegt die Gefahr eines beschleunigten Todes auf. Wenn man das eingesteht, kann man offensichtlich – wenn überhaupt – nur noch schwer entscheiden, wann bei der Verabreichung von immer mehr Drogen ein Akt der Euthanasie vorliegt ... Es wäre eine willkürliche Konstruktion, zu sagen, ausgerechnet die letzte Dosis, die nach demselben Prinzip gegeben wurde wie alle vorangegangenen, sei ungesetzlich ... Tatsache ist, daß es zwischen dem, was man eine Verkürzung des Lebens und eine Beschleunigung des Todes nennen möchte, keine logische oder moralische Kluft gibt.»

Bei einer Vorlesungsreihe über die Versorgung Sterbender sagte der englische Medizin-Professor J. Clifford Hoyle im November 1941 im Krankenhaus von Horton: «Wenn das Morphium das einzige schmerzlindernde Mittel ist, hält man es aus Furcht, den Tod zu beschleunigen, oft zurück.»

In einem Fall wie bei Mary Lou betäubt Morphium die Schmerzen, verkürzt aber das Leben; einfacher ausgedrückt: Morphium führt zum Tode. Solange der Patient noch lebt, werfen seine Gefühlsregungen Probleme auf. 1967 schrieb der britische Psychiater John Hinton: «In den letzten zehn oder zwanzig Jahren haben wir einen erheblichen Fortschritt in der Wirksamkeit von Drogen gegen Angstgefühle, Unruhezustände und Depressionen erlebt, und oft entfalten diese Drogen ihre Wirkung, ohne den Patienten besonders einzuschläfern. Wenn sie nicht ausreichen, können Mittel wie Heroin und Kokain gegeben werden.» Ärzte sagen, Patienten, die darum bitten, man möge sie sterben lassen, litten unter Depressionen, wobei dieser Terminus nicht umgangssprachlich, sondern zur Bezeichnung eines bestimmten medizinischen oder psychologischen Zustands gebraucht wird, der mit Drogen, Elektroschocks oder lokaler Leukotomie behandelt werden kann. Es erhebt sich allerdings die Frage, ob ein von Schmerzen gequälter Patient nicht ein Recht darauf hat, depressiv zu sein und seinen tiefen, quälenden Sorgen nachzugeben. In solchen Fällen verursacht die Behandlung eine künstliche Fröhlichkeit.

Ich weiß, wie sehr Mary Lou sich bemühte, nicht in Gegenwart der Krankenschwestern zu weinen, hatte sie doch erfahren müssen, daß diese dann jedesmal unweigerlich eine Beruhigungs- oder Aufputschtablette holten.

Mervyn Jones schrieb im *Observer* vom 1. Oktober 1967: «Ein Arzt, der eine große geriatrische Station leitet und ungehindert Heroin benutzt, erzählte mir, er könne sich nur an zwei Patienten erinnern, bei denen die Schmerzen nicht unter Kontrolle gebracht werden konnten. Insgesamt war er für neunhundert Fälle verantwortlich gewesen. Dr. Cicely Saunders, die im Londoner St. Joseph's Hospice hervorragende Arbeit geleistet hat, schreibt: ‹Heute sind wir immer imstande, die Schmerzen bei unheilbarem Krebs zu kontrollieren.› Hier handelt es sich jedoch um klinische Erfahrungen, und zu Haus sieht die Sache ganz anders aus. Dazu Exton-Smith: ‹Man kann die Schmerzen nur dann unter Kontrolle bringen, wenn der Patient dauernd überwacht wird, und das ist für den vielbeschäftigten praktischen Arzt oder die vielbeschäftigte Bezirkskrankenschwester unmöglich.› In diesem Zusammenhang taucht noch ein anderer Faktor auf. Manchmal bezeichnet man ihn als ‹Beschwerden›, manchmal als ‹Leiden›. Wenn ein Mensch Rachenkrebs hat und mit einer Kanüle im Schlund leben muß, so daß Essen und Atmen ein dauernder Kampf sind und er nachts nie richtig schlafen kann, sind diese ‹Beschwerden› nicht nur unvermeidlich, sondern auch permanent. An welchem Punkt sie zu Schmerzen werden, ist ein semantisches Problem. Drogen können Schmerzen im üblichen Sinn lindern, sind gegen diese Art von Leiden aber machtlos. Mehr als das: die wirksamen schmerztötenden Medikamente verursachen oft selbst Beschwerdezustände, vor allem Atemnot, Erbrechen und Verstopfung.» Jones beruft sich auf Hinton, wenn er sagt, daß Medikamente «nur bei 82 Prozent der schmerzleidenden Patienten ausreichende Linderung verschaffen, aber bei 37 Prozent zu Übelkeit und bei 18 Prozent zu Atemnot führen».

Bei einer Untersuchung von 220 todkranken Patienten, die der englische Arzt A. N. Exton-Smith 1960 durchführte, ergab sich, daß dreißig Kranke, darunter acht der dreiunddreißig Krebsfälle, mäßige oder starke Schmerzen litten; was der eine jedoch als starke Schmerzen betrachtet, scheint dem Patienten im Bett nebenan vielleicht nur mäßig und kaum der Rede wert. Deshalb legten diese und andere Studien für den Begriff starke Schmerzen folgende Definition zugrunde: «Schmerzen, die von Medikamenten der Aspirin-Gruppe nicht unter Kontrolle gebracht werden können.»

Ein Gran (= 0,06 Gramm) Morphium kann bei einem normalen Patienten bereits tödlich sein, doch wie die Ärzte herausfanden, braucht ein Kranker, dessen Schmerzen mit Morphium behandelt werden, bereits nach einem einzigen Monat bis zu achtzehn Gran pro Tag, damit seine Schmerzen gelindert werden. Bei dieser Progression muß der Zeitpunkt kommen, da die verabreichte Dosis automatisch zum Tode führt – es sei denn, der Patient starb nicht schon vorher an anderen Ursachen. Übermäßige Morphiumdosen schädigen das Atmungszentrum und führen entweder unmittelbar oder durch eine dazukommende Bronchialpneumonie zum Tode.

Dr. Hinton erklärt: «Da man weiß, daß es sich bei Opiaten um Suchtmittel handelt, ist es für alle, die Sterbende versorgen, schwierig, den genauen Zeitpunkt zu bestimmen, wann sie Morphine benutzen sollen, besonders wenn die Krankheit chronisch und der Tod noch in der Ferne ist. Wenn überhaupt, scheint es, daß man zu vorsichtig ist. Wird Morphium oder Heroin am Anfang in ausreichenden und häufigen Dosen verabreicht, so daß der Patient auf die schmerzlindernde Wirkung vertraut, sind die Notwendigkeit einer Vergrößerung der Dosis und die übermäßige Abhängigkeit des Patienten von der Droge nicht sehr oft ein großes Problem bei sterbenden Patienten.»

In ‹Merry old England› scheinen die Ärzte eine liberalere Einstellung zum Alkohol zu haben als ihre Kollegen in den weit puritanischeren Vereinigten Staaten von Amerika. Professor Hoyle sagt: «Alkohol wird bei Sterbenden in erster Linie benutzt, wenn die körperlichen Beschwerden nicht stark sind. Er hilft die Symptome lindern, die Moral – wenn auch nur trügerisch und vorübergehend – verbessern und die psychischen Depressionen abschwächen, die so oft bei einem langsamen Tod auftreten. Die Wahl der Form sollte gewöhnlich dem Patienten und seinen Mitteln überlassen bleiben: ein doppelter Whisky oder ein Gin, Rum in heißer Milch, mit Zucker gesüßter Port, ein guter Wein oder der jeweilige Lieblingsschnaps, das kann genommen werden. Sekt ist ein überschätztes Getränk, bei einem entzündeten Mund aber erfrischend.» Dr. Cicely Saunders vom St. Joseph's Hospice für todkranke Patienten sagt: «Alkohol ist nach wie vor unser bestes Sedativum, besonders für die Älteren. Wir fühlen uns nach einem Drink fast alle besser, warum sollte es da den Patienten anders gehen? Wir haben vom Nationalen Gesundheitsdienst die Genehmigung, Alkohol zu verabreichen, und für unseren besten Schmerzlinderungs-Cocktail dürfen wir Gin benutzen, und schon ist die Welt wieder in Ordnung. Wir ermuntern auch die Verwandten, Alkohol mitzubringen, wenn sie wissen, daß der Patient Freude daran hat. Ich glaube allen Ernstes, daß eine Flasche Whisky wertvoller sein kann als ein Riesenkorb Apfelsinen. Wenn ein Patient etwas mag, tut es ihm gut. Ich weiß, daß Alkoholismus und Rauschgiftsucht in den USA große Probleme sind, und vielleicht denkt man dort anders über das Servieren von Drinks. Ich will hier auch nicht andeuten, daß meine Patienten dauernd unter Alkohol stehen. Ich versuche nicht, eine uneingeschränkte Euphorie herbeizuführen. Wenn sie aber mit einer schweren Bürde herkommen, die sie mehr niederdrückt als die anderen Kranken, versuchen wir, ihnen diese Bürde erträglich zu machen.»

Am Ende seiner Vorlesungsreihe für englische Medizinstudenten – die mir erst einige Jahre nach Mary Lous Tod zur Kenntnis kam – sprach Professor Hoyle auch über ein «umstrittenes Problem, die Beschleunigung des Todes bei Sterbenden. Die legalen und moralischen Fragen, die sich daraus ergeben, sind sehr verwickelt und können hier nicht ausführlich behandelt werden; einige Punkte sind aber besonders wichtig. Vor allem verbietet das Gesetz zwar theoretisch, ignoriert aber in der Praxis und akzeptiert damit stillschweigend die allgemeine Auffassung, daß die Ärzte hier genau wie auf anderen Tätigkeitsbereichen vor den Folgen von Schritten geschützt werden sollten, die sie guten Glaubens im Interesse ihrer Patienten unternehmen. Dem Gesetz braucht man nur Genüge zu tun, was Fertigkeit und Urteilskraft angeht. In Fällen, wo die Beschleunigung des Todes die rücksichtsvollste und menschlichste Methode scheint, muß das eigene Gewissen entscheiden, welchen Weg man einschlägt, und Richtlinien findet man, wenn man sich vorstellt, man wäre ein naher Verwandter des betreffenden Patienten. In diesen Fällen ist es erste Vorbedingung, nur der eigenen Meinung zu folgen. Niemals sollte man auf Bitten dritter Personen etwas unternehmen.»

Anschließend gab Professor Hoyle seinen Studenten konkrete Vorschriften: «Was die Mittel betrifft, so ist Morphium in schnell vergrößerten Dosen eins der besten. Insulin führt leicht zu Bewußtlosigkeit; bei einem nicht sehr widerstandsfähigen Patienten können schon vierzig Einheiten tödlich sein, während andere weit mehr brauchen. Aderlaß ist unzuverlässig. Man sollte die Verwandten warnen, daß es dem Patienten schlechter geht und daß er schnell bewußtlos wird. Und noch etwas zu dieser Behandlung – der Arzt sollte das Mittel immer selbst geben, denn auf diese Weise übernimmt er unmittelbar die Verantwortung.»

Einige Ärzte, darunter vor allem E. C. Kast und Sidney Cohen, haben in den letzten Jahren durch ihre Experimente mit Lysergsäurediäthylamid (LSD) als schmerzstillendes Mittel wichtige Pionierarbeit geleistet. Dr. Cohen schreibt: «Vor kurzem verglich Kast das Ausmaß der Schmerzlinderung, das man bei fünfzig todkranken Patienten mit LSD und zwei anderen, starken Mitteln erzielte. Er stellte fest, daß LSD länger und stärker analgetisch wirkte als Demerol oder Dilaudid. Außer der Schmerzlinderung zeigten die Patienten eine ‹auffällige Nichtbeachtung für den Ernst ihrer Lage und sprachen über ihren bevorstehenden Tod ganz offen und mit einem Gleichmut, der in unserer westlichen Zivilisation als unpassend gilt ...›

Diese Haltung zur Krankheit dauerte gewöhnlich länger als die analgetische Wirkung. Es geschah häufig, daß Patienten sich ganz beiläufig über ihre tödliche Krankheit äußerten und im nächsten Atemzug etwas über die Schönheit irgendeines visuellen Eindrucks sagten ... Vor einigen Jahren gab man drei Patienten mit inoperablem Krebs LSD, weil sie große Schwierigkeiten hatten, sich mit ihrem bevorstehenden Tod abzufinden. Bei zweien reichte eine einzige Dosis des Mittels aus, um die Unruhezustände ihrer letzten Lebenstage zu dämpfen ...

Gewöhnlich resultiert die Spannung, die mobilisiert wird, wenn wir konsequent an unseren Tod denken, zur Verdrängung, zum Leugnen oder zu einem anderen Verteidigungsmanöver. Unter LSD braucht die Vorstellung vom Tod keinen bedrohlichen Charakter zu haben; man kann ihr gerade ins Auge sehen und sie objektiv analysieren ...»

Einer von Dr. Cohens Testpatienten erklärte: «Ich fühlte allmählich, daß ich sehr fröhlich sterben konnte, daß es mich noch nicht einmal stören würde, wie die ersten Christen von Löwen gefressen zu werden.»

«Patienten», erklärte Dr. Cohen, «können unter Drogeneinwirkung Todes- und Wiedergeburts-Erlebnisse beschreiben. Was stirbt und frei von der alten Schuld wiedergeboren wird, ist das starre und strafende Über-Ich. Es ist wie ein neuer Anfang mit einer reinen Weste.»

Vor Jahrhunderten betrachteten die Angehörigen früher Kulturen den Tod als Reise und legten vertraute Gegenstände in die Gräber, damit die toten Eigentümer auf der Fahrt ins Jenseits nicht allein waren. Schon die ersten, die Experimente mit LSD machten, kamen spontan auf das Wort *Trip*, um ihre Erfahrungen mit dem Rauschmittel zu charakterisieren. Wenn LSD oder eine andere, bis jetzt noch unbekannte Substanz das geeignete Mittel zur Lösung des Schmerzproblems sein sollte, wäre das wichtigste Einzelargument der Euthanasie-Befürworter hinfällig.

8 Tage vor dem Ende – Aus dem Pflegeprotokoll:

> *2.30 Uhr Levo-Dromoran 2 mg gegen Schmerzen gegeben. Kolostomie gesäubert. 4.45 Uhr Levo-Dromoran 2 mg gegen Schmerzen gegeben. Trinkt nachts schluckweise Milch & H_2O. 6.45 Uhr Schläft. Zustand scheint gleichbleibend. Recht gute 8 Std. 7.15 Uhr Levo-Dromoran 2 mg gegen Schmerzen. Frühstück, 2/3 Schale Cornflakes. 9.30 Uhr Levo-Dromoran 2 mg gegen Schmerzen. Bad & allg. Körperpflege. 11.45 Uhr Levo-Dromoran 2 mg gegen Schmerzen. Mittagessen – Suppe gegessen. 14 Uhr Levo-Dromoran 2 mg gegen Schmerzen. 14.30 Uhr Ruhig. Schlechte 8 Std. 16 Uhr Levo-Dromoran 2 mg gegen Schmerzen gegeben. Pat. schläft in kurzen Abständen. 18 Uhr Levo-Dromoran 2 mg gegen Schmerzen. Scheint mit und ohne Injektionen zieml. starke Beschwerden zu haben. 20.20 Uhr Levo-Dromoran 2 mg gegen Schmerzen. Besuch v. Ehemann. 21.40 Uhr Levo-Dromoran 2 mg gegen Schmerzen. 22.15 Uhr 3 gr. Amytal. Scheint z. Zeit beschwerdenfrei. 23 Uhr Schläft.*

Zum erstenmal sah ich Mary Lou zusammenbrechen und vor Leid – nicht vor Schmerzen – weinen, als Pete sie gerade besucht hatte. Er war abends fast immer bei ihr, aber diesmal war er schon tagsüber vorbeigekommen, um kurz nach ihr zu sehen. Wie üblich, lachte und scherzte er die ganze Zeit, und Mary Lou machte die Komödie mit. Sobald er jedoch gegangen war und die Tür hinter sich geschlossen hatte, änderte sich ihr Verhalten so abrupt, daß ich sofort begriff, was für eine Anspannung diese Heuchelei für sie bedeutet hatte. Mit leidverzerrtem Gesicht weinte sie: «Da geht der beste Mann, den es auf der Welt gibt!» Dann vergrub sie das Gesicht im Kopfkissen und schluchzte haltlos – eine lange, lange, lange Zeit.

Als Professor Hoyle seine Studenten im Umgang mit schmerzleidenden sterbenskranken Patienten unterrichtete, gab er ihnen auch den klugen Rat: «Es ist besonders wichtig, die Verwandten davon zu überzeugen, daß die Linderungsmittel wirken» – ob das nun stimmt oder nicht. In seiner Untersuchung eines Bezirkskrankenhauses in Amerika schreibt David Sudnow: «Während die Ärzte ... routiniert und mit bestimmten Absichten lügen, wenn sie viele Todesfälle als schmerzlos charakterisieren, gehen die Verwandten, die genau wissen, daß der Tod schmerzhaft ist, im Grunde noch weiter, da sie nach den Schmerzen fragen und den Kommentar des Arztes von der angeblichen Schmerzlosigkeit hinnehmen ...»

Im Augenblick wollen wir unsere Aufmerksamkeit auf die wohl schmerzhafteste aller tödlich verlaufenden Krankheiten konzentrieren – den Krebs. Jedes Jahr kostet er rund zwei Millionen Menschen das Leben. In den USA ist einer von sechs Sterbefällen auf

Krebs zurückzuführen. Heute können Ärzte schon bestimmte Krebsarten heilen, die den Patienten noch vor einer Generation getötet hätten. Mit Hilfe der Kombination verschiedener Methoden hoffen die Ärzte, in Zukunft nicht nur – wie heute – die Minderheit, sondern die Mehrheit aller Krebsfälle zu heilen. Das wird es dem Arzt natürlich immer mehr erschweren, die Krankheit seiner Patienten als unheilbar oder heilbar zu diagnostizieren. Diese Schwierigkeit braucht jedoch nicht die Frage der freiwilligen Euthanasie zu vernebeln, da dabei immer der feste Wunsch des Leidenden, wie lange er noch aushalten will, entscheidend bleibt.

Keine einzelne, neuentdeckte Heilmethode wird jemals alle Krebsarten heilen können, da der von den Laien benutzte Begriff ‹Krebs› ganz verschiedene Krebsformen bezeichnet. Der Fortschritt der Medizin wird – hoffentlich bald – diese verschiedenen Arten eine nach der anderen besiegen.

Ärzte, die Erfahrungen mit todkranken Krebspatienten haben, stellen gewöhnlich fest, daß ältere Leute weniger Schmerzen zu spüren scheinen als jüngere. Das geht vielleicht auf die Tatsache zurück, daß die Alten bereits resigniert haben, während die Jungen noch mit aller Macht um ihr Leben kämpfen. Ärzte sagen, daß Patienten, die von sichtbar trauernden Verwandten umgeben sind oder sich über die Zukunft nahestehender Personen Sorgen machen, größere körperliche Schmerzen leiden.

Wenn Patienten also erklären, sie könnten ihre Leiden nicht mehr ertragen und wollten sterben, macht ihre Lage zweifellos möglichst umfassende soziale Maßnahmen nötig, damit dem Sterbeprozeß die Furcht genommen wird. Dabei spielt es keine Rolle, ob man den Todeswunsch als Verlangen nach freiwilliger Euthanasie interpretiert. Mit Ausnahme bestimmter Krebsarten werden die schrecklichsten Schmerzen nicht durch tödliche Krankheiten, sondern durch Beschwerden verursacht, die der Patient unter Umständen jahrelang ertragen muß, ehe eine ganz andere Ursache zum Tode führt. Entzündungen durch Bettlägerigkeit, nur eine dieser Beschwerden, foltern einen Patienten manchmal in einem Ausmaß, das sich der unerfahrene Laie zum Glück nie vorstellen kann.

Dr. Cicely Saunders, die mit den irischen ‹Schwestern der Barmherzigkeit› in deren Londoner St. Joseph's Hospice arbeitet, schrieb

1961 in der englischen Ärztezeitschrift *Lancet*, daß Ärzte «sehr gelegentlich» Schmerzen nur unter Kontrolle bringen können, indem sie den Patienten «permanent einschläfern».

Zwei Jahre später schrieb Dr. Saunders für die *Proceedings of the Royal Society of Medicine* den Beitrag «Die Behandlung hartnäckiger Schmerzen in den letzten Krebsstadien». Darin erklärt sie: «Zuerst müssen wir die Symptome, die den Patienten stören, so sorgfältig wie möglich einschätzen. Das geschieht nicht, um eine Diagnose zu treffen und eine spezifische Behandlung einzuleiten, was bereits geschehen ist, sondern um die Schmerzen und all die anderen Dinge zu behandeln, die in ihrer Gesamtheit ebenso großes Elend verursachen können wie die eigentliche Krankheit. Das erfordert eine Symptombehandlung, deren Einzelheiten ich hier aus Raumgründen nicht erörtern kann, die aber den meisten Platz auf unseren Behandlungskarten einnehmen. Ein großer Teil der Schmerzen läßt sich ohne jede Benutzung von Analgetika oder mit nur sehr wenig Analgetika lindern. Es gibt verschiedene Methoden zur Bekämpfung von Übelkeit und Erbrechen, Atemnot, einem entzündeten Mund etc., aber schon mit einer einzigen Visite kann man viel erreichen. Wenn ein Arzt solche Dinge enthusiastisch und vertrauenerweckend angeht, ist dem Patienten, der mehr auf Gefühle als auf Worte reagiert, schon sehr geholfen, und natürlich wirkt unter Umständen schon das Zuhören allein therapeutisch.

Zweitens muß man die Schmerzen selbst, ihre Intensität und Natur, einschätzen. Ich habe nicht festgestellt, daß Patienten ihre Schmerzen überschätzen – ganz gewiß nicht dann, wenn man ein Vertrauensverhältnis hergestellt hat. Ich denke jedoch, wir müßten lernen, ihre Worte besser zu interpretieren, weil es ihnen zum Beispiel schwerfallen kann, zwischen Schmerzen, abnormen Empfindungen und Lähmungserscheinungen zu unterscheiden. Zuhören muß sich zum echten Verstehen entwickeln.

In diesem Stadium sind die Schmerzen fast immer konstanter Art. Selbst bei Verschlimmerungen bleibt noch ein gleichmäßiger Schmerzhintergrund. Konstante Schmerzen erfordern konstante Kontrolle, und das bedeutet in diesem Stadium das regelmäßige Verabreichen von Medikamenten.

Ich nehme nicht an, daß diese Feststellung Sie überraschen wird, denn Analgetika werden häufig zu vierstündiger Einnahme verschrieben. In der Praxis fügt man leider zu oft die Buchstaben ‹p.r.n.› [‹pro re nata› – nach Bedarf] hinzu. In diesem Stadium sollte der Patient nicht mehr um schmerzlindernde Mittel bitten müssen, und man sollte die Analgetika nicht mehr so lange zurückhalten, bis die Schmerzen stark werden. Man sollte sie vielmehr routinemäßig geben. Wird die Dosis sorgfältig bestimmt, dürfte der Patient entweder überhaupt keine Schmerzen oder erst dann Schmerzen spüren, wenn die nächste Routinedosis verabreicht wird. Unsere Patienten sagen nicht, daß ihnen die Schmerzen gleichgültig sind, sondern daß sie keine Schmerzen haben. Man sollte Analgetika geben, damit die Schmerzen gar nicht erst auftauchen, nicht aber, um sie zu lindern, wenn sie bereits da sind. Der Patient ist dann viel unabhängiger vom Personal, weil er nicht dauernd fragen muß. Er ist auch viel unabhängiger vom Medikament, und vergißt vielleicht sogar, daß die Tabletten, die er einnimmt, gegen Schmerzen sind. Das ist wichtig. Es handelt sich um eine Situation, in der man die Unabhängigkeit des Kranken auf jede nur mögliche Weise unterstützen muß. Natürlich sollte man den Patienten nicht bis zur ‹richtigen Zeit› warten lassen. Es reicht unter Umständen, wenn man zwischendurch ein schwaches Analgetikum gibt, und wir lassen es häufig auf dem Nachttisch des Patienten, besonders nachts, wenn die Kranken oft sieben oder acht Stunden schlafen und die Routinedosis vermissen. Wenn sie dauernd zusätzliche Mittel brauchen, sollte die Dosis vergrößert werden, doch überraschenderweise ist es sehr nützlich, wenn die Patienten selbst etwas zur Hand haben.

Der größte Feind einer erfolgreichen Schmerzbekämpfung sind die Schmerzen selbst, und wenn man zuläßt, daß sie stärker werden, wird der Patient sie durch seine innere Spannung und Furcht noch weiter vergrößern. Wir sind überzeugt, daß es diese Prinzipien sind, die uns und anderen ähnlichen Heimen gestatten, oft wochen- und monatelang die gleichen Opiatdosen zu geben. Bei einigen Patienten müssen wir die Dosen unter Umständen schnell erhöhen, aber das sind Ausnahmen. Ich glaube, sie entstehen häufiger durch zunehmende Schmerzen als durch einsetzende Toleranzerscheinungen. Sicher, Patienten können physisch von den Medikamenten abhängig werden, aber für uns sind Toleranz- und Suchterscheinun-

7 Tage vor dem Ende – Aus dem Pflegeprotokoll:

0.20 Uhr Wach, klagt über Schmerzen. Levo-Dromoran 2 mg gegen Schmerzen gegeben. 1 Uhr Schläft. 2.20 Uhr Kl. über Schmerzen. 2.30 Uhr Levo-Dromoran 2 mg gegen Schmerzen gegeben. 4.30 Uhr Levo-Dromoran 2 mg gegen Schmerzen gegeben. Unterl. s. geschwollen. In der Nacht kein Stuhlaustritt in Kolostomie. Schlechte 8 Std. 7 Uhr Levo-Dromoran 2 mg gegen Schmerzen. Zum Frühstück 2/3 Schale Cornflakes. Kolostomie m. schlechtem Ergebnis ausgespült. S. wenig Stuhl. H_2O so ausgetreten, wie gegeben. 9.30 Uhr Levo-Dromoran 2 mg gegen Schmerzen gegeben. Bad & allg. Körperpflege. 11.15 Uhr Levo-Dromoran 2 mg gegen Schmerzen. Vom Mittagessen nur wenige Bissen. Übelkeit. 13.15 Uhr Levo-Dromoran 2 mg gegen Schmerzen. 14.30 Uhr Würgt. Kein Erbrechen. Schlechte 8 Std. 15.30 Uhr Levo-Dromoran 2 mg gegen Schmerzen. Dr. hier. 17.30 Uhr 1/4 gr M/S [Morphium] *gegen Schmerzen. Abendessen – kl. Menge gegessen. Erbricht große Menge kaffeesatzähnliches Material. Ruht – scheint besser. 20.30 Uhr Gesellschaft. 21.15 Uhr 1/4 gr M/S gegen Schmerzen. Amytal abgelehnt. 50 Dramamine intramuskulär gegen Übelkeit. 23 Uhr Scheint zu ruhen. Recht gute 8 Std. 1/4 gr M/S. Bekommt Pat. offensichtl. besser. 23 Uhr Wach, scheint zu ruhen.*

gen keine Probleme, selbst nicht bei den Kranken, die am längsten bleiben.» Im Zusammenhang mit seinem Vortrag «Die körperlichen und seelischen Leiden der Sterbenden» schrieb der englische Psychiater John Hinton: «Von einer Gruppe Sterbender, die ich in einem allgemeinen Krankenhaus besuchte, traten bei zwei Dritteln hin und wieder Schmerzen auf, die mit Medikamenten bekämpft werden mußten. Diese Schmerzen kamen etwas häufiger als bei einer Vergleichsgruppe anderer Patienten, deren schwere Krankheiten nicht tödlich waren. Der große Unterschied bestand darin, daß man die nichttödlichen Krankheiten ziemlich schnell vollkommen schmerzfrei machte, während 12 Prozent der unheilbaren Patienten trotz der Behandlung auch weiterhin Schmerzen litten. Regelmäßige Besuche und Berichte dieser sterbenden Menschen konnten leider nur bestätigen, daß einige von ihnen niemals vollständig von ihren Schmerzen erlöst werden konnten. Von den Patienten, die bei Bewußtsein blieben (viele Todkranke werden gegen Ende ihres Lebens durch eine barmherzige Bewußtlosigkeit vor Schmerzen bewahrt), litt ungefähr jeder achte auch weiterhin irgendwann unter Schmerzen. Manchmal hatten sie leichtere Beschwerden, die sie nicht sehr störten, doch dann traten fast immer stärkere Schmerzen auf. Einige waren fast nie völlig schmerzfrei, obgleich man die Schmerzen permanent betäubte. Die Angabe, daß etwa jeder achte todkranke Patient unter Schmerzen leidet, dürfte ein zutreffender Schluß aus den verschiedenen verfügbaren Quellen sein. Dieser Prozentsatz ist sicher höher, als er eigentlich sein sollte.»

Dr. Exton-Smith schildert den Fall einer 64jährigen Frau. Sie hatte bereits acht Jahre lang rheumatische Arthritis gehabt, als sie Paraplegie (doppelseitige Lähmung) bekam. In den letzten achtzehn Monaten ihres Lebens konnte man ihre Schmerzen weder mit Morphium noch mit Pethadine oder anderen starken Medikamenten lindern. Diese Mittel blieben auch bei einem Mann wirkungslos, der nach einer Amputation wegen Gangrän in permanenter Agonie lag. Monatelang bat er, man möge ‹ein Ende mit ihm machen›.

Die katholische Kirche gibt Ärzten die offizielle Anweisung, Patienten nicht durch Drogen bewußtlos zu machen, wenn das die einzige noch bestehende Möglichkeit ist, ihre Schmerzen zu lindern. In seiner Ansprache «Die Erlösung von Schmerzen» erklärte Pius XII. zum Verhältnis der katholischen Lehre zur Anästhesie: «Da unser Erlöser den Tod bei vollem Bewußtsein erleiden wollte, wollen die Christen ihm auch darin nacheifern. Außerdem schenkt die Kirche den Priestern und Gläubigen mit dem ‹Ordo commendationis animae› eine Reihe von Gebeten, die den Sterbenden beim Verlassen dieser Erde und beim Einzug in die Ewigkeit helfen sollen. Diese Gebete behalten zwar selbst dann ihren Wert und ihre Bedeutung, wenn sie über einem bewußtlosen Kranken gesprochen werden, bringen normalerweise aber den Menschen Erleuchtung, Trost und Kraft, die an ihnen teilnehmen können. Die Kirche hält es also für wünschenswert, daß man die Sterbenden nicht ohne schwerwiegende Gründe ihres Bewußtseins beraubt. Wenn die Natur es will, muß der Mensch es hinnehmen, doch man sollte es nicht ohne schwerwiegende Gründe herbeiführen. Außerdem ist es der Wunsch aller, die sich für das eigene Wohlergehen interessieren. Solange sie den Glauben haben, wünschen sie die Gegenwart ihrer selbst, eines Freundes, eines Priesters, um ihnen zu helfen, gut zu sterben. Sie wollen die Kraft behalten, ihre letzten Anweisungen zu treffen, ihr letztes Gebet zu sagen, ein letztes Wort an diejenigen zu richten, die ihnen helfen. Sie daran zu hindern, verstößt nicht nur gegen das christliche, sondern auch gegen das menschliche Gefühl. Wird die Anästhesie beim nahenden Tod einzig und allein in der Absicht angewendet, den sterbenden Menschen an einem bewußten Tod zu hindern, ist sie nicht mehr ein wunderbarer Ausdruck moderner Behandlungsmethoden, sondern eine bedauerliche Praxis.»

Im Vorwort zu seinem Werk *Management of Pain in Cancer* bezeichnet Dr. Warren H. Cole die schweren Schmerzen und ihre Bekämpfung im letzten Krebsstadium als «Gebiet, das von den Medizinern viel zu sehr vernachlässigt wird». Professor Yale Kamisar zitiert andere Kommentatoren, die auf «die beklagenswert defätistische und therapeutisch inaktive Haltung in gewissen Kreisen» hinweisen.

Wer die Behauptung aufstellt, jeder Schmerz lasse sich jederzeit völlig unter Kontrolle bringen durch medikamentöse Behandlung, der wird sich mit den Ergebnissen auseinandersetzen müssen, die der britische Arzt Dr. W. Dewi Rees in seinem Artikel «The Distress of Dying» im *British Medical Journal* vom 8. Juli 1972 veröffentlicht hat. Rees sieht es als sein Ziel an, «eine einfache Methode zu beschreiben, mit deren Hilfe man das Leiden von sterbenden Patienten so messen kann, daß die Daten routinemäßig vom Pflegepersonal erhoben und die Resultate von fünfzig untersuchten Fällen zusammengefaßt werden können». Rees wurde bei seiner Arbeit von Krankenschwestern und von einer Reihe von Ärzten unterstützt. Diese Gemeinschaftsarbeit machte es möglich, umfangreiches und genaues statistisches Material zu veröffentlichen.

Dr. Rees und seine Mitarbeiter haben mit Patienten in Hauspflege und in verschiedenen Krankenhäusern gearbeitet. Wenngleich ein erheblicher Prozentsatz der untersuchten Patienten keine Schmerzen litt, so haben andere doch «heftige» bis «sehr heftige» Schmerzen zu dulden gehabt, und einige wurden sogar ohne Unterbrechung von Schmerzen betroffen, wenn auch manchmal nur von relativ milden.

54 Prozent der untersuchten Patienten waren infolge ihrer Krankheit dauernd bettlägerig, 26 Prozent vollkommen bewegungsunfähig. Von physischen Beschwerden fühlten sich 12 Prozent gänzlich befreit, 34 Prozent nur teilweise, und 28 Prozent konnten während des ganzen Tages nie völlig schmerzfrei sein. Innerhalb einer Gruppe von Krankenhauspatienten wurden nur 26 Prozent langfristig frei von Beschwerden wie Erbrechen, Wundliegen, Einkoten, eine Kolostomie, Dauerkatheter oder Einharnen.

Die Rees-Untersuchung richtete sich auch auf Angstreaktionen und depressive Zustände. 12 Prozent von einer Gruppe *wollten* sterben. Ein ärztlicher Mitarbeiter an dieser Studie hob hervor, daß 65 Prozent der depressiven und 52 Prozent der angstleidenden Patienten keine Linderung bekamen.

Rees kommt zu dem Schluß: «Subjektive Angaben gibt es in großer Zahl, aber im Gegensatz dazu sind nur sehr wenige objektive Erhebungen unternommen worden über das Leiden im Sterben. Die Datenerfassungsformulare, mit denen wir gearbeitet haben, ergaben ein praktisches Diagramm, dessen Aussage leicht zu messen war. Nur wenige Ärzte verbringen viel Zeit mit sterbenden Patienten, folglich liefern die von Schwestern festgehaltenen Beobachtungen ein wesentlich genaueres Bild, als es sich die meisten Ärzte selbst verschaffen. Die Arbeit mit unseren Vordrucken hat mir klargemacht, in welchem großen Ausmaß die Todkranken, die ich versorgte, nur unzureichend von ihren Leiden befreit wurden. Dieser Befund war für mich um so bedeutsamer, als ich zuvor immer davon ausgegangen war, meine Behandlung sei zumindest zureichend. Die Arbeit mit ‹Schmerzblättern› kann allen, die für die Versorgung Todkranker verantwortlich sind, eine heilsame Erfahrung bedeuten.»

Ärzte und Krankenschwestern, die sich um Sterbende kümmern, zeigten bisher kaum Interesse an der Anwendung echter Psychotherapie. Janice Norton, eine der Ausnahmen, hat ergreifend geschildert, wie es ihr als Psychoanalytikerin gelang, einer Frau das Sterben etwas leichter zu machen. In ihrem Artikel «Medizinische Probleme bei der Krebsbekämpfung» schreiben Laszlo und Spencer: «Furcht und Angst, das Bedürfnis des Patienten nach größerer Aufmerksamkeit von seiten der Familie oder des Arztes, werden oft als Ausdruck von Schmerzen mißverstanden. Beruhigend und eine offene Erläuterung des Behandlungsplans sind bekannte ‹Heilmittel› und wahrscheinlich auch das Erfolgsgeheimnis vieler Quacksalber. Da die oberflächliche Psychotherapie, die von vielen Ärzten ohne psychiatrische Ausbildung praktiziert wird, oft nützlich ist, müßte eine echte psychiatrische Behandlung noch viel wertvoller sein. Leider ist der therapeutische Nutzen dieser Methode bisher kaum untersucht worden.» Laszlo und Spencer zitieren die Ergebnisse einer an dreihundert Patienten mit fortgeschrittenem Krebs im New Yorker Montefiori Hospital durchgeführten Erhebung. Danach konnten «mehr als 50 Prozent der Patienten, die lange Zeit Analgetika

6 Tage vor dem Ende – Aus dem Pflegeprotokoll:

24 Uhr Erbricht kl. Menge klare Flüssigkeit. 0.15 Uhr 50 mg Dramamine gegen Übelkeit gegeben. 0.20 Uhr Erbricht Speischale voll mit kaffeesatzähnlichem Material. 0.30 Uhr 3 gr Amytal zum Schlafen gegeben. 1 Uhr Schläft gut. 4 Uhr Wach. Kolostomie gesäubert. Kl. Menge geformter Stuhl. Neosporin-Salbe auf Stelle aufgetragen. 5.30 Uhr Wach, leichte Beschwerden wegen Schmerzen. 1/4 gr. M/S gegen Schmerzen gegeben. Pat. hatte offensichtl. eine bessere Nacht ohne Schmerzen. 6 Uhr Scheint zu schlafen. 6.45 Uhr Gute 8 Std. 8 Uhr 1/4 gr M/S gegen Schmerzen. Frühstück – Toast, Ei, Kaffee. Kolostomie m. gutem Ergebnis ausgespült. Teil des Spül-H_2O durch kleine Perforation unten an der Mittelwunde ausgetreten. 10 Uhr 50 mg Dramamine gegen Übelkeit. Bad & allg. Körperpflege. 11.45 Uhr 1/4 gr. M/S gegen Schmerzen. Mittagessen – nur Suppe. Leichte Übelkeit. Kein Würgen oder Erbrechen. Speit mehrere Mundvoll schaumige Flüssigkeit aus. Recht guter Tag. 15 Uhr 1/4 gr M/S gegen Schmerzen. 18.55 Uhr 1/4 gr M/S gegen Schmerzen. Besuch v. Familie. 21.30 Uhr 1/4 gr M/S gegen Schmerzen. 22 Uhr 3 gr Amytal. 23 Uhr Schläft offensichtlich.

bekommen hatten, befriedigend mit Placebos behandelt werden» – mit Scheinmedikamenten also, die keinerlei pharmakologische Wirkung haben und in der Absicht gegeben werden, den irregeführten und nichtsahnenden Patienten zufriedenzustellen. Die Schlußfolgerung der beiden Autoren, daß «Analgetika erst nach ausreichenden Versuchen mit Placebos verschrieben werden sollten», ist sicher nicht von der Hand zu weisen.

Dazu erklärt John Hinton: «Der Sterbende ist beruhigt, wenn Krankenschwestern und Ärzte mit aller Deutlichkeit demonstrieren, daß sie alles tun wollen, um Beschwerden unter Kontrolle zu bringen. Wenn zum Beispiel Schmerzen auftauchen, sollten sie sofort und wirkungsvoll bekämpft werden. Das geschieht am besten mit ausreichenden Dosen von ausreichend starken Analgetika, die rechtzeitig vor dem Wiedereintritt von Beschwerden verabreicht werden. Dann wird der Kranke nicht von dem Gedanken gequält, die Schmerzen könnten bald wieder auftreten, was ihn zu der Entscheidung zwingt, so lange wie möglich auszuhalten oder beim ersten Warnzeichen, mit dem er pausenlos rechnet, um Hilfe zu bitten. Wer unheilbaren Patienten erst dann Analgetika gibt, wenn die Schmerzen schlimm werden, verurteilt sie dazu, einen Teil ihrer Zeit mit Schmerzen zuzubringen und darauf zu warten, daß die nächste große Medikamentendosis wirkt. Wenn die Schmerzen mit regelmäßig verabreichten Mitteln wirkungsvoll bekämpft werden, weiß der geängstigte Patient, daß er seinen letzten Tagen noch mit einiger Würde entgegensehen kann; sein neuer Mut wird Symptome verkleinern oder gar vertreiben, die vorher fast unerträglich waren.»

Wie bereits erwähnt, kannte ich Mary Lous Radiologen, Dr. Skinner und seine Tochter Marian, schon seit vielen Jahren. Als wir Schüler auf der High School anfingen, durch Zusammenschluß in Clubs kollektive Sicherheit zu suchen, war ich Mitglied der Brigadiers geworden, um deren Patronage man Dr. Skinner gebeten hatte. Seine Tochter Marian und ich beendeten die Austin High School von El Paso in derselben Abgangsklasse. Ich wußte, daß Marians erste Ehe, die sehr glücklich gewesen sein soll, mit dem Krebstod ihres damaligen Mannes – ebenfalls Arzt – geendet hatte. Nachdem eine zweite, unglückliche Ehe zur Scheidung geführt hatte, war Marian wieder auf die Universität gegangen, Ärztin geworden und in die Praxis ihres Vaters in El Paso eingetreten. Sie wohnte mit ihrer hübschen und begabten Tochter und ihren Eltern in deren großen Haus beim Memorial Park.

Erst jetzt rief ich die Skinners an, um die Einladung zum Abendessen anzunehmen, die sie schon vor langer Zeit ausgesprochen hatten – da es sich um eine ‹offene› Einladung handelte, konnte ich den Zeitpunkt aussuchen, der mir am besten paßte. Beim Essen taten sie gemeinsam ihr Bestes, um Takt und Rücksichtnahme zu zeigen. Mir zu Ehren holte Dr. Skinner eine Flasche Wein, den er selbst angebaut hatte, und schien erfreut, als ich ihm sagte, er erinnere mich an einen Muskateller, den ich früher einmal in den französischen Pyrenäen getrunken hätte.

Nach dem Essen ließen Dr. Skinner und seine Frau mich mit Marian allein, und heute weiß ich, daß sie – genau wie die Oberschwester – sicher wußte, weshalb ich gekommen war und mich privat mit ihr unterhalten wollte. Sie erzählte mir vom Tod ihres Mannes, der Blasenkrebs hatte. «Kurz vor dem Ende, als er wußte, daß es keine Hoffnung mehr gab, sagte er mir, wo er zu Hause eine Schachtel mit Narkotika aufbewahrte, und bat mich, ihm die nötige Dosis ins Krankenhaus zu bringen, damit er sie selbst einnehmen konnte. Ich lehnte ab. Er flehte mich an, aber ich konnte es nicht tun.»

«Aber um Gottes willen, warum denn nicht – unter diesen Umständen?»

«Ich war damals noch nicht Ärztin, aber ich hatte schon dieselben Prinzipien wie heute. Ich habe die moralische Pflicht, Leben zu erhalten, nicht aber zu zerstören. Ich kann einem Menschen nicht das Leben nehmen – ich bringe es einfach nicht fertig.»

So mußte ich wieder ohne den Rat und Beistand gehen, die ich zu finden gehofft hatte.

Schon 1932 befürwortete der mutige und freimütige englische Arzt Killick Millard in seiner Vorsitzendenansprache vor der Society of Medical Officers of Health die Legalisierung der passiven und der aktiven Euthanasie. Er fand so viel Unterstützung, daß er mit einigen Gleichgesinnten die Voluntary Euthanasia Legalization Society ins Leben rief. Der Vorsitzende war Lord Moynihan, damals Präsident des Royal College of Surgeons. Die neue Gesellschaft wurde von Geistlichen aller Glaubensrichtungen außer der katholischen unterstützt. Zu ihren Förderern gehörten außerdem Julian Huxley, Havelock Ellis, Sir G. M. Trevelyan, H. G. Wells, G. B. Shaw, Harold Nicolson und der Very Reverend Dr. W. R. Matthews, Domkapitular der St. Pauls-Kathedrale.

Die Voluntary Euthanasia Society, wie sie sich heute nennt, versuchte 1969 zum letztenmal ohne Erfolg, einen Gesetzentwurf im Oberhaus durchzubringen. In ihrer Ausgabe vom 2. Mai 1970 schrieb die katholische Zeitschrift *America*: «Im britischen Oberhaus wurde 1969 ein Gesetzentwurf zur Legalisierung der Euthanasie mit 60 zu 40 Stimmen abgelehnt. Am 7. April 1970 brachte der Labourabgeordnete Dr. Hugh Gray im Unterhaus den Vorschlag ein, ‹einem Patienten auf seinen Wunsch hin die gesetzliche Euthanasie zu ermöglichen›. Dieser Entwurf, der vierte seiner Art, der dem Parlament vorgelegt wurde, wurde von einem Chor von ‹nein, nein, nein› niedergestimmt, und zwar von Abgeordneten, die gewöhnlich vorschriftsmäßig abstimmen. Als Dr. Gray seinen Vorschlag begründete, erklärte er: ‹Wenn ich auf dem Weg ins Unterhaus einen Autounfall habe und irreparable Gehirnschäden davontrage, möchte ich, daß man mein Leben schmerzlos beendet. Sie können es Selbstmord von fremder Hand nennen, wenn Sie wollen – es ist eine Alternative, die mir als erwachsenem Menschen möglich sein müßte.›

Wahrscheinlich wird eine solche Logik nicht akzeptiert werden – wenigstens noch nicht. Der Realist glaubt jedoch, daß der Erdrutsch in England und auch in Amerika vielleicht bald beginnen wird. Die britische Euthanasie-Lobby ist einflußreich, wortgewaltig und laut und wird sich wahrscheinlich auch von einem neuen Rückschlag nicht abschrecken lassen. Die nahezu einstimmige Ablehnung von Dr. Grays Vorschlag ist vielleicht zum Teil den bevorstehenden Wahlen in Großbritannien zuzuschreiben ...

In seiner Unterhausrede gegen Grays Gesetzentwurf lieferte Norman St. John-Stevas eine beredte Analyse des Themas. Er bezeichnete die Euthanasie als Kurzschlußlösung für Probleme von größter Vielschichtigkeit und fügte hinzu: ‹Das letzte Stadium einer unheilbaren Krankheit kann eine schreckliche Einöde sein, muß es aber nicht. Es kann ein wichtiger Abschnitt im Leben eines Menschen sein, der ihn mit dem Leben und dem Tod versöhnt und ihm inneren Frieden gibt. Das ist die Erfahrung von Menschen, die Sterbende versorgt haben. Um das zu erreichen, bedarf es großer Liebe, taktvoller Pflege und der Zusammenarbeit von Verwandten mit dem medizinischen Personal. Dieser schwierige, bewußte und konstruktive Umgang mit Sterbenden ist meiner Meinung nach menschlicher und barmherziger als das Auslöschen, das diejenigen vorschlagen, die wenig von den komplexen Bedürfnissen der Menschen verstehen, zu deren Sprechern sie sich machen.›»

Nachdem der Euthanasie-Report des Ausschusses der British Medical Association erschienen war, veröffentlichte das *British Medical Journal* in seiner Ausgabe vom 23. Januar 1971 einen Leitartikel, der auch den Gesetzvorschlag aus dem Jahre 1969 behandelte und, wie vorauszusehen, bedingungslos ablehnte. Wer sich über den Entwurf seine eigene Ansicht bilden möchte, findet den Wortlaut im Anhang dieses Buches.

1969 warf der englische Arzt Kenneth A. O. Vickery einen kühlen und objektiven Blick auf das letzte Lebensjahr des ehemaligen Präsidenten Dwight D. Eisenhower, der im März jenes Jahres endlich gestorben war, nachdem er nicht weniger als sieben Herzattacken, einen Darmverschluß und eine Lungenentzündung überlebt hatte. Dr. Vickery widersprach allen, die in diesem einjährigen Martyrium den Höhepunkt der technischen und technologischen medizinischen Fortschritte gesehen hatten, und bezeichnete es als das «schrecklichste Beispiel des medikamentösen Überlebens». Bei einer Tagung der

Royal Society of Health erklärte er: «Wäre das auch bei der übrigen Gesellschaft der Fall, stünde uns eine Hölle auf Erden bevor.» Dr. Vickery, Gesundheitsbeamter in der ‹Ruhestandsstadt› Eastbourne an der Küste von Sussex, sagte: «Es wäre zu bedenken, daß man sich über eine Altersgrenze verständigt, an der Mediziner- und Pflegepersonal von der vorrangigen Pflicht befreit werden, sich ‹mit allen Kräften um die Erhaltung des Lebens zu bemühen›, und ihre Dienstleistungen auf Symptomlinderung und gute Pflege beschränken dürfen.» Die Presse berichtete, der – damals 52jährige – Dr. Vickery habe ein Alter von achtzig Jahren vorgeschlagen und die Ärzte aufgefordert, bei älteren Patienten alle außergewöhnlichen Wiederbelebungsmaßnahmen zu unterlassen. Angesichts heftiger Kritik bestritt er später die Absicht, eine willkürliche Altersgrenze festzusetzen, erklärte jedoch: «In einer Gemeinde, wo die Krankenhausbetten derart von den Alten blockiert werden, daß man die jüngeren Leute ... nicht mehr aufnehmen kann, ist das Problem nicht länger zu umgehen.» Es ließ sich gar nicht vermeiden, daß irgendein einfallsreicher Reporter den damals 92jährigen Bertrand Russell fragte, was er von Dr. Vickerys Äußerungen halte. Russell antwortete: «Der Herr Doktor ist gar nicht alt genug, um es besser wissen zu können.»

Die Voluntary Euthanasia Society wandte sich besonders an die jungen Ärzte, als sie 1972 einen Preis von 200 Pfund für den besten zwei- bis fünftausend Worte umfassenden Essay eines nicht vor dem 1. Januar 1965 zugelassenen praktischen Arztes über ein Thema bot, das ‹mit Ärzten und Sterbenden zusammenhängt›. In der Ankündigung hieß es: «Es steht dem Einsender frei, sich für oder gegen die Prinzipien zu äußern, die die Voluntary Euthanasia Society vertritt; die Essays sollten jedoch auf persönliche Erfahrungen bei der Hilfe für sterbende Patienten zurückgehen und wenigstens einige der vielen wichtigen und umstrittenen Fragen behandeln, die sich auf diesem Gebiet erheben. Dazu gehören beispielsweise die ethische Rechtfertigung von Behandlungen, die nur dazu dienen, das Leben zu verlängern, wenn der Zustand des Patienten keine Hoffnung auf dauernde Besserung erlaubt; die Freiheit der Kommunikation zwischen Arzt und Patient; dazu gehört, ob man den Patienten klarmachen soll, daß es sich aller Wahrscheinlichkeit nach um seine letzte

Krankheit handelt; dazu gehören die Anwendungsmöglichkeiten neuer technologischer Entwicklungen bis zu dem Punkt, an dem sie unnötiges Leiden verursachen etc.»

In seiner Autobiographie schreibt Lord Platt: «Vor nicht langer Zeit zeigte mir der Earl of Listowel ein Formular, das die Voluntary Euthanasia Society gedruckt hatte. Es hat zwar keine juristische Bedeutung, verzeichnet aber die Wünsche jedes Menschen, der – wie ich – gesund ist und sich davor fürchtet, in einem vegetativen Zustand mit Gewalt am Leben gehalten zu werden. Vielleicht dient es wenigstens dazu, das Gewissen eines medizinischen Betreuers zu erleichtern, der noch nicht weiß, welchen Behandlungsweg er einschlagen soll. Ich selbst habe zwei Exemplare des Formulars unterschrieben und von Zeugen beglaubigen lassen. Das eine liegt bei meinem Arzt und das andere bei den Anweisungen für die Menschen, die sich vielleicht einmal um mich kümmern müssen.»

Zu Mary Lous immer größer werdender Schwäche kam noch hinzu, daß sie allmählich das Ausmaß begriff, das ihre hoffnungslose Morphiumsucht erreicht hatte. Daß ich tagsüber in ihrem Zimmer blieb, konnte sie nicht davon abhalten, die Schwestern um Injektionen zu bitten, doch ich merkte, daß sie sich zunehmend schämte, als ihre Bitten häufiger wurden.

Eines Abends – ich hatte vorher gesagt, ich müßte sie um eine bestimmte Zeit alleinlassen – fiel mir auf, daß sie in den letzten Minuten, bevor ich ging, immer unruhiger wurde. Als ich das Zimmer verließ, ging ich nicht gleich zum Fahrstuhl, sondern setzte mich noch ein paar Minuten auf den Balkon und behielt die Tür im Auge. Ich hatte kaum Platz genommen, als auch schon das Licht über der Tür aufleuchtete. Als ich wieder ins Zimmer ging und sie fragte, ob ich etwas für sie tun könnte, antwortete sie mir zum ersten- und einzigenmal in ihren letzten beiden Monaten mit gereizter Stimme – es war die gereizte Stimme des Rauschgiftsüchtigen, der bei seiner Sucht ertappt wird. «Nach dir habe ich nicht geklingelt», fuhr sie mich an. «Ich klingelte nach der Schwester!»

Ich schloß die Tür, blieb aber im Flur stehen. Ein paar Augenblicke später eilte die Krankenschwester, der Mary Lou ihre Bitte offensichtlich über Haustelefon mitgeteilt hatte, mit einer bereits

5 Tage vor dem Ende – Aus dem Pflegeprotokoll:

24 Uhr Wach. Speit klare Flüssigkeit aus. 0.30 Uhr 50 mg Dramamine gegen Übelkeit gegeben. Kl. über Schmerzen. 1 Uhr ¼ gr M/S gegen Schmerzen. 1.30 Uhr Schläft. 5.30 Uhr ¼ gr M/S gegen Schmerzen gegeben. 6.45 Uhr Nicht gut geschlafen. Nacht mit leichten Beschwerden. 7.30 Uhr 50 mg Dramamine gegen Übelkeit. Vom Frühstück nur wenige Bissen. 10 Uhr ¼ gr M/S gegen Schmerzen. Kolostomie ausgesp., gutes Resultat. Teil des Spül-H_2O durch Mittelwunde ausgetreten. Bad & allg. Körperpflege. 12 Uhr ¼ gr M/S gegen Schmerzen. Vom Mittagessen nur wenige Bissen. 13 Uhr Schläft. 14.35 Uhr Schläft immer noch. Recht guter Tag. 15 Uhr Ruhig, Verwandte da. 16 Uhr Kl. über Beschwerden. 16.20 Uhr ¼ gr M/S gegen Schmerzen gegeben. 18.30 Uhr ¼ gr M/S, klagt über Schmerzen nach dem Essen von Brühe und Salzkeksen. 20 Uhr Unterhält s. m. Ehemann. Kl. Menge geformter Stuhl durch Kolostomie. Übelkeit. 21.15 Uhr Stöhnt & kl. über Schmerzen. ¼ gr M/S, erbricht ca. 500 ccm. 22 Uhr 3 gr Amytal. Ißt Eis – trinkt Milch. 22.30 Uhr Erbricht Amytal, deshalb wiederholt. Schlechte 8 Std. 23 Uhr Wach, nimmt Eisstücke. Erklärt, sie sei müde.

gefüllten Spritze in der Hand herbei. «Sie will nur einen Shot», sagte sie, als sie an mir vorbeilief.

Zwei Jahre nach der Gründung der Londoner Euthanasia Society, am 17. Januar 1938, versteckte die *New York Times* die Nachricht von der Bildung der amerikanischen Euthanasia Society auf Seite 21, Kolumne 8. Die amerikanische Gesellschaft war von Dr. Charles Francis Potter, einem Geistlichen aus Neuengland, ins Leben gerufen worden. Damals erklärte er kategorisch: «Noch nie hat eine Jury in einem klaren Euthanasiefall den Urteilsspruch ‹des Mordes schuldig› gefällt, und so wird es auch bleiben. Geschworene scheinen sich an den Satz (Matth. 5, 7) zu erinnern: Selig sind die Barmherzigen; denn sie werden Barmherzigkeit erlangen.»

Auf ihrer ersten Jahresversammlung, die 1939 stattfand, schlug die Gesellschaft eine Euthanasie-Gesetzgebung vor. Diesmal brachte die *New York Times* die betreffende Meldung auf Seite 21, Kolumne 7: «Verblödete Kleinkinder, hoffnungslos geisteskranke Personen ... und alle, die nicht den eigenen Tod wollen, fallen nicht in den Geltungsbereich des vorgeschlagenen Gesetzes. Charles E. Nixdorff, New Yorker Rechtsanwalt und Schatzmeister der Gesellschaft, der den Entwurf zur Prüfung vorlegte, erklärte einigen Mitgliedern, die den Anwendungsbereich zu vergrößern wünschten, er beschränke sich absichtlich auf die freiwillige Euthanasie, weil die Öffentlichkeit nicht bereit sei, das umfassendere Prinzip zu akzeptieren. Er sagte jedoch, die Gesellschaft hoffe, schließlich auch die

Tötung Nichtfreiwilliger zu legalisieren, denen die medizinische Wissenschaft nicht mehr helfen könne.»

Drei Tage später veröffentlichte das Blatt einen Leserbrief von Nixdorff, der dem Bericht nicht widersprach und sich nur beklagte, man solle «den Patienten, der einen Gerichtshof um Euthanasie ersucht, nicht als ‹Freiwilligen› bezeichnen» und «die beste Definition für Euthanasie [sei] nicht ‹Gnadentötung› oder gar ‹Gnadentod›, sondern ‹gnädige Erlösung›», denn «getötet werden ist mit Angst, Verletzung und dem Wunsch zu entkommen assoziiert» und «viele Leute schrecken sogar davor zurück, über den Tod zu reden».

Professor Yale Kamisar schreibt: «Bei einer Tagung der Society of Medical Jurisdiction, die einige Wochen nach Vorlage des Gesetzesentwurfs zur freiwilligen Euthanasie stattfand, forderte der neugewählte Präsident der Gesellschaft, Dr. Foster Kennedy, die ‹Legalisierung der Euthanasie vor allem bei körperlich oder geistig schwer geschädigten Neugeborenen, die dazu verurteilt sind, auch weiterhin geschädigt zu bleiben, nicht aber für normale Menschen, die durch eine unheilbare Krankheit unglücklich wurden›, und er wandte sich gegen die ‹absurde und fehlgeleitete sentimentale Menschenliebe›, die sich bemühe, das Leben eines Menschen zu erhalten, ‹der kein Mensch mehr ist›. ‹Wenn das Gesetz die Euthanasie auf diejenigen beschränken sollte, die selbst darum bitten können, und dadurch die Geschöpfe übersieht, die nicht sprechen können, dann sage ich mit Charles Dickens: *The law's an ass* – Das Gesetz ist ein Esel.›»

Als der international angesehene Dr. Kennedy von der Cornell University Präsident der Society of Medical Jurisdiction war, übte er einen etwas fragwürdigen Einfluß aus, weil er für seine Sache warb, indem er sich der freiwilligen Euthanasie heftig widersetzte, gleichzeitig jedoch vehement für unfreiwillige Euthanasie eintrat – und zwar auf Gebieten, wo Diagnoseirrtümer und Heilungsaussichten weit geringer waren: besonders bei den «von Geburt an Ungeeigneten».

1939 schrieb Dr. Kennedy in der amerikanischen Zeitschrift *Collier's*: «Wir Ärzte wissen nicht immer, wann eine Krankheit bei einem vorher noch gesunden Menschen vollkommen unheilbar geworden ist. Es gibt aber Tausende und Zehntausende von Menschen, die von Geburt an ungeeignet sind und bei denen keine falsche Diagnose möglich ist... Bei diesen Irrtümern der Natur... kann es nach fünf Lebensjahren... keine Diagnosefehler und keine Hoffnung auf Besserung mehr geben.» Und 1942 erklärte er in *The American Journal of Psychiatry*: «Ich *befürworte* die Euthanasie bei den hoffnungslosen Fällen, die niemals hätten geboren werden dürfen – bei den Irrtümern der Natur. Bei dieser Gruppe ist es nach sorgfältiger und gründlicher Arbeit unmöglich, sich in der Diagnose oder Prognose zu täuschen.»

Als die Euthanasia Society 1958 zwanzigjähriges Bestehen hatte, war ihre Mitgliederzahl auf zweitausend angestiegen. Acht Jahre später gab es nur noch fünfhundert beitragszahlende Mitglieder, aber die Gesellschaft erklärte, die ‹Postliste› sei weit größer. Damals war Reverend Donald W. McKinney von der First Unitarian Church in Brooklyn Präsident der Gesellschaft. Nicht lange danach gründete die Gesellschaft den Euthanasia Edicational Fund. Da sie sich um eine neue Gesetzgebung bemüht, können Zahlungen von Spendern und Mitgliedern nicht von der Einkommensteuer abgesetzt werden; für Beiträge zum Euthanasia Educational Fund gilt das jedoch nicht. Noch 1969 betrug die Mitgliederzahl beider Gruppen nur etwa sechshundert. Jeder, der zum Fund oder zur Gesellschaft beiträgt, wird automatisch Mitglied, und weil die Mitglieder und potentiellen Mitglieder, großenteils ältere Menschen, oft nur über begrenzte Mittel verfügen, haben beide Organisationen keine Mindestbeiträge festgesetzt. 1969 erklärten sie in einer offiziellen Publikation: «Wir bemühten uns in der Vergangenheit zwar um eine neue Gesetzgebung, haben neuerdings aber begriffen, daß die Erklärungen der *Life Group* (‹Lebensgruppe›) [auf der Zweiten Euthanasiekonferenz] zutreffen. Das Gesetz ist nicht der erste Schritt. Der erste Schritt ist Information, um die Einstellung von Angehörigen der verschiedenen Berufsschichten und der Öffentlichkeit als Ganzes zu ändern.»

Im Herbst 1970 kam es zu einem wichtigen Richtungswechsel innerhalb der Gesellschaft. Obgleich viele Mitglieder, darunter auch Angehörige des Vorstands, auch weiterhin die aktive Euthanasie unterstützten, stimmte die Gesellschaft als solche dafür, sich künftig auf das Gebiet der passiven Euthanasie zu beschränken. Im Dezember jenes Jahres sagte der Reverend Cornelius Trowbridge, früherer Kaplan am St. Luke's Hospital, auf der Dritten Euthanasiekonferenz über den Euthanasie Educational Fund: «Wir werden die passive Euthanasie unterstützen, aber nicht die aktive Euthanasie befürworten, wenigstens im Augenblick noch nicht, weil darüber zu viel Ungewißheit besteht.»

Irgendwann in den folgenden drei Monaten – so wird erzählt – griff Mrs. Sydney Appel, eine Förderin des Euthanasia Educational Fund, zum Telefon, rief die *New York Times* an und fragte, weshalb man dort eigentlich am Tabu gegen jegliche positive Berichterstattung über das Thema Euthanasie festhalte. Sie muß überzeugend gesprochen haben, denn am 1. März 1971 opferte die Zeitung eine halbe Seite für einen verständnisvollen Bericht von Judy Klemesrud.

Nach Erscheinen des Artikels, so Elizabeth T. Halsey, die Schriftleiterin des Fund, «regnete es Briefe und Geld». Am 14. Januar 1972 brachte die Illustrierte *Life* das Problem Euthanasie dem Publikum im ganzen Land nahe. Andere günstige Artikel folgten – am 31. Januar 1972 in *The Wall Street Journal*, am 4. März in *The National Observer*. Viele Leute wandten sich an den Euthanasia Educational Fund und wollten Niederlassungen an ihrem Wohnort gründen. In den ersten anderthalb Jahren nach Druck des «Lebenden Testaments» baten zwanzigtausend Menschen um ein Exemplar; Mitte 1972 war die Zahl der gedruckten Exemplare bereits auf hunderttausend gestiegen, und täglich trafen bis zu dreihundert Anforderungen ein. Im Mai 1972 gab das New Yorker Büro eine Gesamtmitgliederzahl von siebentausend an, von denen viertausend regelmäßig Beiträge entrichteten.

Mary Lous presbyterianischer Pfarrer Bill Burroughs blieb schwer krank, zu krank, als daß die Ärzte eine Extraktion seines infizierten Zahns riskieren wollten. Trotz der modernsten technischen Möglichkeiten der Klinik verschlechterte sich sein Zustand langsam, aber stetig. Als ich eines Morgens in der Halle auf den Fahrstuhl wartete, traf ich Dr. Cameron, der von einigen Kollegen wegen seiner zur Schau getragenen unpersönlichen, beinahe düsteren Haltung mit dem Spitznamen *the friendly undertaker* – «der freundliche Bestattungsunternehmer» geneckt wurde. Wir fuhren zusammen mit einer Krankenschwester von Bills Station nach oben. Als Dr. Cameron, selber Mitglied in Bills Gemeinde, sie nach dessen Befinden fragte, antwortete sie: «Er ist gerade eben verschieden», und ich sah von der Seite, wie sich die Augen des ‹freundlichen Bestattungsunternehmers› mit Tränen füllten.

Mary Lou nahm die Nachricht stoisch auf: nach den Bulletins der letzten Tage über Bills Zustand war sie keine große Überraschung mehr. Bills Beerdigung fiel zufällig auf meinen zweiundvierzigsten Geburtstag. Mary Lou bat mich ausdrücklich, hinzugehen, und sagte mir, ich solle ihr in allen Einzelheiten darüber berichten. Offensichtlich hatte sie bereits angefangen, ihre eigenen Vorbereitungen zu treffen.

Ziemlich spät an jenem Abend, mehrere Stunden nach dem Trauergottesdienst, hörte ich ein zögerndes Klopfen an Mary Lous Krankenzimmertür. Ich öffnete und erblickte zu meiner grenzenlosen Überraschung Bill Burroughs außergewöhnliche Frau Mary mit zwei Herren, die sie als Bills Brüder vorstellte und die zur Beerdigung nach El Paso gekommen waren. Mary Lou, erstaunt und schwach und selbst nicht mehr sehr weit vom Tode entfernt, brachte es trotzdem noch fertig, ihre Weiblichkeit zu wahren, indem sie mich bat, die drei so lange draußen warten zu lassen, bis sie ihre unordentliche Frisur unter einem Tuch versteckt hätte.

Ich staunte. In der Kirche hatte der Geistliche am Morgen gesagt, Mary und die Kinder brauchten jetzt in allererster Linie Ruhe und Frieden, und er forderte die Trauergemeinde auf, sie weder zu besuchen noch anzurufen, wenigstens nicht in der nächsten Zeit. Doch schon am gleichen Abend, am Abend, da sie Bill zu Grabe getragen hatte, hatte sich diese bewunderungswürdige Frau offenbar gefragt, wem sie wohl helfen könnte, und zusammen mit Bills beiden Brüdern war sie gekommen, um Mary Lou zu besuchen. Daß sie ausgerechnet an jenem Abend auf die Station kamen, verblüffte die Krankenschwestern genauso wie uns.

In den vergangenen hundert Jahren hat sich die durchschnittliche Lebenserwartung der Menschen verdoppelt. Fachleute schätzen, daß sie im alten Rom lediglich 22 Jahre betrug. Im 18. Jahrhundert war sie in den westlichen Ländern auf 36 Jahre gestiegen. Noch im letzten Viertel des 19. Jahrhunderts konnten männliche Neugeborene im Durchschnitt nur damit rechnen, 35 Jahre zu leben, weibliche Neugeborene dagegen 38 Jahre.

Grippe, Lungenentzündung und Tuberkulose, heute in zivilisierten Ländern keine wirklich ernsten Probleme mehr, gehörten noch 1900 zu den wichtigsten Todesursachen. Um die Jahrhundertwende lebten im Deutschen Reich die Männer durchschnittlich 45 Jahre, die Frauen 48. Heute, nach nur sieben Dekaden, leben Männer bei uns 22, Frauen sogar 35 Jahre länger.

Die moderne Hygiene und Medizin haben außer den genannten Krankheiten auch die Cholera, die Pocken, die Pest und die Kinderlähmung besiegt. Das erklärt die immer längere Lebenserwartung – das und nichts anderes. Heute sind Krebs und Arteriosklerose die beiden gefährlichsten Krankheiten, gegen die man letzten Endes noch nichts ausrichten kann; sind sie erst einmal besiegt, wird die durchschnittliche Lebensspanne auf 80 oder 90 Jahre steigen. Transplantationen können daran nur wenig ändern; da sie den Alterungsprozeß der menschlichen Zellen nicht aufhalten, führen sie auch nicht zu ewiger Jugend. Sollen wir wirklich mit einer «schönen neuen Welt» rechnen, in der man nur noch durch Unfälle oder absichtliche Eingriffe sterben kann?

Vitalisten mögen sich an den Triumphen der Ärzte der Cornell University erfreuen, die die Lebenerwartung von Versuchsratten auf das menschliche Äquivalent von 130 bis 140 Jahren vergrößert haben.

Im Geiste hatte Mary Lou bereits entschieden, wie sie ihre persönliche Habe aufteilen wollte. Sie gab mir genaue Anweisungen, wo ich alles finden könnte, und nach und nach brachte ich ihr all die Koffer und Schachteln mit Kleidungsstücken, Juwelen, Modeschmuck, Nippes und dergleichen ins Krankenhaus. Sie versah jeden einzelnen Gegenstand mit einem Stück Papier, auf dem sie den Namen des Menschen schrieb, der ihn zur Erinnerung bekommen sollte. Diese Tätigkeit nahm viele Stunden, buchstäblich viele Stunden ihrer Zeit in Anspruch und dauerte alles in allem zwei oder drei Tage.

4 Tage vor dem Ende – Aus dem Pflegeprotokoll:

Hustet und wirft sich herum. Speit klare Flüssigkeit aus. 0.15 Uhr Kl. über Schmerzen & Beschwerden. 0.30 Uhr 1/4 gr. M/S gegen Schmerzen gegeben. Speit weiterhin rosafarbene Flüssigkeit. Kann nicht richtig schlafen. 4 Uhr 50 mg Dramamine gegen Übelkeit gegeben. Schläft nur in Abständen. 6.30 Uhr Kl. über Schmerzen. 6.45 Uhr 1/4 gr M/S gegen Schmerzen gegeben. Schlechte 8 Std. 7 Uhr 50 mg Dramamine. Erbricht ca. 500 ccm dunkelgrüne Flüssigkeit. Frühstück, 1 Ei, kl. Portion Pfirsiche, Kaffee, Milch. Kolostomie m. recht guten Resultaten ausgesp. Das meiste H_2O durch Mittelwunde ausgetreten. 10.30 Uhr 1/4 gr M/S gegen Schmerzen gegeben. Bad & allg. Körperpflege. Vom Mittagessen nur wenige Bissen. Erbricht gr. Menge klare Flüssigkeit m. unverdauter Nahrung, ca. 600 ccm, 13 Uhr 1/4 gr M/S gegen Schmerzen. Schläft bald ein. 14.30 Uhr Wach & ohne Beschw. Recht guter Tag. 15 Uhr Ruht. Besucher. 17.20 Uhr 1/4 gr. M/S gegen Schmerzen gegeben. 19 Uhr Kl. über starke Schmerzen. 2 gr Luminal intramuskulär gegen Schmerzen. 21 Uhr 1/4 gr M/S gegen starke Schmerzen gegeben. Beschwerl. 8 Std. 23 Uhr Pat. hat starke Schmerzen. 1/4 gr M/S gegen Schmerzen gegeben.

Die Ergebnisse der verschiedenen Meinungsumfragen zur Euthanasie, die seit den dreißiger Jahren durchgeführt wurden, stellen eine vielschichtige Ansammlung von Informationsfragmenten dar. Da es aber noch kein vollständigeres Material gibt, müssen wir uns hier mit ihnen begnügen, werfen sie doch auch so ein bezeichnendes Licht auf die öffentliche Meinung.

Yale Kamisar schreibt: «Ich kenne nur eine Umfrage, mit der man die öffentliche Reaktion auf beide Arten der Euthanasie erfaßte. Dabei befürworteten 45 Prozent der Teilnehmer unter gewissen Bedingungen die Euthanasie bei Kleinkindern und Neugeborenen mit schweren Schäden, während nur 37,3 Prozent für Euthanasie bei unheilbaren und Schmerzen leidenden Kranken war, wie die Bedingungen auch aussahen.» Diese Zahlen stammen aus der «Fortune Quarterly Survey», die im Juli 1937 vom US-Wirtschaftsmagazin *Fortune* veröffentlicht wurde. «In Wirklichkeit», fährt Kamisar fort, «befürwortete eine leichte Mehrheit der Umfrageteilnehmer, die die Frage für die geschädigten Kleinkinder beantworteten, Euthanasie unter bestimmten Bedingungen, denn 45 Prozent stimmten unter bestimmten Bedingungen zu, nur 40,5 Prozent waren bedingungslos dagegen, und 14,5 Prozent hatten keine Meinung. Bei den unheilbar Kranken befürworteten nur 37,3 Prozent Euthanasie unter allen möglichen Sicherheitsvorkehrungen, 47,5 Prozent waren eindeutig dagegen, und 15,2 Prozent bezogen keine Position. Jede größere Meinungsumfrage, die man in den USA zur Euthanasie durchführte, ergab den Widerstand eines großen Teils der Öffentlichkeit gegen freiwillige Euthanasie.»

Die Hoffnung, sachliche Informationen können diesen Widerstand – nicht nur in meiner Heimat Amerika – allmählich verringern, brachte mich dazu, dieses Buch zu schreiben.

1937 und 1940 stellte das American Institute of Public Opinion fest, daß 46 Prozent der Bevölkerung für und 54 Prozent gegen Euthanasie waren. Eine andere, 1939 durchgeführte Meinungsumfrage zeigte, daß 46 Prozent der amerikanischen Bevölkerung für irgendeine Form der legalisierten Euthanasie waren. Zur gleichen Zeit ergab eine vom British Institute of Public Opinion durchgeführte Erhebung, daß 68 Prozent der Engländer die Euthanasie befürworteten.

Eine 1947 vom American Institute of Public Opinion durchgeführte Umfrage ergab 37 Prozent dafür, 54 Prozent dagegen und 9 Prozent ohne Meinung.

Über Patienten mit fortgeschrittenem Krebs schreibt Lord Platt: «Man konzediert gewöhnlich, daß solche Patienten das Recht haben, unter dem Einfluß von Drogen gehalten zu werden, die Schmerzen und Leiden soweit wie möglich lindern; wenn das unter bestimmten Umständen zu einer derartigen Vergrößerung der Dosen führt, daß der Tod des Patienten beschleunigt wird, so sei das berechtigt. Eine nationale Meinungsumfrage, die im Januar 1965 unter tausend Ärzten durchgeführt wurde, zeigte, daß 76 Prozent der Mediziner in der Tat so vorgehen.» Platt spricht nicht nur von dieser Umfrage, sondern auch von der Erhebung, die im Januar 1965 veranstaltet wurde – beide Umfragen erfaßten übrigens eine repräsentative Stichprobe von tausend praktischen Ärzten aus dem britischen Medical Register. Auf die Frage, ob sie den Selbstmord in den letzten Stadien einer qualvollen und unheilbaren Krankheit als menschliches Recht betrachteten, antworteten 48,2 Prozent mit ja und 48 Prozent mit nein. 48,6 Prozent der Ärzte waren schon einmal von mindestens einem Patienten gebeten worden, «ihn bzw. sie von Leiden zu erlösen, die für unerträglich gehalten wurden», und 53,9 Prozent der Mediziner waren der Ansicht, «daß eine solche Bitte einen Konflikt zwischen der menschlichen Pflicht gegenüber dem Patienten und der Pflicht gegenüber den geltenden Gesetzen verursachte».

Die Frage: «Glauben Sie auch, daß manche Mediziner ihren

Patienten tatsächlich ‹über die letzte Hürde helfen›, um ihnen sinnlose Qualen zu ersparen, auch wenn das eine gewisse Verkürzung der Lebensspanne bedeutet?» beantworteten 75,5 Prozent der Ärzte mit ja, aber nur 34,1 Prozent sagten, ihrer Ansicht nach warte man «bei Patienten, die klar ihren Wunsch nach einer früheren Erlösung ausgesprochen haben, in manchen Fällen zu lange mit dieser Hilfe».

Gesetze, die Euthanasie sanktionieren, machen nach Meinung von 86,2 Prozent der britischen Ärzte angemessene Sicherheitsvorkehrungen nötig, und die Frage: «Könnte man Ihrer Meinung nach angemessene (möglichst einfache) Sicherheitsvorkehrungen entwikkeln, wenn das Gesetz unter bestimmten Umständen Euthanasie erlaubte?» ergab bei 44,3 Prozent positive und bei 43,5 Prozent negative Antworten; 1,3 Prozent sagten «Nicht leicht», und nur 0,9 Prozent erklärten, Euthanasie sollte unter keinen Umständen legalisiert werden.

Dann kam die Gretchenfrage: «Wären Sie bereit, Euthanasie vorzunehmen, wenn das Gesetz es erlaubte?» 58,8 Prozent der Mediziner sagten nein, 35,8 Prozent bejahten, und 0,7 Prozent antworteten: «Nur wenn der Fall es verdient.»

Im April 1967 legte *Good Housekeeping* tausend Mitgliedern seines Konsumentenausschusses ein Statement über Euthanasie vor und fragte, ob man damit einverstanden sei oder nicht. Dieser Ausschuß besteht aus zwanzigtausend Abonnentinnen der Zeitschrift und stellt angeblich eine repräsentive Vertretung der Gesamtleserschaft dar.

Das Statement war von Dr. Leslie Wenger, einem angesehenen New Yorker Chirurgen und häufigen Sprecher für den Euthanasia Educational Council, ausgearbeitet worden. «Das Erlösen von Leiden», so lautete es, «gehört zu den wichtigsten Zielen der Gesellschaft und auch der Ärzte. Verlängerte und hoffnungslose körperliche Qualen degradieren und nehmen dem Menschen seine Würde. Wenn die medizinische Wissenschaft die Schmerzen, die bei unheilbaren Krankheiten auftreten, nicht mehr heilen oder lindern kann, hat ein Mensch das Recht, friedlich und mit Würde ohne weitere Leiden zu sterben.

Die Euthanasie ... ist eine logische Erweiterung der Freiheit des Menschen. Ein unheilbar Leidender, der als verantwortungsbewußter Erwachsener handelt und seine Agonie verkürzen will, sollte unter Bedingungen, die alle notwendigen gesetzlichen Sicherheitsvorkehrungen gewährleisten, um Euthanasie bitten können.

Wer argumentiert, nur Gott habe das Recht zu entscheiden, wann das Leben endet, würde damit auch sagen, daß man das Leben nicht durch medizinische oder irgendwelche andere Mittel verlängern darf. Wir verlängern das Leben dauernd. Es gibt Anlässe, bei denen es moralisch gerechtfertigt ist, das Ende des Lebens zu beschleunigen.»

Außer Dr. Wengers Statement legte die Zeitschrift den Ausschußmitgliedern noch vier Zusatzfragen vor:

«1. Glauben Sie, daß man jede nur mögliche medizinische Anstrengung unternehmen muß, um das Leben auch dann auf unbestimmte Zeit zu verlängern, wenn der Patient nicht mehr bei Bewußtsein ist und keine Hoffnung auf Genesung besteht?

2. Glauben Sie, daß ein Arzt die Leiden eines sterbenden Patienten dadurch beenden darf, daß er mit therapeutischen Maßnahmen wie intravenöser Ernährung aufhört, die den Kranken noch am Leben halten?

3. Glauben Sie, daß ein Arzt aktive Schritte unternehmen darf, um das Leben eines unheilbaren Patienten zu beenden – zum Beispiel durch Injizieren eines tödlichen Mittels?

4. Wenn ein unheilbar kranker und starke Schmerzen leidender Patient darum bittet, man möge ihn sterben lassen, sollte sein Arzt diese Bitte erfüllen dürfen?»

Als *Good Housekeeping* die Umfrageergebnisse veröffentlichte, geschah das unter der Schlagzeile: «Soll man den Gnadentod erlauben? Unsere Leserinnen sind dafür – jedenfalls die meisten.»

In der Tat hatte mehr als die Hälfte der Ausschußmitglieder – 53 Prozent – dem Statement von Dr. Wenger zugestimmt. Die Kommentare der meisten Teilnehmerinnen, so *Good Housekeeping*, «zeigten deutlich, daß es sich um Frauen handelte, die die Agonie des langsamen Todes eines nahestehenden Menschen mitgemacht und mehr als einmal vor der quälenden Frage gestanden hatten, ob man die Anstrengungen der modernen Medizin auf unbestimmte Dauer fortsetzen solle, um einen offensichtlich sterbenden Körper am Atmen zu halten».

3 Tage vor dem Ende – Aus dem Pflegeprotokoll:

24 Uhr Erbricht gr. Menge gelbliche Flüssigkeit. 0.20 Uhr 50 mg Dramamine gegen Erbrechen gegeben. Wach, kl. über Schmerzen. Sehr unruhig. 2.45 Uhr 2 gr Luminal gegen Unruhezust. gegeben. Schläft nicht, starke Beschwerden. 4 Uhr Kl. über Schmerzen. 4.10 Uhr 1/4 gr M/S gegen Schmerzen gegeben. 5 Uhr Erbricht wieder. 6 Uhr Erbr. die ganze Nacht. Schlechte 8 Std. 7.30 Uhr 50 mg Dramamine gegen Übelkeit. 8 Uhr 1/4 gr M/S gegen Schmerzen. Frühstück mit gr. Appetit gegessen. Sofort erbrochen. 9 Uhr Sturzerbrechen. Kolostomie m. schlechtem Resultat ausgesp. Bad & allg. Körperpflege. Mittagessen – Brühe & Milch. Beides erbrochen. 13 Uhr 1/4 gr M/S gegen Schmerzen. Diese 8 Std. meist durcheinander. Keine Flüssigkeiten bei sich behalten. Schlechter Tag. 15.45 Uhr 1/4 gr M/S gegen starke Schmerzen gegeben. 17 Uhr Klagt immer noch, 2 gr Luminal gegeben. Kl. Menge Essen genommen. 18.15 Uhr Starke Schmerzen. 1/4 gr M/S gegeben. Eiskrem. 20 Uhr Erbr. kl. Mengen dkl. Flüssigkeit. 20.45 Uhr 1/4 gr M/S gegen Schmerzen. Ruhig in Abständen. 3 gr Amytal. Schlechte 8 Std. 23 Uhr Wach, erbr. dauernd. Bruder am Bett. Pat. s. durcheinander. 23.35 Uhr Kl. über Schmerzen. 23.45 Uhr 1/4 gr M/S gegen Schmerzen gegeben, 50 mg Dramamine gegen Erbrechen.

Die meisten Frauen, die Dr. Wengers Statement abgelehnt hatten, gaben religiöse Gründe an. «Eine erhebliche Zahl», berichtete die Zeitschrift, «wies darauf hin, das Leiden gehöre zu Gottes Plan mit dem betreffenden Menschen, und der Mensch dürfe nicht in den göttlichen Willen eingreifen. ‹Als Menschen müssen wir leiden›, schrieb eine Frau aus Connecticut. ‹Einem Menschen das Recht zu verweigern, sich durch sein Leiden einen glücklicheren Platz im nächsten Leben zu sichern, liegt nicht in der Macht der Menschen.›»

Die überwiegende Mehrheit von 71 Prozent wandte sich gegen außergewöhnliche ärztliche Bemühungen ohne jede Hoffnung auf Heilung, und 65 Prozent waren dafür, die Leiden Sterbender durch Abbrechen der Behandlung zu beenden. 72 Prozent lehnten jedoch die Beendigung von Leiden durch aktive Schritte wie Injizieren eines tödlichen Mittels ab. Ungefähr jede dritte Leserin, die gegen Euthanasie gestimmt hatte, bejahte die Frage, ob man sinnlose ärztliche Bemühungen unterlassen solle.

The Observer berichtete am 24. September 1967, eine von der Voluntary Euthanasia Society unter englischen praktischen Ärzten durchgeführte Umfrage habe ergeben, daß sich 57 Prozent der Mediziner auch dann weigern würden, eine Euthanasie vorzunehmen, wenn sie die gesetzliche Möglichkeit dazu hätten. Die befragten Ärzte antworteten häufig: «Ich bin Arzt, aber kein Henker.»

1969 führte die Mass Observation Ltd. eine Meinungsumfrage in

England durch. Es wurde gefragt, ob unheilbar kranke und Schmerzen leidende Patienten die Möglichkeit haben sollten, um Euthanasie zu bitten und sie zu bekommen. Man befragte eine repräsentative Stichprobe von zweitausend Personen. Das Ergebnis: 51 Prozent sagten ja, 28 Prozent sagten nein.

1971 leitete ein Soziologe der University of Southern California eine Erhebung, die nach Lawrence Mosher ergab, daß «die überwältigende Mehrheit der befragten alten Menschen nicht damit einverstanden waren, ihr Leben durch Anwendung moderner medizinischer Errungenschaften verlängern zu lassen».

Mary Lou wußte auch genau, welche ihrer persönlichen Habseligkeiten sie den verschiedenen Krankenschwestern der Klinik und deren Helferinnen geben wollte. Marie Wood, dem Mädchen aus Deutschland, wollte sie ein besonders hübsches Erinnerungsstück schenken. Während sie im Krankenhaus lag, hatte man ihr einmal eine sehr elegante, leichte Bettjacke in schillernden Rosétönen mitgebracht, die sie nur ein paarmal getragen hatte. Ich schlug vor, sie solle Marie Wood diese Jacke geben, aber meine Schwester reagierte nicht.

Sie wußte auch nicht, was sie einer der Schwesternhelferinnen, einer jungen Mexikanerin, geben sollte, die nur ein paarmal ins Zimmer gekommen war, aber trotzdem ein Souvenir bekommen sollte. Schließlich überließ sie mir die Wahl und sagte, ich solle zu Hause nachschauen. Ich fand eine kleine Schachtel mit guter, farbiger Seife, viele kleine Gästestücke, und brachte sie dem Mädchen, das sehr gerührt war. Mary Lou war allerdings nicht so zufrieden; sie sagte: «So etwas verschenkt man nicht.»

Es gab noch immer das Problem, was sie Marie schenken sollte. Ich schlug noch einmal die rosa Bettjacke vor.

«Nein», sagte sie mit Bestimmtheit.

«Warum denn nicht?»

In der kurzen Pause, die jetzt folgte, begann ihr Gesicht zu zukken, und sie hatte sich umgedreht und den Kopf in den Kissen vergraben, als sie endlich schluchzend ausrief: «Weil ich darin begraben werden möchte.»

«Die Sterbebett-Szene unserer literarischen Tradition», sagt Joseph Fletcher, «gehört der Vergangenheit an. Wir versammeln uns nicht mehr am Bett unserer scheidenden Lieben, um die letzten liebevollen, klugen und treuen Worte zu hören und zu empfangen. Heute ‹gehen› sie mit Kanülen, Beruhigungsmitteln, Tropfinfusionen und Atmungsgeräten versehen im künstlichen Schlaf dahin. Es geschieht in Krankenhäusern und nicht mehr zu Hause.»

Über die zweihundert Kliniken, die er miteinander verglich, schreibt David Sudnow: «Bei der weitaus größten Zahl von Sterbefällen ... geht eine Zeitspanne voraus, die man allgemein als Koma betrachtet. Bei den rund zweihundert beobachteten Sterbefällen gab es keinen einzigen Tod à la Hollywood, bei dem die letzten Worte des Sterbenden von seinem letzten Atemzug abgeschnitten werden.»

«Im April 1967 zum Beispiel», erklärt der Reverend B. A. Downing aus London, «versicherte die Schwester einer geriatrischen Station dem *Guardian* in einem Leserbrief: ‹Es ist eine grausame Wahrheit, daß heute alle Patienten, die an Altersschwäche sterben, routinemäßig damit rechnen müssen, daß man sie durch eine zusätzliche Periode, eine sehr lange Periode, schleppt, die Schmerzen und/oder Beschwerden bringt, ehe endlich der Tod kommt.› Von ‹den vielen› Erfahrungen schilderte sie zwei Beispiele. Man gab einer sterbenden, über hundert Jahre alten Frau eine Bluttransfusion, und ein alter Mann, der schon lange Zeit senil war, wurde einfach mit künstlicher Ernährung und Urinierapparaten am Leben gehalten, nachdem er ‹wegen fortgeschrittener Gangrän ein Ding des Schreckens› geworden war.»

«In alten Zeiten», erklärt der norwegische Psychiater Finn Rud, «kümmerten sich Männer und Frauen kurz vor dem Tod sehr viel um die Tätigkeit des Bewußtseins. Wenn ein Sterbender vorübergehend das Bewußtsein wiedererlangte, lauschten die anwesenden Personen genau auf seine letzten Worte, da sie glaubten, es handle sich um prophetische Äußerungen. Was damals unter der Bezeichnung *vaticinatio morientium* (Weissagung der Sterbenden) bekannt war, scheint die Parallele unserer modernen psychologischen Erwägungen zu sein. Die letzten Worte großer Männer halten wir ja noch heute fest, um sie der Nachwelt zu überliefern.

Nahe damit verwandt ... ist eine Erscheinung, die den meisten zwar unbekannt ist, aber deutlich den Einfluß des nahe bevorstehenden Todes auf den Verstand demonstriert. Es ist in der Tat ein außergewöhnliches Phänomen, daß geistesgestörte Menschen, besonders Schizophrene, häufig bei völlig klarem Verstand sind, kurz bevor sie an Fieber oder anderen körperlichen Krankheiten sterben. Patienten, die nachweislich viele Jahre lang stumpf und verblödet waren, fangen plötzlich an, auf völlig natürliche Weise von der Vergangenheit zu reden und zu sprechen. In solchen Fällen zeigen sie häufig ein gutes Faktengedächtnis, echte gefühlsmäßige Würdigung und ein ziemlich vernünftiges Urteilsvermögen.»

Einige der visuellen Aspekte, die Sterbende in den Augenblicken kurz vor ihrem Tod bieten, können den medizinischen Laien durchaus erschrecken, doch was so furchtbar aussieht, bedeutet in manchen Fällen nur, daß der Patient bereits den Zaubertrank des Todes gekostet hat, obgleich er augenscheinlich noch lebt. Es ist manchmal herzzerreißend, einem geliebten Menschen in den letzten Stadien des Sterbens zuschauen zu müssen, zu sehen, wie er nach Atem ringt und wie sein Kampf erfolglos bleibt. Physiologisch bedeutet dieser Kampf um Atem, daß das Gehirn nicht genug Sauerstoff mehr hat, und gerade dieser Sauerstoffmangel schwächt die Ängste und Schmerzen des Sterbenden ab. Mit den Worten des Wiener Internisten Hermann Nothnagel: «Dort, wo der Laie Kampf und Schrekken zu sehen glaubt, erkennt der Wissende Ruhe und Frieden.»

1967 schrieb Dr. Charles D. Aring, Leiter der neurologischen Abteilung der medizinischen Fakultät an der University of Cincinnati, in *The Medical Tribune*: «Krankenhausangestellte sind im allgemeinen kalt und so sehr mit Routinearbeiten beschäftigt, daß sie nichts von einem Prozeß lernen, den sie am Ende selbst durchmachen müssen. Es ist immer wieder erschreckend, wenn man die Vorherrschaft der Krankenhausroutine über Würde, Achtung und Menschlichkeit feststellen muß.»

Mit dem Sun Towers Hospital von El Paso hatte Mary Lou offenbar das Glück, ein besseres Krankenhaus erwischt zu haben. Sie hätte bestimmt unter weit, weit schlimmeren Bedingungen sterben können.

Als das Ende näher kam, schlug Dr. Cameron Pete vor, für die Schicht von 23 Uhr bis 7 Uhr wieder eine Spezialnachtschwester zu nehmen. Es kam Mrs. Padilla, eine sympathische junge Mexikanerin. Besorgt fragte sie: «Geht es der Patientin denn schlechter?» Ich gab ihr einen kurzen Überblick über die Situation, und sie nickte mitfühlend. Das Auftauchen von Mrs. Padilla bedeutete, daß ich zum erstenmal seit kurzer Zeit nach meinem Eintreffen in El Paso vor beinahe acht Wochen abends wieder einmal zu Mary Lous und Petes Haus fahren konnte, um einigermaßen normal zu schlafen. Ich erklärte der neuen Schwester, daß sich bei Mary Lou bereits die ersten Anzeichen des Deliriums äußerten.

Als ich früh am Morgen ins Krankenhaus zurückkehrte, erzählte Mrs. Padilla mir, daß sie in der Nacht mit einem kleinen Zwischenfall fertig werden mußte. Mary Lou trug nur einen Ring regelmäßig, ihren Ehering, und da ihre Finger infolge des wenigen Essens beinahe bis auf die Knochen abgemagert waren und sie darauf bestanden hatte, den Ring auch weiterhin zu tragen, hatte ich ihn innen mit einem schmalen Streifen Pflaster beklebt, damit er nicht vom Finger rutschen konnte. Mrs. Padilla berichtete, Mary Lou habe ganz ruhig dagelegen und offenbar geschlafen, als sie sich unvermittelt den Ehering, das Symbol der Ehe, die ihr das größte Glück gebracht hatte, das sie je kannte, abstreifte und in den Mund steckte, als wolle sie ihn sich einverleiben, um ihn für immer bei sich zu behalten. Mrs. Padilla sagte, wenn sie nicht eingegriffen hätte, würde Mary Lou ihn ganz bestimmt verschluckt haben. Mrs. Padilla hatte ihn der Oberschwester zur Aufbewahrung gegeben. Sie sagte, Mary Lou scheine gar nicht richtig zu wissen, was sie getan habe, und es sei ihr auch nicht bewußt, daß sie den Ring nicht mehr trage.

«Der verständnisvolle Arzt», erklärt der englische Psychiater John Hinton, «wird die Entscheidung, ob er seinem Patienten raten soll, ins Krankenhaus zu gehen und dort zu sterben, nicht auf die leichte Schulter nehmen. Todkranke Patienten, die auf überfüllten Allgemeinstationen sterben, wo das überarbeitete Personal seine Aufmerksamkeit auf Patienten mit Heilungsaussichten konzentriert, riskieren dort viel mehr körperliche und seelische Schmerzen.» Und doch ereigneten sich 1968 nach Professor Anselm Strauss 53 Prozent aller US-Sterbefälle in Krankenhäusern, und viele Menschen starben in Pflegeheimen. Im allgemeinen sterben Amerikaner nicht mehr zu Hause in ihrem eigenen Bett.

«Die ärztliche Versorgung der Sterbenden», erklärte Professor J. Clifford Hoyle seinen englischen Medizinstudenten, «ist deshalb ein geeignetes Vorlesungsthema, weil sie immer wichtiger wird und in unserer beruflichen Ausbildung und Fachliteratur so wenig Beachtung findet.» Nur in der westlichen Zivilisation gibt es das Phänomen der Todesheuchelei, an der sich beide Seiten, Überlebende und Sterbende, beteiligen. In asiatischen Ländern ist es Sitte, daß sich die Familie versammelt, wenn der bevorstehende Tod immer gewisser wird. Damit informiert man den Sterbenden ganz offen und versichert ihm, daß man ihm bei seinem Scheiden aus dem Leben beistehen wird.

Dr. Saunders vom St. Joseph's Hospice in London, die wohl mehr Erfahrungen mit sterbenden Patienten hat als die meisten anderen Ärzte, erklärt dazu: «Es ist... wesentlich, daß wir das Ende friedlich machen. Der Patient sollte nicht völlig verängstigt sein, nach Atem ringen, laut weinen und dergleichen. Das Ende ist [im St. Joseph's Hospice] immer ruhig und friedlich, und der Patient befindet sich fast immer in einem Zustand des Schlafes oder der Bewußtlosigkeit. Der Kranke, der bei vollem Bewußtsein stirbt, ist selten, aber einige tun es.»

Dr. William Poe, Professor für Community Medicine an der Duke University, hat sich gegen alle Ärzte gewendet, die den Tod als Feind betrachten, den es um jeden Preis zu bekämpfen gilt, und hat die Schaffung einer neuen medizinischen Fachrichtung vorgeschlagen, deren Angehörige eine positive und realistische Einstellung zum Tod ihrer hoffnungslos kranken Patienten hätten. Für diese Disziplin schlug Dr. Poe in *The New England Journal of Medicine* die Bezeichnung ‹Marantologie› vor – nach dem griechischen *marantos* [verwelkt oder ausgezehrt]. Die Ärzte dieses Faches würden sich um Menschen kümmern, die sonst fast niemand mehr haben will, um die Alten, die Unheilbaren, die Leidenden, die ihre Verdauung nicht mehr steuern können, um alle, die «die Sünde begingen, am Leben zu bleiben, ohne auf unsere Manipulationen zu reagieren». Nach

2 Tage vor dem Ende – Aus dem Pflegeprotokoll:

24 Uhr Erbricht immer noch dkl. braune Flüssigkeit. Durcheinander, spricht unzusammenhängend. 2 Uhr Scheint zu schlafen. 4 Uhr Erbricht kaffeesatzähnl. Material. Scheint halb im Koma. 6.30 Uhr Kann sich heute vorm. nicht selbst waschen. Kolostomie gesäubert. 6.45 Uhr ¼ gr M/S gegen Schmerzen gegeben. Sehr schlechte 8 Std. Frühstück, nur Flüssigk., sofort wieder erbrochen. Kolostomie mit schlechtem Resultat ausgesp. Bad & allg. Körperpflege. 10 Uhr ¼ gr M/S gegen Schmerzen. Mittagessen – Flüssigkeiten. Erbrochen. 13.20 Uhr ¼ gr M/S gegen Schmerzen. 14.30 Uhr Diese 8 Std. meist durcheinander. Schlechter Tag. 15 Uhr Verwandte am Bett. 16 Uhr Bettlaken gewechselt – scheinen noch in Ordnung. 17 Uhr ¼ gr M/S gegen Schmerzen. Erbricht kl. Mengen. Nimmt Flüssigk. recht gut. 21 Uhr ¼ gr M/S gegen Schmerzen, 3 gr Amytal zum Schlafen. 22.45 Uhr Diese 8 Std. weniger Beschw. 23 Uhr Ehemann b. Pat. Im Augenblick wach.

Aus den Bemerkungen des Arztes: *Zustand hat sich stetig verschlechtert. Erbricht jetzt oft. Offensichtlich Darmverstopfung. Lehnt Tropfinfusion ab.*

Dr. Poes Rat müßte man diesen neuen Fachärzten beibringen, ihre Patienten ohne Schuldkomplexe oder das Gefühl persönlichen Versagens sterben zu lassen. «Die Medizin», erklärt er, «sollte für Patienten, bei denen keine Rettung mehr möglich ist, nicht mehr so alberne Euphemismen wie Rehabilitation oder Rekonvaleszenz benutzen. Eine Marantologie-Station könnte ein Ort sein, wo ein Mensch in Würde und ohne all die Aufregung sterben könnte, die der Tod anderswo hervorruft.» Der Marantologe, sagte er, würde nicht nur selbst so realistisch sein, die Grenzen der ärztlichen Kunst zu sehen, sondern der breiteren Öffentlichkeit ebenfalls zu diesem Standpunkt verhelfen, was nicht nur den Medizinern, sondern auch den Patienten zugute käme. «Marantologen würden den Tod nicht nur als Feind, sondern häufig auch als Freund betrachten. Sie würden nicht nur an das irdische Leben denken, sondern auch an das, was später kommt.» Es ist nicht ganz unbezeichnend, daß *Time* ungläubig reagierte: «Wie Jonathan Swifts *Ein bescheidener Vorschlag* zielt auch Poes Artikel mehr auf Schockwirkung als auf eine ernst zu nehmende Reform ab.»

Der Wunsch, zu Hause zu sterben, wirft gewisse Probleme auf. Wenn die Lebenden keine verwandtschaftlichen oder gefühlsmäßigen Bindungen an den Sterbenden haben, scheuen sie die Nähe des Todes. Eine 1966 von Richard A. Kalish, Professor der Verhaltenswissenschaften an der Schule für öffentliche Gesundheitspflege der University of California in Los Angeles, veröffentlichte Untersuchung ergab, daß die Menschen – ob es sich nun um Freunde, Nachbarn oder auch nur um Besucher aus dem Ausland handelt – im allgemeinen Sterbende meiden. Die Befragten erklärten, daß sie Sterbende noch mehr mieden als beispielsweise Schwarze, aus Mexiko eingewanderte Amerikaner, Juden oder Angehörige anderer ethnischer Minderheiten, die allgemein als diskriminiert gelten.

«Die Rücksicht auf die Toten, die es nicht länger brauchen», schrieb Freud, «stellen wir höher als die Wahrheit – und die meisten von uns bestimmt auch höher als die Rücksicht auf die Lebenden.»

Bereits vor einigen Wochen hatte ich für Mary Lou auf ihre Bitte hin die nötigen Formulare besorgt, auf denen sie verfügen konnte, daß die Ärzte ihre gesunde Hornhaut in den Stunden unmittelbar nach ihrem Tod auf die blinden Augen irgendeines unbekannten Menschen übertragen konnten. Sie hatte die Schriftstücke ausgefüllt, aber noch nicht unterschrieben. Nun, da sie immer öfter geistesabwesend war, erinnerte ich sie so vorsichtig wie möglich daran, daß die Unterschrift noch fehlte. «Muß ich es denn jetzt tun?» *Ist heute*, so konnte ich in ihren umflorten Augen lesen, *das letzte Mal in meinem Leben, daß ich meinen Namen schreiben kann?*

Sie sagte mir jetzt auch genau, wie sie bestattet werden wollte. Die Trauergemeinde sollte die Lieder *Für die Schönheit dieser Erde* und *Ein feste Burg ist unser Gott* singen, und die anderen Lieder sollte ich aussuchen. Auf keinen Fall wollte sie einen oder zwei Tage vor der Beerdigung ‹feierlich aufgebahrt› werden, wie es die Prospekte der Bestattungsunternehmen immer anpreisen, so daß jedermann sie betrachten könnte. (Das machte einige Leute, besonders die Altersgenossen unserer Eltern, einigermaßen ungehalten, denn sie kamen ins Bestattungsinstitut und mußten enttäuscht wieder gehen.) Sie erklärte mir sogar, was man in ihren Grabstein meißeln sollte: ihren Namen, wie er in der Widmung dieses Buches erscheint.

Obgleich Hitlers mörderisches ‹Euthanasie›-Programm den Namen mißbrauchte, seine Bedeutung pervertierte und die ausschließlich menschlichen Ziele der Euthanasie im eigentlichen Sinn entehrte, wird es so oft von Gegnern der wahren Euthanasie angeführt, daß ich auch in diesem Buch darüber sprechen muß, wenngleich es überhaupt nicht hierhergehört. Wer sich näher informieren will, konsultiere das erschütternde und ausgezeichnete Buch *Medizin ohne*

Menschlichkeit. Dokumente des Nürnberger Ärzteprozesses von Alexander Mitscherlich und Fred Mielke.

Seit Jahrhunderten leisteten deutsche Wissenschaftler häufig Pionierarbeit auf Gebieten, wo es das Schicksal der leidenden Menschheit zu erleichtern galt. Der Londoner Arzt Raanan Gillon schreibt in diesem Zusammenhang: «Euthanasie im Sinne eines erleichterten, allerdings nicht eines beschleunigten Todes beschäftigte schon im neunzehnten Jahrhundert mehrere medizinische Geister. Ein deutscher Arzt zum Beispiel schrieb seine Dissertation darüber und befürwortete für die Sterbenden besondere Institutionen mit intensiver geistiger und körperlicher Pflege, wobei er bei letzterer die Symptom- und Linderungstherapie unter Benutzung von ‹schmerzlindernden, einschläfernden, beruhigenden, analgetischen, spasmolytischen und narkotischen Medikamenten› betonte. Ein anderer Deutscher erhob die Euthanasie in den Rang einer der Medizin oder Chirurgie gleichwertigen Fachrichtung und nannte sie ‹Geburtshilfe der Seele›.»

Die Nazis kamen 1933 an die Macht. Ihr ‹Reichskomitee zur Erforschung der Erbkrankheiten und angeborenen Anfälligkeit gegen schwere Leiden› erfaßte zunächst nur Kleinkinder bis zu drei Jahren, doch die Verantwortlichen der ‹Aktion T-4›, um die Geheimbezeichnung zu gebrauchen, erweiterten das Alter auf acht, zwölf und später wohl sogar auf sechzehn oder siebzehn Jahre. Als sie das Programm – teilweise wegen der außerordentlich mutigen und deutlichen Erklärungen und Angriffe des Münsteraner Bischofs von Galen – abbrachen, war es bereits auf ‹Lebensunwerte› gleich welchen Alters ausgedehnt worden.

Professor Helmut Ehrhardt, der Direktor des Instituts für gerichtliche und Sozialpsychiatrie in Marburg, fiel beinahe der ‹Selektion› der Nazis wegen eines von Kindheit an leicht verkrüppelten Beines zum Opfer. 1965 veröffentlichte Ehrhardt das Werk *Euthanasie und Vernichtung «lebensunwerten» Lebens*, einen knappen, aber umfassenden Bericht über die deutschen Erfahrungen mit Euthanasie und ‹Euthanasie›; wie die überwiegende Mehrheit der deutschen Bevölkerung reagiert auch Ehrhardt fast schaudernd, sobald auch nur die Bezeichnung Euthanasie fällt, und lehnt sie uneingeschränkt ab.

Hinter all seiner Geheimnistuerei und verbalen Vernebelung

hatte das Nazikomitee mit dem außerordentlichen Namen im Grunde nur ein Ziel: das Ausmerzen ‹nutzloser Esser› zu einer Zeit, da der Krieg bereits begonnen hatte, die deutsche Wirtschaft schwer zu strapazieren. Das Komitee ließ etwa fünftausend ‹Kinder› töten, von denen viele in Wirklichkeit schon fast erwachsen waren. Andererseits sollten im Verlauf der Aktion T-4 ursprünglich ungefähr siebzigtausend Menschen ohne Rücksicht auf das Alter beseitigt werden – also etwa jeder fünfte Insasse deutscher Krankenhäuser oder Pflegeanstalten. Die Operation dauerte ungefähr anderthalb Jahre und kostete insgesamt rund hundertfünftausend Menschen das Leben, nicht umgerechnet die mehr als tausend jüdischen ‹mißgebildeten› und anderen Kinder, die in einem eigens für sie eingerichteten Lager im polnischen Ort Cholm bei Lublin vergast wurden.

In seiner Widerlegung des wortgewaltigen Euthanasiegegners Yale Kamisar schreibt der britische Rechtswissenschaftler Glanville Williams: «Kamisars Hauptwaffe, die Rassengesetze der Nazis, wirkt in allen demokratischen Ländern. Jeder Hinweis auf die Nazis verhindert eine Aufweichung des traditionellen Tabus gegen Sterilisierung und Euthanasie. In diesem Zusammenhang ist besonders der Fall Sterilisierung interessant... Schlägt man die freiwillige Sterilisierung aus eugenischen oder anderen Gründen vor, werden diese Vorschläge sofort von den meisten Leuten mit der Begründung abgelehnt, sie seien die Spitze des Eisbergs, an dessen unterem Ende die Zwangssterilisierung läge; und dann weisen sie auf die Praktiken der Nazis hin.»

Ich erwähnte bereits, daß freiwillige und unfreiwillige Sterilisierung in mehreren Bundesstaaten der USA gesetzlich möglich ist. Einige dieser Staaten, so Williams, «haben von diesen Gesetzen Gebrauch gemacht, doch in der Praxis haben sie sie immer weiter eingeschränkt, so daß sie sich heute fast nur noch auf die freiwillige Sterilisierung beschränken... Die amerikanischen Erfahrungen sind von großem Interesse, weil sie zeigen, wie groß in einer demokratischen Gemeinschaft die Furcht – die oft von den Amerikanern selbst geäußert wird – davor ist, freiwillige Sterilisierung sei nur die ‹Spitze des Eisbergs› und würde wie in Nazi-Deutschland zu einer Verletzung der Menschenrechte in großem Umfang führen. In Wirklichkeit zeigen die amerikanischen Erfahrungen genau das Gegenteil – die Behörden ordneten zunächst auch Zwangssterilisierungen an, führen die Operation jetzt aber nur noch auf freiwilliger Basis durch.»

Die bedingungslosen Euthanasiegegner, die ihre Ablehnung mit alarmierten Hinweisen auf die Nazipraktiken begründen, ignorieren die Tatsache, daß das Schlüsselwort ‹freiwillig› nirgendwo im Programm der Nazis eine Rolle spielte. Die Befürworter der echten Euthanasie machen den ohne jeden Zwang geäußerten Wunsch des sterbenden Patienten zum entscheidenden Punkt, zur conditio sine qua non.

O. Ruth Russell, emeritierte Philosophie-Professorin der Western Maryland University, erklärt, die echte Euthanasie würde heute zweifellos stärker und eindeutiger unterstützt werden, «wäre nicht der Abscheu über die Naziverbrechen gewesen. Manche dieser Verbrechen wurden von Ärzten begangen, die den Terminus *Euthanasie* als Mantel für ihre ruchlosen Morde mißbrauchten. Wir sollten nicht zulassen, daß der berechtigte Abscheu über die Taten der Nazis die Weisheit und Barmherzigkeit verdunkelt, auf denen die neueren Euthanasievorschläge beruhen. Sie würden die Rechte des einzelnen Menschen nicht etwa verletzen, sondern in Übereinstimmung mit den besten demokratischen Grundsätzen und unter gesetzlichen Sicherheitsvorkehrungen schützen und erweitern.»

Nur wenige Gynäkologen würden bei einem offensichtlich mißgestalteten Neugeborenen Beatmungsmaßnahmen einleiten, doch manche Schäden werden erst später sichtbar und manche dieser Kinder brauchen keine Beatmung. Bernard Bard und Joseph Fletcher haben das Problem der mongoloiden Kinder, die meist keine zwanzig Jahre alt werden und selbst dann nicht zeugungsfähig sind, ergreifend geschildert. Ein solches Kind hat nur eine Chance von eins zu eins, daß es seine Körperfunktionen selbständig überwachen kann. Schon in den ersten beiden Lebensjahren ist es anfällig gegen schwere Herzleiden und Verdauungs- und Atmungsstörungen. Die meisten mongoloiden Kinder leben nur kurze Zeit. Sie bleiben geistig auf dem Niveau zwei- oder dreijähriger normaler Kinder stehen. Als Kleinkinder sind sie manchmal zu schwach, um zu saugen, und manche von ihnen müssen noch mit fünfzehn Jahren Windeln tragen.

Die Mutter eines solchen 15jährigen erlitt nacheinander drei Fehlgeburten, weil sie den Jungen jahrelang heben mußte, um ihn richtig versorgen zu können. Die Kusine einer 38jährigen Mongoloiden sagt: «Ich sehe sie dann und wann bei einem Familienfest. Es ist unmöglich, mehr als einige Worte mit ihr zu wechseln. Es ist die größte Angst ihrer Mutter, daß sie allein sein wird und sich niemand um sie kümmert, wenn sie, die Mutter, stirbt.»

Die Mutter eines anderen Mongoloiden sagt: «Ich möchte nur einen Tag länger leben als er, so daß ich einen einzigen Tag lang wissen kann, was Freiheit ist.» Das betreffende Kind ist bereits Teenager und läuft oft von zu Hause fort und verirrt sich in der Nachbarschaft; die Polizei bringt ihn heim.

Viele Mongoloide kommen schon im ersten Lebensjahr durch Herzversagen ums Leben, aber mit Hilfe neuer Medikamente überleben sie diese kritische Periode immer öfter. Einige leben viele Jahre. Ihr Grundleiden bleibt jedoch unheilbar und führt gewöhnlich dazu, daß sie geistig und körperlich stark zurückbleiben. Mediziner sehen zudem keinerlei Heilungsaussichten. Die betreffende Forschung konzentriert sich deshalb auf Geburtsschäden, um in Zukunft einmal die pränatalen Ursachen des Mongolismus beseitigen zu können. Bis jetzt hat man noch nicht genau entdeckt, was in der Schwangerschaft falsch läuft und diesen Zustand verursacht, der durch das Vorhandensein von 47 Chromosomen an Stelle der für den Menschen normalen 46 Chromosomen charakterisiert wird. Ein Forschungszweig bemüht sich darum, herauszufinden, welcher physiologische Prozeß in der Mutter abläuft und das geheimnisvolle zusätzliche Chromosom produziert.

Bernard Bard, selbst Vater eines – inzwischen gestorbenen – mongoloiden Sohnes, erklärt im Zusammenhang mit den «Tausenden von Brüdern und Schwestern» seines Kindes: «Ich spreche nicht für sie, nur für mich und vielleicht für Philip. Ich glaube, es ist Zeit für einen vernünftigen und zivilisierten und menschlichen Euthanasieansatz. Ich weiß nicht, wie er praktiziert werden oder welches Komitee an den Entscheidungen mitwirken soll oder welche Pille oder Injektion man am besten anwenden sollte. Ich weiß aber, daß es auf dieser Erde Tausende von Kindern gibt, die niemals hätten geboren werden dürfen. Ihr Leben ist öde. Sie spielen nicht; sie lesen nicht;

1 Tag vor dem Ende – Aus dem Pflegeprotokoll:

24 Uhr 3 gr Luminal gegen Schmerzen und Unruhezustände gegeben. Durcheinander, erbricht immer noch häufig. 2 Uhr ¼ gr M/S geg. Schmerzen gegeben. 2.45 Uhr Nahm Ehering vom Finger & versuchte ihn hinunterzuschlucken. Beide Ringe zur Aufbewahrung auf Schwesternstation gebracht. 3.30 Uhr 2 gr Luminal gegen Schmerzen und Unruhezust. gegeben. 4.45 Uhr Kl. über Schmerzen. 5 Uhr ¼ gr M/S gegen Schmerzen gegeben. 6.30 Uhr Kein Urin-Ausfluß. Eine sehr beschwerl. Nacht. Schlechte 8 Std. 7 Uhr 3 gr Luminal. Sehr unruhig. Versucht aufzustehen. 10.15 Uhr ¼ gr M/S gegen Schmerzen. Redet zusammenhanglos. 12.45 Uhr 2 gr Luminal gegen Schmerzen. Unruhig. Versucht aufzustehen. 13.45 Uhr Stöhnt v. Schmerzen. ¼ gr M/S gegeben. Schlechter Tag. Farbe schlecht. Finger und Zehen blau angelaufen. 15.30 Uhr 3 gr Luminal gegen Unruhezust. Abgesaugt – p.r.n. [pro re nata ≙ nach Bedarf]. *16.30 Uhr Verwandte hier. 18 Uhr Unruhig und stöhnt. ¼ gr M/S gegen Schmerzen. 19.30 Uhr ¼ gr M/S. Hustet, keucht – kann nicht absaugen. Unruhig. 20 Uhr Ins Bett entleert. Laken gewechselt. Abgesaugt – kl. Menge Schleim erhalten. 22 Uhr Im Augenblick ruhig. Schlechte 8 Std. 23 Uhr Pat. diesmal in sehr schlechtem Zust. Röchelt heftig.*

Aus den Notizen des Arztes: *Praekoma. Bewußtseinsgetrübt. Puls noch gut. Leichtes Rasseln in der Lunge.*

sie wachsen nicht; sie leben nicht und sie lieben nicht. Ihr Leben ist für sie selbst ohne Bedeutung und für ihre Familie eine Qual.

Warum?»

Auf der Leiter der geistig oder körperlich zurückgebliebenen Kinder nehmen die Mongoloiden noch eine relativ hohe Sprosse ein. Sie sind verschieden intelligent, obgleich sie meist nur eine eindeutig retardierte Intelligenz (IQ von 35 bis 40) haben. Heute nähern sich allerdings immer mehr mongoloide Kinder den unteren Grenzen der normalen Intelligenz. Elizabeth B. Gezon, Psychologin der Walter E. Fernald State School in Waltham, Massachusetts, sagt, daß einige Mongoloide «vom mosaischen Typus, die teilweise normale Zellen haben, sich in ihrer Intelligenz dem normalen Bereich nähern können», und fügt hinzu, bei den «am stärksten zurückgebliebenen Kindern ist es erst im Alter von drei oder vier Jahren möglich, ihr Potential mit einiger Sicherheit zu schätzen».

Die Mutter eines 35 Jahre alten Mongoloiden, der nie ernstlich krank war, erklärt: «Wie alle Mongoloiden hat er eine glückliche Veranlagung und liebt Musik und Rhythmus ... Mongoloide haben eine verschieden entwickelte Intelligenz; unser Bobby wird von unserem sehr guten staatlichen Heim als ‹Mittelgruppe› eingestuft. Er gewinnt echte Befriedigung aus den einfachen Dingen, die er dort tun kann, aus den verschiedenen Zerstreuungen, an denen er teilnehmen kann, und aus dem Zusammensein mit Jungen, deren geistige Kapazität der seinen entspricht.»

Und die Schwester eines zwölfjährigen Mongoloiden, der eine öffentliche Schule in Lake Villa, Illinois, besucht, erklärt: «Mindestens die halbe Klasse ist mongoloid. Die meisten sprechen fließend, alle beherrschen die sozialen Umgangsformen, ganz zu schweigen von der Kontrolle ihrer Körperfunktionen, die sie längst gelernt hatten, als sie mit sechs oder sieben Jahren zur Schule kamen. Sie lächeln, sie antworten, sie erkennen die Leute und reden sie mit ihren Namen an. Wie jeder weiß, der mongoloide Kinder gekannt hat, die liebevoll erzogen wurden, gehören Enthusiasmus und eine große Wärme zu den auffälligsten Merkmalen der Mongoloiden.» An dieser Feststellung kann niemand zweifeln, der das ungezwungene Benehmen der geschädigten Kinder in dem ergreifenden Film *Ein Kind wartet* erlebt hat. Dieser Film wurde vor einigen Jahren von Abby Mann, John Cassavetes und Stanley Kramer gedreht. Man muß sich aber daran erinnern, wie schon die Existenz der Hauptperson, eines mongoloiden Jungen, die Ehe seiner Eltern zerstörte.

Als die Illustrierte *Life* 1972 einen Artikel Paul Wilkes' über das Problem Euthanasie veröffentlichte, ließ das Blatt auch die Mutter eines mißgestalteten Kindes zu Wort kommen: «‹Für mich war es keine Geburt, sondern ein Ausstoßen›, erklärt Phyllis Obernauer, die Mutter drei anderer, gesunder Mädchen, mit erloschener Stimme. ‹Es war ein unvollkommener Fötus, den mein Körper loswerden wollte. Ich stellte mir das Leben vor, das dieses Kind als Mongoloide führen würde, die Kosten des Pflegeheims, und die Herzoperation eines Tages. Ich stellte mir die schreckliche Belastung vor, die es für unsere Mädchen und noch mehr für unsere schon damals in Mitleidenschaft gezogene Ehe bedeuten würde, und traf eine Entscheidung, die fast über meine Kräfte ging. Ich sagte ihnen, sie sollten das Baby sterben lassen.›

Phyllis erinnert sich, daß das Krankenhauspersonal über ihre Einstellung entsetzt war. ‹Sie haßten mich. Aber schließlich würde *ich* diejenige sein, der dieses ... dieses Ding aufgebürdet wäre.›

Ihr Wunsch, das Baby sterben zu lassen, wurde nicht erfüllt. Das örtliche Büro des Kinderschutzvereins erwirkte einen Gerichtsbeschluß und erzwang die Darmoperation. Nach Rechnungen über 4000 Dollar und zwei Monaten auf der Intensivstation – mit intravenöser Ernährung und massiven Antibiotikadosen, um eine Staphylokokken-Infektion zu heilen, die den Magen des Babys wie einen Ballon aufblähte – erklärten die Ärzte, das Kind könne jetzt nach Hause.

‹Zuerst wollte ich sie nicht aus dem Krankenhaus holen›, erinnert sich Phyllis. ‹Aber es sprach sich herum, und meine elfjährige Tochter Audrey erzählte mir, eine ihrer Freundinnen hätte ihr gesagt: ‹Was für eine Mami du hast! Will noch nicht mal ihr eigenes Baby nach Haus holen.› Als die Eltern schließlich doch das Kind abholten, stand auf der Karte von der Krankenversicherung Medicaid groß und deutlich: ‹Obernauer, Baby G.› ...

‹Der Vater meines Mannes war in einem deutschen Konzentrationslager gewesen, wir Juden wußten also, wie weit ‚Gnadentötungen' gehen können. Aber wozu ein ungewünschtes und mißgestaltetes Kind am Leben halten, wenn es auf der Welt zu viele Menschen gibt? Ich habe all die Bücher über mongoloide Kinder gelesen, und die Mütter reden von der Liebe und Zuneigung und alldem. Es ist aber, als ob man ein Haustier hat und kein menschliches Wesen. Viele der Bücher kommen zu dem Schluß, der Tod sei besser.›

Wegen ihrer Einstellung wurde Phyllis ungefähr ein halbes Jahr lang einmal im Monat in ihrer neuen, dürftig möblierten Wohnung von einer Fürsorgerin aufgesucht, die sich vergewisserte, daß sie das Baby nicht mißhandelte. ‹Was sollen meine Kinder von ihrer Mutter denken, wenn dieses Behördenauto ankommt, um sie zu überprüfen?› sagt sie. ‹Die Bürokratie, der Staat, all das macht mich ganz krank. Ich habe ihnen gesagt, sie hätten das Baby gerettet, sie könnten es auch behalten. Wenn sie das Baby aber in ein Heim stecken, müssen wir zweihundert Dollar im Monat zahlen. Mein Mann hat gerade seinen Drugstore verloren, und jetzt kommen wir nur so eben über die Runden.› Paul Obernauer, der in einem Drugstore angestellt ist, und seine Frau haben seit der Geburt des Kindes stürmische Monate überstehen müssen. In ihrer Angst und Verwirrung haben sie sich gegenseitig die Schuld wegen des Kindes gegeben und ernstlich an Scheidung gedacht.

Während Phyllis ihre Geschichte erzählt, liegt das Baby in ihren Armen, und sein Kopf baumelt schwach von einer Seite auf die andere, die Zunge zielt nach der Brust der Mutter. Wenn die Kleine röchelnd einatmet, bilden sich auf ihrer Brust zwei konkave Stellen.

Phyllis blickt auf ihr Baby hinunter, und ihre Stimme wird leise. ‹Ich habe schon daran gedacht, sie selbst zu töten. Eines Tages war ich kurz davor, ihr ein Kissen auf den Kopf zu drücken. Glücklicherweise habe ich wunderbare Nachbarn. Wenn es besonders schlimm wird, kommt immer jemand und leistet mir Gesellschaft.›

Vor kurzem empfahl ein Arzt ein neues muskelstärkendes Präparat, mit dem man noch experimentiere und das dem Kind vielleicht helfen könnte. Phyllis weigerte sich jedoch, es auszuprobieren. ‹Ich werde für das Kind nicht mehr tun, als es sauberhalten und füttern und kleiden. Wir denken nicht daran, wie es in einem Jahr oder auch nur in einem Monat sein wird. In gewissem Sinne sitze ich zu Hause und warte darauf, daß das Kind stirbt. Wenn sie Lungenentzündung kriegt, glaube ich nicht, daß ich sie so schnell wie möglich ins Krankenhaus bringe. Doch mit jedem Tag, der vergeht, läßt sich das schwerer sagen. Die Entscheidung, ein Kind wie dieses sterben zu lassen, muß gefällt – und respektiert – werden, bevor es zu einer gefühlsmäßigen Bindung kommt. Aber ich sage immer noch, wenn es einen Ort gäbe, wohin ich dieses Kind heute bringen könnte und wo man es für immer einschläfern würde – ich würde es tun.›»

Joseph Fletcher, Experte für ethische Probleme der Medizin, erklärte: «In den ethischen Gesetzen, die absolut und nach dem göttlichen Recht sind, unterliegen Dinge wie die Euthanasie nie der verantwortungsbewußten Entscheidung und Wahl (das heißt, sie sind dem Forum des Gewissens und der Moral entzogen); in der Situationsethik sind jedoch alle Dinge (einschließlich Geburt und Tod) der verantwortungsbewußten Entscheidung unterworfen. Was nicht im Bereich der Entscheidung liegt, ist unmoralisch und amoralisch, jenseits des Bereichs ethischer Probleme. Und weil wir menschliche Wesen sind, gibt es bei allen endlichen Berechnungen unweigerlich einen gewissen Fehlerspielraum; wenn man diese traurige Tatsache, die für alles menschliche Handeln gilt, aber als Argument gegen einige der Dinge benutzt, die wir tun *müssen*, ist man ebenso feige, als würde man auf ein Wunder warten. Ebenso ist die Furcht vor einem nazi-ähnlichen Mißbrauch der Euthanasie, um ‹Unerwünschte› zu töten, eine reaktionäre Angst vor Neuerungen und vergrößerten Kontrollbefugnissen, weil man diese nicht nur zum Guten, sondern auch zum Bösen benutzen könnte. Auf welche Fortschritte ließe sich dieser Einwand der Obstruktionisten nicht anwenden, was würden wir nicht alles verlieren, wenn wir ihn durch die Bank gelten ließen?»

Ich war sprachlos, als ich in Mary Lous beiden letzten Tagen Zeuge wurde, wie zäh der menschliche Körper sein kann. Hätte ich es nicht Stunde für Stunde miterlebt, ich würde es niemals glauben. Tagelang hatte sie nichts Festes mehr zu sich genommen, und nun, seit drei Tagen, in denen sie meist im Delirium lag, erbrach sie ungefähr alle sechzig Sekunden winzige Mengen. Trotzdem schaffte sie es noch nicht, zu sterben; all ihre Bemühungen blieben vergeblich. «Es kann noch wochenlang so weitergehen», sagte Mildred. Solange sie konnte, trank sie noch kleine Schlucke Milch, dann konnte sie nur noch zerstoßenes Eis nehmen, und zuletzt bestand ihre einzige Flüssigkeit aus Glyzerin mit Zitronensaft, den wir ihr in regelmäßigen Abständen auf die papiernen Lippen strichen.

Einmal, als ich in die Stadt mußte, küßte ich sie auf die Stirn und die eingefallenen Wangen – zum letztenmal? – und sagte ihr, daß ich sie liebte, und angestrengt flüsterte sie die letzten Worte, die ich je von ihr hörte: «Ich liebe dich auch.» Am nächsten Tag blieb sie uns allen entrückt – außer Pete, den sie kurz erkannte und stumm umarmte.

An jenem letzten Sonntagabend, als Mrs. Padilla um elf Uhr ihren Dienst antrat, zögerte ich, das Krankenhaus zu verlassen. Am Ende ihrer Schicht hatte Marie Wood noch kurz vorbeigeschaut; ich fand sie auffallend feierlich und bat sie um Rat, ob ich bleiben oder Mary Lou mit Mrs. Padilla allein lassen sollte. Marie zauderte, und heute weiß ich, daß sie sicher die Anweisung hatte, derartigen Fragen aus dem Weg zu gehen. Sie sagte nur: «Ich finde, ihre Fingernägel sind noch ein bißchen blauer als vorhin.» Damals wußte ich noch nicht, was das bedeutet.

Einige Tage lang hatte Mary Lou nichts Verständliches mehr gesagt. Man konnte nicht behaupten, sie phantasiere; sie redete einfach von Zeit zu Zeit, ruhig und ohne jede Erregung, über die persönlichen Dinge, die in ihrem Gehirn vorgingen. Am Anfang dieser Periode stellte sie mir und den anderen im Zimmer unzusammenhängende Fragen, so daß man zu geduldigen und allgemeinen Erklärungen greifen mußte, da sie auf einer Antwort bestand. Als ich dabei einmal versuchte, eine Frage mit der Versicherung zu beantworten, ja, ja, ich sei völlig ihrer Meinung, zeigte sie einen letzten kurzen Verstandesblitz. Sie sah mich mit mildem Tadel an und sagte spitz: «Also, für *mich* hat es Sinn.»

Nachdem sie jeden Kontakt und alle Kommunikation mit anderen abgebrochen hatte, versank sie in einem tiefen Schlafzustand, der nur gelegentlich durch Stöhnen unterbrochen wurde. Wenn ihre Atmungswege durch Schleim blockiert wurden, saugte man ihn mit einer Pumpe und einem durch die Nase in die Kehle gesteckten Plastikschlauch heraus. Wenn sie lauter stöhnte und anfing, sich schwach herumzuwerfen, bekam sie Morphium. Sie bekam es jetzt ‹p.r.n.›, also ‹pro re nata› – sooft die Anzeichen vermuten ließen, daß sie es brauchte.

Zwei Freunde von Mary Lou, die Gelbs, veranstalteten Sonntags meist Kammermusikabende bei sich, wobei Joe Geige und Anna Klavier spielte, während verschiedene Freunde und Bekannte die Instrumente spielten, die sie gerade mitgebracht hatten. So konnte man nicht nur Sonaten und Trios, sondern auch Quartette und manchmal sogar Quintette spielen. Besonders an jenem Sonntag hatte Anna mich gebeten, zu kommen, und als Mrs. Padilla ihren Dienst antrat, beschloß ich, der Einladung Folge zu leisten, vergaß aber nicht, die Telefonnummer der Gelbs im Schwesternzimmer zu hinterlassen.

Kurz nach Mitternacht waren außer Abe Chávez und mir schon alle Gäste gegangen, und wir standen gerade auf, um uns zu verabschieden, als das Telefon klingelte. Unter normalen Umständen pflegen die Telefone von El Paso nicht nach Mitternacht zu klingeln, und wir wußten alle, wer verlangt werden würde. Anna nahm ab, sagte feierlich: «Ja, er ist hier», und reichte mir den Hörer.

Die Oberschwester sagte: «Ich habe gerade versucht, Mr. Petrello zu Hause zu erreichen, aber er nimmt nicht ab.»

«Wenn er richtig schläft», sagte ich, «kann das Telefon ihn nicht wecken. Kann ich etwas für Sie tun?»

«Ich glaube, es ist besser, wenn Mr. Petrello sofort ins Krankenhaus kommt.»

Ich versuchte, schnell zu denken. «Ich brauche ungefähr fünf

Tag des Endes – Aus dem Pflegeprotokoll:

0.30 Uhr Pat. hat offenbar aufgehört zu atmen. Oberarzt benachrichtigt. Dr. & Verwandte durch Oberarzt benachrichtigt. Verwandte hier. 2.25 Uhr Dr. Fushille wegen Augeneingriff vom Tod d. Spenderin benachrichtigt. 2.45 Uhr In OP. 3.15 Uhr vom OP zurück. 4 Uhr Leiche von Kaster & Maxon abgeholt.
Aus den Notizen des Arztes: *Starb um 0.30 Uhr.*

Minuten, um hinzufahren und ihn zu wecken. Können Sie schätzen, wieviel Zeit sie noch hat?»

«Mrs. Petrello ist vor wenigen Minuten verschieden.»

Als Pete und ich im Krankenhaus eintrafen, war Mrs. Padilla schon nach Hause gegangen, hatte aber einen Zettel dagelassen: «Ich habe eine von ihren Blumen zur Erinnerung mitgenommen.» Am nächsten Tag rief ich sie an, um zu hören, wie es gewesen war. Eine halbe Stunde nach Mitternacht hatte Mary Lou sich zum erstenmal seit Stunden wieder bewegt, die Augen ganz weit geöffnet, die Arme nach oben ausgebreitet, erschöpft geseufzt, und endlich, endlich, acht lange Wochen und einen Tag nach der Operation, die sie nicht gewollt hatte, brachte sie es fertig, zu sterben.

Nach dem statistischen Durchschnitt starben an jenem Tag 819 andere Amerikaner an Krebs, um nur eine der tödlichen Krankheiten herauszugreifen.

Im Krankenhaus erledigte Pete die notwendigen Formalitäten; ich saß nur herum. Die Oberschwester hatte Mary Lou bereits für tot erklärt. Noch bevor wir gingen, kamen sie, um den Leichnam fortzurollen und für die Operation vorzubereiten, weil sie die Hornhäute so schnell wie möglich herausnehmen wollten.

Wieder in Mary Lous und Petes Haus, jetzt nur noch Petes Haus, waren wir die ganze Nacht damit beschäftigt, Telegramme zu verschicken. Wir hielten uns mit Kaffee wach, dem wir gelegentlich Whisky zusetzten. Dann wurde es Zeit, daß ich über den Berg fahren mußte, um meinen früh aufstehenden Eltern die Nachricht zu überbringen. Als ich ihnen sagte, daß Mary Lou tot war, fielen sie sich nicht etwa in die Arme, um sich gegenseitig zu trösten, sondern gingen in entgegengesetzte Ecken des Wohnzimmers. Sobald meine weinende Mutter wieder sprechen konnte, benutzte sie die Nachricht als Waffe, um sich – und nicht nur sich – zu strafen.

«Warst du bei ihr?»

«Nein.»

Sie schluchzte wieder und lauter. «Sie hätte nie einen von uns allein gelassen!» Dahinter hörte und verstand ich die angstvolle Frage meiner 75jährigen Mutter, wer ihre Hand halten würde, wenn ihre Zeit käme.

Millard S. Everett schrieb 1954 in *Ideals of Life*: «Nach meiner persönlichen Meinung – die niemand mit mir zu teilen braucht – wird später einmal, wenn die öffentliche Meinung dafür bereit ist, kein Kind mehr in die Gesellschaft der Lebenden aufgenommen werden, das mit Sicherheit unter irgendwelchen sozialen Handikaps leiden würde – das beispielsweise einen körperlichen oder geistigen Defekt hat, der eine Ehe verhindert, oder andere Menschen nur aus Mitleid dazu bringt, seine Gesellschaft zu ertragen... In der allerersten Kindheit ist das Leben der Nicht-Existenz sehr nahe, und die Aufnahme eines Kindes in unsere Gesellschaft ist fast wie eine Aufnahme von der potentiellen in die tatsächliche Existenz. Unter diesem Gesichtspunkt sollte nur normales Leben akzeptiert werden.»

Selbst unter den aktiven Förderern der englischen und amerikanischen Euthanasiegesellschaft würde Everetts radikale Position wahrscheinlich kaum Unterstützung finden. Solange das Gehirn lebt, hat auch ein mißgestaltetes Kind noch die Möglichkeit, Freude am Leben zu spüren, und so geht es in der Tat vielen, wie jeder weiß, der einmal eine der Stationen für diese Kinder besucht hat. Solche Pflegestationen gibt es in fast jedem großen psychiatrischen Krankenhaus. Ich würde Everett nur in den Fällen zustimmen, wo die Messung mit dem Elektroenzephalographen ergeben hat, daß das Gehirn nicht mehr lebt. Solange geschädigte Kinder zur Welt kommen, werden jene hingebungsvollen, sich aufopfernden Freiwilligen fern der Öffentlichkeit fortfahren, sie in einem Leben zu pflegen, das von der Natur ohne jede menschliche Eingriffe gewöhnlich schon nach kurzer Zeit beendet wird.

Joseph Fletcher geht zwar nicht so weit wie Everett, bezieht aber ebenfalls einen recht militanten Standpunkt, und zwar nicht nur zugunsten der passiven, sondern auch der aktiven Euthanasie. Passive Euthanasie, sagt er ungeduldig, «ist in Wirklichkeit Dys-Thanasie und keine Euthanasie; sie ist kein guter, barmherziger und schneller Tod, sondern ein schlimmer, häßlicher und verlängerter Tod. Hier tut man moralisch und gestattet wohl oder übel, daß das Sterben sich dahinschleppt; dort verkürzt man es durch eine echte moralische Entscheidung.» Er erklärt weiter: «Es gibt keinen Grund zur Reue, obgleich es gewiß Grund zur Trauer gibt. Schuldgefühle wegen der Entscheidung, einen Fall von Idiotismus zu beenden, wären falsche Schuldgefühle und wahrscheinlich eine unbewußte Form von seelischem Masochismus.»

Dann schildert Fletcher den Fall eines Vaters, dessen mongoloides Kind so lange lebte, bis es durch natürliche Ursachen getötet wurde. Der Vater bat stellvertretend für «Millionen von unschuldigen und unglücklichen Menschen um *direkte* Euthanasie. Ich möchte fast sagen, um ‹ehrliche› oder ‹eindeutige› Euthanasie. Er sagte, es sei unaufrichtig oder heuchlerisch, das Ziel zu wollen, ohne die Mittel zu wollen. Ich stimme ihm zu. Absolute Tabus mit der dahinterstehenden Lebensmystik machen die Freiheit des Menschen zur Farce.»

Doch Fletcher stellt ebenfalls klar, daß er in bestimmten, seltenen Fällen nicht nur aktive, also *Zwangseuthanasie*, sondern auch strenge Kontrolle befürwortet. «Es ist völlig unlogisch», sagt er, «in den entgegengesetzten Irrtum zu verfallen und absurderweise darauf zu bestehen, die Euthanasie sei in allen Fällen von körperlichen und geistigen Fällen das Richtige. Das wäre einfach ein umgekehrter Legalismus. Im Gegenteil, es spricht sehr viel für die medizinische Unterscheidung von verschiedenen Graden des Schwachsinns von der Debilität über die Imbezillität bis zur Idiotie.»

Professor O. Ruth Russell befürwortet nur die freiwillige Euthanasie und sagt: «Wir müssen dafür sorgen, daß das Gesetz zwischen einem barmherzigen Akt und einem böswilligen Akt unterscheidet. Sollten neue Gesetze nicht dem qualifizierten Arzt erlauben, die Bitte eines Patienten um Beendigung des Lebens unter der Voraussetzung zu erfüllen, daß es in Übereinstimmung mit den gesetzlichen Sicherheitsvorkehrungen geschieht, die nicht nur das Recht des Menschen auf Leben, sondern auch das Recht des Menschen auf Sterben schützen? Manche Ärzte geben heute zu, daß sie geltende

Gesetze brechen, um diesen Wunsch zu erfüllen. Viele dagegen wollen das Gesetz nicht brechen und eine Mordanklage riskieren. Das gilt besonders dann, wenn der Patient in einem Krankenhaus liegt, wo man die Tat entdecken und bekanntmachen könnte.

Das Thema Euthanasie ist immer noch tabu. Wir müssen aber endlich begreifen, daß der Tod nicht immer ein Feind ist, den es mit allen der modernen Wissenschaft bekannten Mitteln zu bekämpfen gilt, und daß die Erlaubnis, einen unheilbar Leidenden den Gnadentod wählen zu lassen, keinen größeren Eingriff in die göttlichen Rechte darstellt als die Verzögerung des Todes durch spektakuläre Methoden wie Herztransplantationen. Wir müssen sogar begreifen, daß es in erster Linie Aufgabe der Ärzteschaft ist, den Todeszeitpunkt nicht allein Gott zu überlassen. Und was das Argument von der Heiligkeit des Lebens betrifft, so sollte eine Gesellschaft, die junge Männer, denen noch viel am Leben liegt, zum Tod im Krieg verurteilt, wohl auch einem alten Menschen, der sterben will, den Tod gestatten.»

Als ich Pete fragte, ob ich mit dem Bestattungsunternehmer verhandeln sollte, schien er erleichtert. «Ich kann es nicht», sagte er. Er nannte mir das Unternehmen, an das ich mich wenden sollte, weil der Direktor mit ihm im Lion's Club war und sich «Mühe geben» würde. Nachdem ich an jenem Sonntagmorgen mehrere Stunden bei meinen Eltern in ihrem Haus gewesen war, rief ich Ben Mason an und sagte: «Ich brauche dich heute morgen.» Ben veranlaßte Frank McKnight, einen anderen alten Freund und Klassenkameraden von uns, die Sonntagsschulklasse zu übernehmen, die er gewöhnlich unterrichtete, und begleitete mich, um Mary Lous Zimmer im Krankenhaus zu räumen und zum Beerdigungsunternehmer zu gehen. Myrtle Ball, eine von Mary Lous ältesten Freundinnen, erfuhr vom Tod meiner Schwester, als sie an diesem Vormittag – wie so viele Male zuvor – ins Krankenhaus kam und die Tür des Zimmers vorsichtig einen Spalt weit öffnete. Sie mußte entdecken, daß der Raum über Nacht leer geworden war.

Petes Clubkamerad behandelte mich, wie er wahrscheinlich alle seine anderen wehrlosen Kunden behandelte. Er sprach sanft und mit beinahe unwiderstehlichem Timbre, um mich in seinem indirekt beleuchteten, klimatisierten und fensterlosen scheußlichen Büro davon zu überzeugen, ich müsse einfach die kostspieligste Beerdigung bestellen, die sein Institut zu bieten hatte («im Preis für den Sarg ist alles andere inbegriffen»). Selbst als ich Mary Lous Anweisungen befolgt und außer einer flachen Kiste aus Kiefernholz für den Transport nur den billigsten Sarg bestellt hatte, den es gab, ließ er nicht locker. Diesmal schlug er eine Art Metallhülle für den Sarg vor, damit «er nicht von oben feucht wird und dort zuerst zerbricht». In meinem angeschlagenen Zustand tat seine suggestive Ausdrucksweise ihre Wirkung, und ich gab nach. Erst später fiel mir ein, daß eine solche Metallhülle im knochentrockenen Wüstensand von El Paso völlig sinnlos war.

Weitere unerwartete kommerzielle Gesichtspunkte ergaben sich, als ich die *El Paso Times* anrief, um eine Todesanzeige aufzugeben. Mary Lou hatte sich gewünscht, statt Blumen zu kaufen, sollten die Trauergäste für die amerikanische Krebsstiftung spenden. Das Mädchen am Telefon sagte, der Verleger habe solche direkten Aufforderungen verboten. Als ich hartnäckig blieb und wiederholt um eine Erklärung bat, sagte sie mir schließlich mit gesenkter Stimme, die Blumenhändler von El Paso hätten mit einem Anzeigenboykott gedroht, wenn die Zeitung derartige Aufforderungen abdruckte. Die Annonce bekam dann den unverbindlichen Zusatz: «Spenden können an die amerikanische Krebsstiftung gerichtet werden.»

Als meine Mutter nach den Vereinbarungen mit dem Bestattungsunternehmer fragte, berichtete ich ihr davon, und sie weinte lange, bevor sie mir durch ein paar bruchstückhafte Bemerkungen zu verstehen gab, sie habe Angst davor, was «die Leute» sagen würden, wenn sie sähen, daß Mary Lou «in einem zu billigen Sarg» beerdigt würde. Ich erzählte ihr, was mir Ben auf dem Weg ins Bestattungsinstitut gesagt hatte: um die Leute von sinnlosem Beerdigungspomp abzuschrecken, hatte Bill Burroughs für seine Kirche ein großes Sargtuch aus purpurrotem Satin gekauft, das vorn mit einem Kreuz bestickt war; dieses Tuch wurde erst dann entfernt, wenn der Sarg ins Grab sank, so daß die Leute den Sarg selbst überhaupt nicht sehen konnten. Meine Mutter lauschte, hörte auf zu weinen und sagte mit hörbarer Erleichterung: «Mein Junge, das ist das Schönste, was ich je gehört habe!»

Nach Mary Lous Tod brachte die *El Paso Times* einen anonymen, ungewöhnlich einfühlsamen Artikel – der, wie ich erst später erfuhr, von einem als Volontär bei der Zeitung arbeitenden Journalismus-Studenten geschrieben worden war. Unter der Überschrift *Frau aus El Paso spendet Augen für Kranken* schrieb er:

«Ein Patient in Birmingham, Alabama, erhielt am Sonntagabend eine erfolgreiche Hornhauttransplantation. Die Operation wurde durch die Augenspende einer Sterbenden aus El Paso an die West Texas Lion's Eye Bank und durch eine Reihe freiwilliger Helfer ermöglicht.

Die Spenderin wußte, daß sie sterben würde, und wollte einem anderen Menschen das Augenlicht schenken, erklärte Dan Patton, Präsident der Augenbank, am Sonntag.

‹Einer der letzten Gedanken der Frau war die Spende›, sagte er. ‹Es war ihr fester Wille.›

Die Hornhäute der Frau wurden unmittelbar nach dem Tod operativ entfernt. Dann begann die Suche nach einem geeigneten Empfänger. In El Paso gab es zwar Transplantationsfälle, aber keiner der Betreffenden war für den Eingriff bereit.

Amateurfunker verbreiteten die Nachricht, und man stellte fest, daß es in Birmingham einen Patienten gab, der innerhalb kurzer Zeit für die Operation vorbereitet werden konnte.

Die Hornhäute wurden mit einem Linienflugzeug nach Dallas und von dort nach Birmingham gebracht.

Der Patient aus Alabama wurde Sonntag zwischen 17 und 18 Uhr operiert. Die Ärzte erklärten, die Transplantation sei bis jetzt erfolgreich verlaufen.

Patton sagte, die Zusammenarbeit der Ärzte aus El Paso, der Amateurfunker, der Leute, die den Transport vorbereitet und durchgeführt hätten, und der Ärzte aus Birmingham hätten die Operation zum Erfolg gemacht. Den größten Beitrag habe jedoch die barmherzige Frau aus El Paso geleistet, die noch im Tode daran dachte, anderen Menschen etwas zu geben.»

For the beauty of the earth,
For the beauty of the skies,
For the love which from our birth
Over and around us lies,

For the wonder of each hour
Of the day and of the night,
Hill and vale, and tree and flower,
Sun and moon, and stars of light,

For the joy of ear and eye,
For the heart and mind's delight,
For the mystic harmony
Linking sense to sound and sight,

For the joy of human love,
Brother, sister, parent, child,
Friends on earth, and friends above,
For all gentle thoughts and mild,

For Thy Church that evermore
Lifteth holy hands above,
Offering up on every shore
Her pure sacrifice of love,

Lord of all, to Thee we raise
This our hymn of grateful praise.

Folliott S. Pierpoint, 1864

Für die Schönheit unserer Erde,
Für die Schönheit unserer Himmel,
Für die Liebe, die uns von Geburt an
Überall umgibt,

Für das Wunder jeder Stunde
Unserer Tage und unserer Nächte,
Für Täler, Hügel, Blumen, Bäume,
Sonne und Mond und Sternenlichter,

Für die Freude von Ohr und Auge,
Die Herzen und Verstand erquickt,
Für die höchste Harmonie,
Die Klang und Anblick uns vereint,

Für die Freude menschlicher Liebe,
Bruder, Schwester, Eltern, Kind,
Freunde auf Erden und Freunde im Himmel,
Für alle zarten und edlen Gedanken,

Für Deine Kirche, die für immer
Uns mit heiligen Händen schützt,
Uns an jedem Ufer opfert
Ihr Geschenk der reinen Liebe,

Unser Herr, dir singen wir
Diese Hymne voll Lob und Preis.

Mary Lous Sarg wurde von alten Freunden getragen, doch es beteiligten sich auch ein paar neuere, wie Dr. Ray, der College-Präsident. Er veranlaßte, daß die Collegeflagge auf halbmast gesetzt wurde.

Nur die US-Army sorgte für eine störende Note. Pete, mit Leib und Seele Oberstleutnant der Reserve, hatte den Armeefriedhof in Fort Bliss vorgeschlagen, als Mary Lou auf die Sache zu sprechen kam, und sie hatte zugestimmt. Dieser Friedhof ist von einer gewissen feierlichen Strenge, da es nur einfache, uniforme weiße Grabsteine gibt und alle Toten ohne Rücksicht auf ihren irdischen Rang vollkommen gleich beerdigt werden. Um Platz zu sparen, bestattet die Armee Männer und Ehefrauen im selben Grab, wobei die Särge aufeinandergestellt werden. Als ich dem zuständigen Beamten von der Armee Mary Lous Wunsch wegen der Grabinschrift mitteilte, fielen meine Worte auf taube Ohren. «Wir gravieren den Stein nach dem Totenschein, und der Totenschein wird nach der Geburtsurkunde ausgestellt.» Ich versuchte ihm zu erklären, daß Mary Lou einen ganz bestimmten Wunsch geäußert hatte und daß sie ihren typischen Südstaaten-Doppelnamen noch nie hatte ausstehen können. «Befehl», hörte ich, «ist Befehl.» Und so gravierte die Armee mit ihrer gewohnten humanitären Flexibilität den Namen, den Mary Lou so gehaßt hatte, für alle Ewigkeit auf ihren Grabstein: MARY LOUISE.

In my end is my beginning
T. S. Eliot

Nach Mary Lous Tod erwiesen viele, viele Menschen uns allen viele Freundlichkeiten. Die Geste, die mich irgendwie am meisten berührte, die mir sogar unvermittelt Tränen in die Augen trieb, ging mir wahrscheinlich deshalb so zu Herzen, weil sie so unerwartet war und mich so völlig überraschte.

Am Morgen nach Mary Lous Beerdigung mußte ich aus irgendeinem Grund, an den ich mich nicht mehr erinnern kann, in den Postraum des College gehen – vielleicht trieb mich auch nur etwas dazu, ihn noch einmal zu sehen. Dort auf dem Tischchen am Fenster stand wie so oft zu Lebzeiten von Mary Lou in einer kleinen Vase ein Strauß frischer, bunter, österlicher Gartenblumen, ein strahlendes, sprühendes Frühlingssymbol für Auferstehung und Wiedergeburt, für das wundersame, freudevolle, fortdauernde, unvergängliche Wesen des Lebendigen, des Lebens. Später erzählte mir jemand, Dorothy Ann Leach, die Frau des Dekans für englische Literatur, habe sie dorthin gestellt. Das Ehepaar Leach war eng mit Mary Lou und Pete befreundet. Auf eine kleine weiße Karte, die neben den Blumen auf dem Tisch lag, hatte Dorothy Ann die Worte geschrieben: «An schönen Tagen wie heute stellte Mary Lou immer Blumen aus ihrem Garten auf diesen Tisch. Diese Blumen sind für Mary Lou.»

Und dieses Buch auch.

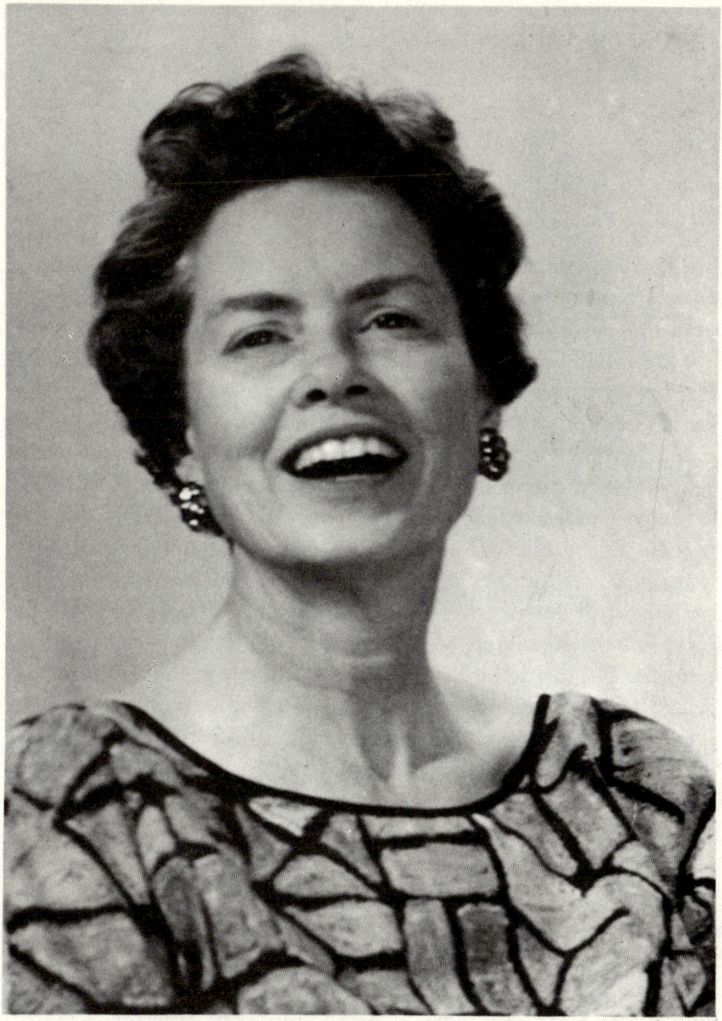

Das letzte Bild,
aufgenommen wenige Wochen vor der Krankenhauseinlieferung

Nachwort

Die Einstellungen ändern sich. Sie haben sich in der Vergangenheit geändert, sie ändern sich heute, und sie werden sich auch in Zukunft ändern. Auch die Einstellungen zur Euthanasie werden sich ändern. Die katholische Kirche zum Beispiel hat die Anwendung der Narkose bei operativen Eingriffen und bei der Geburt lange Zeit verboten, bis sie endlich ihren Standpunkt änderte, und Menschen, die erst jetzt erfahren, wie der Vatikan früher über Narkose dachte, werden sicher entsetzt sein. Aber wie Paulus an die Korinther schrieb (2. Kor. 15. 26): «Der letzte Feind, der aufgehoben wird, ist der Tod.»

T. D. Eliot erklärte in *Social Forces*, es bestehe ein großes Bedürfnis nach Überwindung der Todestabus, und wie unsere Gesellschaft – so schrieb er bereits 1930 voller Optimismus – die Tabus gegen die Sexualität besiegt habe, werde sie auch die Tabus gegen den Tod besiegen. Der britische Psychiater Eliot Slater erklärte: «Man hat gesagt, wie die Leute am Anfang des Jahrhunderts nur Böses über Sexualität dachten, bis Freud ein bißchen Licht in eine dunkle Schieblade fallen ließ, so herrsche heute die gleiche Einstellung zum Tod.» Der englische Anthropologe Geoffrey Gorer ist der Meinung, der Tod sei in gewissem Sinn für uns etwas ebenso Unaussprechliches geworden wie die Sexualität für die Viktorianer. Er weist darauf hin, daß die meisten protestantischen Länder im neunzehnten Jahrhundert allem Anschein nach dem paulinischen Glauben von der Sündhaftigkeit des Körpers und der Gewißheit eines Lebens nach dem Tode anhingen. Als diese Glaubenssätze im zwanzigsten Jahrhundert immer mehr von ihrer Überzeugungskraft verloren, schienen die Menschen entsprechend immer weniger gewillt, über den natürlichen Tod und den Zerfall der leiblichen Hülle zu reden. «Meiner Ansicht nach», schrieb Prof. R. A. Kalish in diesem Zusammenhang, «ist es eine außerordentliche Hilfe, wenn man über den Sterbeprozeß lesen, nachdenken oder reden kann. Viele von uns sind stolz auf die Fähigkeit, daß sie über Sex reden können, ohne zu erröten, ohne Euphemismen zu gebrauchen und ohne unnötig direkt zu werden, und ebenso werden wir uns eines Tages mit dem Thema des Todes anfreunden.»

Zukunftsperspektiven stärken den Geist und verjüngen die Phantasie. Das Verdrängte drängt ans Licht. Um das Leben in seiner Ganzheit zu ergreifen, müssen wir das Sterben begreifen – unser eigenes Sterben. «Die Beziehung zwischen erwachsener Integrität und kindlichem Vertrauen», sagt Erik H. Erikson, «läßt sich vielleicht neu in den Griff bekommen, wenn man begreift, daß gesunde Kinder keine Angst vor dem Leben haben werden, sobald die Älteren Integrität genug besitzen, keine Angst vor dem Tod zu haben.»

In den *Aufzeichnungen des Malte Laurids Brigge* aus dem Jahre 1910 beschwört Rainer Maria Rilke das gewaltige Sterben des Patriarchen in feudaler Vergangenheit: «Wenn ich nach Hause denke, wo nun niemand mehr ist, dann glaube ich, das muß früher anders gewesen sein. Früher wußte man (oder vielleicht man ahnte es), daß man den Tod in sich hatte wie die Frucht den Kern. Die Kinder hatten einen kleinen in sich und die Erwachsenen einen großen. Die Frauen hatten ihn im Schooß und die Männer in der Brust. Den hatte man, und das gab einem eine eigentümliche Würde und einen stillen Stolz.

Meinem Großvater noch, dem alten Kammerherrn Brigge, sah man es an, daß er einen Tod in sich trug. Und was war das für einer: zwei Monate lang und so laut, daß man ihn hörte bis aufs Vorwerk hinaus.

Das lange, alte Herrenhaus war zu klein für diesen Tod, es schien, als müßte man Flügel anbauen, denn der Körper des Kammerherrn wurde immer größer, und er wollte fortwährend aus einem Raum in den anderen getragen sein und geriet in fürchterlichen Zorn, wenn der Tag noch nicht zu Ende war und es gab kein Zimmer mehr, in dem er nicht schon gelegen hatte. Dann ging es mit dem ganzen Zuge von Dienern, Jungfern und Hunden, die er immer um sich hatte, die Treppe hinauf und, unter Vorantritt des Haushofmeisters, in seiner hochseligen Mutter Sterbezimmer, das ganz in dem Zustande, in dem sie es vor dreiundzwanzig Jahren verlassen hatte, erhalten worden war und das sonst nie jemand betreten durfte. Jetzt brach die ganze Meute dort ein. Die Vorhänge wurden zurückgezogen, und das robuste Licht eines Sommernachmittags untersuchte alle die scheuen, erschrockenen Gegenstände und drehte sich ungeschickt um in den aufgerissenen Spiegeln. Und die Leute machten es ebenso. Es gab da Zofen, die vor Neugierde nicht wußten, wo ihre Hände sich gerade aufhielten, junge Bediente, die alles anglotzten, und ältere Dienstleute, die herumgingen und sich zu erinnern suchten, was man ihnen von diesem verschlossenen Zimmer, in dem sie sich nun glücklich befanden, alles erzählt hatte.

Vor allem aber schien den Hunden der Aufenthalt in einem Raum, wo alle Dinge rochen, ungemein anregend. Die großen, schmalen russischen Windhunde liefen beschäftigt hinter den Lehnstühlen hin und her, durchquerten in langem Tanzschritt mit wiegender Bewegung das Gemach, hoben sich wie Wappenhunde auf und schauten, die schmalen Pfoten auf das weißgoldene Fensterbrett gestützt, mit spitzem, gespanntem Gesicht und zurückgezogener Stirn nach rechts und nach links in den Hof. Kleine, handschuhgelbe Dachshunde saßen, mit Gesichtern, als wäre alles in Ordnung, in dem breiten, seidenen Polstersessel am Fenster, und ein stichelhaariger, mürrisch aussehender Hühnerhund rieb seinen Rücken an der Kante eines goldbeinigen Tisches, auf dessen gemalter Platte die Sèvrestassen zitterten.

Ja, es war für diese geistesabwesenden, verschlafenen Dinge eine schreckliche Zeit. Es passierte, daß aus Büchern, die irgend eine hastige Hand ungeschickt geöffnet hatte, Rosenblätter heraustaumelten, die zertreten wurden; kleine, schwächliche Gegenstände wurden ergriffen und, nachdem sie sofort zerbrochen waren, schnell wieder hingelegt, manches Verbogene auch unter Vorhänge gesteckt oder gar hinter das goldene Netz des Kamingitters geworfen. Und von Zeit zu Zeit fiel etwas, fiel verhüllt auf Teppich, fiel hell auf das harte Parkett, aber es zerschlug da und dort, zersprang scharf oder brach fast lautlos auf, denn diese Dinge, verwöhnt wie sie waren, vertrugen keinerlei Fall.

Und wäre es jemandem eingefallen zu fragen, was die Ursache

von alledem sei, was über dieses ängstlich gehütete Zimmer des Untergangs Fülle herabgerufen habe –, so hätte es nur eine Antwort gegeben: der Tod.

Der Tod des Kammerherrn Christoph Detlev Brigge auf Ulsgaard. Denn dieser lag, groß über seine dunkelblaue Uniform hinausquellend, mitten auf dem Fußboden und rührte sich nicht. In seinem großen, fremden, niemandem mehr bekannten Gesicht waren die Augen zugefallen; er sah nicht, was geschah. Man hatte zuerst versucht, ihn auf das Bett zu legen, aber er hatte sich dagegen gewehrt, denn er haßte Betten seit jenen ersten Nächten, in denen seine Krankheit gewachsen war. Auch hatte sich das Bett da oben als zu klein erwiesen, und da war nichts anderes übrig geblieben, als ihn so auf den Teppich zu legen; denn hinunter hatte er nicht gewollt.

Da lag er nun, und man konnte denken, daß er gestorben sei. Die Hunde hatten sich, da es langsam zu dämmern begann, einer nach dem anderen durch die Türspalte gezogen, nur der Harthaarige mit dem mürrischen Gesicht saß bei seinem Herrn, und eine von seinen breiten, zottigen Vorderpfoten lag auf Christoph Detlevs großer, grauer Hand. Auch von der Dienerschaft standen jetzt die meisten draußen in dem weißen Gang, der heller war als das Zimmer; die aber, welche noch drinnen geblieben waren, sahen manchmal heimlich nach dem großen, dunkelnden Haufen in der Mitte, und sie wünschten, daß das nichts mehr wäre als ein großer Anzug über einem verdorbenen Ding.

Aber es war noch etwas. Es war eine Stimme, die Stimme, die noch vor sieben Wochen niemand gekannt hatte: denn es war nicht die Stimme des Kammerherrn. Nicht Christoph Detlev war es, welchem diese Stimme gehörte, es war Christoph Detlevs Tod.

Christoph Detlevs Tod lebte nun schon seit vielen, vielen Tagen auf Ulsgaard und redete mit allen und verlangte. Verlangte, getragen zu werden, verlangte das blaue Zimmer, verlangte den kleinen Salon, verlangte den Saal. Verlangte die Hunde, verlangte, daß man lache, spreche, spiele und still sei und alles zugleich. Verlangte Freunde zu sehen, Frauen und Verstorbene, und verlangte selber zu sterben: verlangte. Verlangte und schrie.

Denn, wenn die Nacht gekommen war und die von den übermüden Dienstleuten, welche nicht Wache hatten, einzuschlafen versuchten, dann schrie Christoph Detlevs Tod, schrie und stöhnte, brüllte so lange und anhaltend, daß die Hunde, die zuerst mitheulten, verstummten und nicht wagten sich hinzulegen und, auf ihren langen, schlanken zitternden Beinen stehend, sich fürchteten. Und wenn sie es durch die weite, silberne, dänische Sommernacht im Dorfe hörten, daß er brüllte, so standen sie auf wie beim Gewitter, kleideten sich an und blieben ohne ein Wort um die Lampe sitzen, bis es vorüber war. Und die Frauen, welche vor dem Niederkommen waren, wurden in die entlegensten Stuben gelegt und in die dichtesten Bettverschläge; aber sie hörten es, als ob es in ihrem eigenen Leibe wäre, und sie flehten, auch aufstehen zu dürfen, und kamen, weiß und weit, und setzten sich zu den andern mit ihren verwischten Gesichtern. Und die Kühe, welche kalbten in dieser Zeit, waren hülflos und verschlossen, und einer riß man die tote Frucht mit allen Eingeweiden aus dem Leibe, als sie gar nicht kommen wollte. Und alle taten ihr Tagwerk schlecht und vergaßen das Heu hereinzubringen, weil sie sich bei Tage ängstigten vor der Nacht und weil sie vom vielen Wachsein und vom erschreckten Aufstehen so ermattet waren, daß sie sich auf nichts besinnen konnten. Und wenn sie am Sonntag in die weiße, friedliche Kirche gingen, so beteten sie, es möge keinen Herrn mehr auf Ulsgaard geben: denn dieser war ein schrecklicher Herr. Und was sie alle dachten und beteten, das sagte der Pfarrer laut von der Kanzel herab, denn auch er hatte keine Nächte mehr und konnte Gott nicht begreifen. Und die Glocke sagte es, die einen furchtbaren Rivalen bekommen hatte, der die ganze Nacht dröhnte und gegen den sie, selbst wenn sie aus allem Metall zu läuten begann, nichts vermochte. Ja, alle sagten es, und es gab einen unter den jungen Leuten, der geträumt hatte, er wäre ins Schloß gegangen und hätte den gnädigen Herrn erschlagen mit seiner Mistforke, und so aufgebracht war man, so zu Ende, so überreizt, daß alle zuhörten, als er seinen Traum erzählte, und ihn, ganz ohne es zu wissen, daraufhin ansahen, ob er solcher Tat wohl gewachsen sei. So fühlte und sprach man in der ganzen Gegend, in der man den Kammerherrn noch vor einigen Wochen geliebt und bedauert hatte. Aber obwohl man so sprach, veränderte sich nichts. Christoph Detlevs Tod, der auf Ulsgaard wohnte, ließ sich nicht drängen. Er war für zehn Wochen gekommen, und die blieb er. Und während dieser Zeit war er mehr

Herr, als Christoph Detlev Brigge es je gewesen war, er war wie ein König, den man den Schrecklichen nennt, später und immer.

Das war nicht der Tod irgendeines Wassersüchtigen, das war der böse, fürstliche Tod, den der Kammerherr sein ganzes Leben lang in sich getragen und aus sich genährt hatte. Alles Übermaß an Stolz, Willen und Herrenkraft, das er selbst in seinen ruhigen Tagen nicht hatte verbrauchen können, war in seinen Tod eingegangen, in den Tod, der nun auf Ulsgaard saß und vergeudete.

Wie hätte der Kammerherr Brigge den angesehen, der von ihm verlangt hätte, er solle einen anderen Tod sterben als diesen. Er starb seinen schweren Tod.»

In schrillem Kontrast zu dieser grandiosen Sterbeszene steht die sarkastische Reflexion Malte Laurids Brigges über das moderne Sterben im Pariser Hôtel-Dieu: «Dieses ausgezeichnete Hôtel ist sehr alt, schon zu König Chlodwigs Zeiten starb man darin in einigen Betten. Jetzt wird in 559 Betten gestorben. Natürlich fabrikmäßig. Bei so enormer Produktion ist der einzelne Tod nicht so gut ausgeführt, aber darauf kommt es auch nicht an. Die Masse macht es. Wer gibt heute noch etwas für einen gut ausgearbeiteten Tod? Niemand. Sogar die Reichen, die es sich doch leisten könnten, ausführlich zu sterben, fangen an, nachlässig und gleichgültig zu werden; der Wunsch, einen eigenen Tod zu haben, wird immer seltener. Eine Weile noch, und er wird ebenso selten sein wie ein eigenes Leben. Gott, das ist alles da. Man kommt, man findet ein Leben, fertig, man hat es nur anzuziehen. Man will gehen oder man ist dazu gezwungen: nun, keine Anstrengung: Violà votre mort, monsieur. Man stirbt, wie es gerade kommt; man stirbt den Tod, der zu der Krankheit gehört, die man hat (denn seit man alle Krankheiten kennt, weiß man auch, daß die verschiedenen letalen Abschlüsse zu den Krankheiten gehören und nicht zu den Menschen; und der Kranke hat sozusagen nichts zu tun).

In den Sanatorien, wo ja so gern und mit so viel Dankbarkeit gegen Ärzte und Schwestern gestorben wird, stirbt man einen von den an der Anstalt angestellten Toden; das wird gerne gesehen. Wenn man aber zu Hause stirbt, ist es natürlich, jenen höflichen Tod der guten Kreise zu wählen, mit dem gleichsam das Begräbnis erster Klasse schon anfängt und die ganze Folge seiner wunderschönen

Gebräuche. Da stehen dann die Armen vor so einem Haus und sehen sich satt. Ihr Tod ist natürlich banal, ohne alle Umstände. Sie sind froh, wenn sie einen finden, der ungefähr paßt. Zu weit darf er sein: man wächst immer noch ein bißchen. Nur wenn er nicht zugeht über der Brust oder würgt, dann hat es seine Not.»

Die Einstellungen ändern sich. Wir beginnen einzusehen, daß der Tod sich nicht totschweigen läßt. Der Wandsbeker Bote Matthias Claudius widmete seine sämtlichen Werke dem *Freund Hain*: «Er soll als Schutzheiliger und Hausgott vorn an der Haustüre des Buches stehen.»

Das ist nicht gemeint als gemütliche Verniedlichung des Todes: «'s soll Leute geben, heißen starke Geister, die sich in ihrem Leben den *Hain* nichts anfechten lassen, und hinter seinem Rücken wohl gar über ihn und seine dünnen Beine spotten. Bin nicht starker Geist; 's läuft mir, die Wahrheit zu sagen, jedesmal kalt übern Rücken.»

Man sagt, eines der schönsten Gedichte deutscher Sprache sei der folgende Vierzeiler von Matthias Claudius.

Der Tod

Ach, es ist so dunkel in des Todes Kammer,
Tönt so traurig, wenn er sich bewegt
Und nun aufhebt seinen schweren Hammer
Und die Stunde schlägt.

Anhang

Freiwillige Euthanasie
Contra und Pro

Vor einigen Jahren arbeitete die Londoner Euthanasia Society Entgegnungen auf diejenigen Einwände aus, die man am häufigsten gegen Euthanasie vorbringt.

CONTRA: *Ein Arzt hat die Pflicht, Leben zu retten und nicht zu vernichten.*

PRO: *Diese Erklärung wird zunächst allgemeine Zustimmung finden, doch bei einiger Überlegung wird man sehen, daß es auch bei dieser Regel Ausnahmen gibt. Sogar die römisch-katholische Kirche hat ... zugestimmt, daß der Arzt die Pflicht hat, das Leiden eines Menschen, dessen Leben qualvoll zu Ende geht, auch dann zu lindern, wenn die dazu benutzten Mittel das Leben verkürzen können.*

Und die Gesetze dieses Landes [d. h. Großbritanniens] und der USA erlauben Abtreibungen, wenn Mediziner der Meinung sind, die Fortsetzung der Schwangerschaft werde das Leben oder die Gesundheit der Mutter gefährden. Auch das Leben eines Kindes darf bei den Wehen oder der Geburt geopfert werden, wenn man es für notwendig erachtet, um das Leben der Mutter zu retten. Ist es da nicht möglich, daß man das Leiden eines Patienten, für dessen Krankheit es keine Heilung gibt, eines Tages ebenfalls als Ausnahme der Regel betrachtet – wenn er selbst um Erlösung bittet und mit den notwendigen Bedingungen einverstanden ist?

CONTRA: *Viele Ärzte hätten zwar nichts dagegen, das Leben eines Patienten zu beenden, der im letzten Stadium einer tödlichen Krankheit furchtbare Schmerzen leidet, wären aber nicht bereit, das Leben in einem früheren Stadium derselben Krankheit zu beenden, selbst wenn der Kranke ernstlich darum bäte.*

PRO: *Ihr Widerstand wäre natürlich sehr verständlich, es scheint aber möglich, daß viele Ärzte das von ihnen Verlangte allmählich immer mehr als Akt der Barmherzigkeit akzeptieren würden, wenn sie wissen, daß die Gesellschaft und das Parlament es ebenso sehen; und wenn sie außerdem von der Zweitstimme des gutachtenden Arztes bestärkt würden.*

CONTRA: *Legalisierte Euthanasie ist heute gar nicht notwendig, weil Schmerzen und Beschwerden mit der Entwicklung so vieler Hypnosemittel, Sedativa, Beruhigungsmedikamente, Analgetika, Narkotika und anästhetischer Mittel gewöhnlich in-*

nerhalb der Toleranzgrenzen gehalten werden können. Man hat mit Recht gesagt: ‹Ein guter Arzt läßt seinen Patienten nicht mit Schmerzen sterben.› Es besteht Anlaß zu der Annahme, daß manche Ärzte tatsächlich Euthanasie nach eigenem Ermessen, streng hinter verschlossenen Türen und ohne jedes Aufheben, praktizieren.

PRO: *Der erste dieser Einwände, wonach heute gar keine Euthanasie notwendig sei, ist vielleicht das wichtigste Problem, das es zu bewältigen gilt – und auch das schwierigste, das man nicht mit wenigen Worten abhandeln kann. Die Menschen sterben unter ganz verschiedenen Bedingungen. Wenige haben das Glück, in Spezialkliniken für tödliche Krankheiten behandelt zu werden, wo man sich in erster Linie darum bemüht, es den Patienten in ihren letzten Lebenstagen ‹einigermaßen bequem› zu machen, statt vergebliche Heilungsversuche zu unternehmen. Die meisten dieser Kliniken sind mit Frauen besetzt, die sich dieser Aufgabe verpflichtet haben, zu einem religiösen Orden gehören und meist ausgebildete Krankenschwestern sind. Die Erfahrung hat gezeigt, daß es einem großen Teil der Patienten (viele davon Krebskranke) in der mitfühlenden und manchmal überraschend heiteren Atmosphäre, die diese Frauen schaffen, möglich ist, relativ beschwerdenfrei und ganz allmählich ‹dahinzuscheiden›, so daß sie dem Tod, wenn er einmal vor der Tür steht, gelassen und ohne Angst ins Auge blicken können. Eine dieser Frauen erklärte: ‹Sie sterben so, wie eine Kerze langsam niederbrennt.› Selbst wenn diese Patienten die Möglichkeit hätten, um Euthanasie zu bitten, würden wahrscheinlich nur sehr wenige von ihnen davon Gebrauch machen.*

Diese Bedingungen sind jedoch außergewöhnlich, weil es nur wenige Sterbekliniken gibt. Die meisten Patienten verbringen ihre letzten Tage entweder zu Hause oder in der Wohnung von Verwandten, oder sie werden in Stationen für chronische Erkrankungen oder in die gemischten Stationen allgemeiner Krankenhäuser eingewiesen. Im ersten Fall hilft die Bezirkskrankenschwester den Patienten (wenn sie nicht wohlhabend sind) ein- oder vielleicht auch zweimal am Tag, so gut sie kann, und ihre Hilfe wird gewöhnlich von Verwandten oder Freunden ergänzt, die zwar gewöhnlich die besten Absichten, aber nicht immer die nötigen Kenntnisse haben. Wenn die Patienten auf der Station eines allgemeinen Krankenhauses sterben, wo es nur allzu oft zuwenig Personal gibt, das sich zudem noch in erster Linie mit den akuten und heilbaren Krankheiten beschäftigen muß, werden die Bedürfnisse der Todkranken ganz zwangsläufig erst an zweiter Stelle berücksichtigt. Unter diesen Bedingungen werden Schmerzen und Beschwerden oft weit unzureichender gelindert als in den guten Sterbekliniken.

Um diese Sache zusammenzufassen: Man hat zweifellos Fortschritte in der Schmerzbekämpfung gemacht, aber der Kampf ist noch längst nicht gewonnen. *Selbst unter den glücklichsten Umständen gibt es noch eine Minderheit, die bis zum Ende leidet. Und körperliche Schmerzen sind nicht das einzige*

Übel, das man besiegen muß. Auch Atemnot bedeutet für viele Menschen wahre Schrecken; unkontrolliertes Erbrechen, Schluckbeschwerden, ein schwärender Tumor mit übelriechendem Ausfluß, Schlaflosigkeit, Entzündungen durch Bettlägerigkeit, Verlust der Verdauungskontrolle, Sehkraftschwund, starke Schwerhörigkeit – all das kann das Lebensende außerordentlich unglücklich machen.

Um die Leiden maximal zu lindern, sollten wir uns um mehr Krankenhausbetten (besonders für die Alten) kümmern und dafür sorgen, daß die Minderheit, der die medizinische Wissenschaft keine Linderung mehr verschaffen kann, das Recht auf eine menschliche Verkürzung ihres Elends erhält, wenn es unerträglich wird.

‹Ein guter Arzt läßt seinen Patienten nicht mit Schmerzen sterben› – sicher, das stimmt im allgemeinen, weil die meisten Ärzte heute nicht zögern, einem Patienten in der letzten Lebensphase alle Narkotika und/oder Sedativa zu geben, die nötig sind, um seine Schmerzwahrnehmung zu betäuben oder ihn in einen halb bewußtlosen Zustand zu versetzen. Wenn das Leben durch solche Maßnahmen auch nur um wenige Stunden verkürzt wird, praktiziert der Arzt im Grunde Euthanasie, wenn auch nicht unbedingt freiwillige Euthanasie.

Vielleicht stimmt es auch, daß manche Ärzte dann und wann das Leben eines Patienten – ob dieser nun darum gebeten hat oder nicht – gezielt und friedlich beenden, wenn sein Zustand eindeutig erkennen läßt, daß sein Weiterleben qualvolle Leiden verursachen würde und daß das ‹natürliche› Ende des Lebens nicht mehr fern ist. Beim heutigen Stand der Gesetze hat der Arzt freie Hand, nach eigenem Ermessen so vorzugehen, ohne Sanktionen befürchten zu müssen. Das bürdet ihm eine schwere Verantwortung auf und bringt ihn unter Umständen in folgendes Dilemma: entweder den erklärten Wunsch eines Patienten barmherzig erfüllen oder seiner Pflicht gegenüber den Gesetzen der Gesellschaft nachkommen.

Das Problem wird besonders schwierig, wenn ein Patient schwer leidet und sein Tod noch nicht so nahe bevorsteht. Nehmen wir einmal den Fall eines Patienten mit inoperablem Rachenkrebs. Monatelang hat er immer stärkere Schluckbeschwerden – auch bei Flüssigkeiten – und starke Schmerzen gehabt. Dann greift der Tumor auf seine Luftröhre und seinen Kehlkopf über, so daß der Kranke kaum noch atmen und sprechen kann. Narkotika können seine Schmerzen nicht eindämmen. Wenn er bei klarem Verstand ist, fleht er darum, man möge ihm das Elend der bevorstehenden schrecklichen Wochen ersparen – schrecklich nicht nur für ihn selbst, sondern auch für die Menschen bei ihm, die mit ihm leiden. Die Einzelheiten variieren zwar ein wenig, doch im Grunde könnte man diese Geschichte alljährlich über viertausend [englische] Patienten erzählen. Weil sie keine Alternative haben, müssen sie bis zum bitteren Ende dahinsiechen. Natürlich haben nur relativ wenige ausdrücklich um Erlösung gebeten. Wir können aber nicht wissen, wie viele es sich insgeheim wünschten.

Es gibt nur sehr wenige Ärzte, die die Verantwortung auf sich nehmen würden, ein Leben unter diesen Bedingungen zu beenden; beim gegenwärtigen Stand der Gesetze wäre das sehr schwierig für sie, ohne eine Anklage wegen Totschlags zu riskieren. Der Arzt könnte zwar freigesprochen werden, wie es in den USA wenigstens einmal geschehen ist, doch seine berufliche Laufbahn wäre in Frage gestellt.

Unter diesen und anderen, ebenso schwierigen, Bedingungen geschieht es zwangsläufig, daß die Linderung, die viele mitleidige Ärzte gern verschaffen würden, zu selten und zu spät verschafft wird. *Um diese Situation zu verbessern, scheinen uns neue Gesetze notwendig.*

CONTRA: *Der Arzt ist durch den Eid des Hippokrates verpflichtet, nicht den Tod eines Patienten herbeizuführen.*

PRO: *Der betreffende Abschnitt lautet: ‹An niemand werde ich ein tödlich wirkendes Gift abgeben, auch dann nicht, wenn man mich darum bittet, ich werde auch keinen solch verwerflichen Rat erteilen . . .› Andere Versionen – von denen es viele gibt – sind noch ungenauer.*

Heute fordern nur noch sehr wenige Universitäten von ihren Medizinstudenten, bei der Promotion den Eid des Hippokrates abzulegen. Viele Mediziner sind noch nicht einmal genau mit seinem Inhalt vertraut.

Seit dem Jahr 400 v. Chr., als der Eid abgefaßt wurde, hat sich die öffentliche Meinung erheblich geändert.

CONTRA: *Wir haben nicht das moralische Recht, den Tod eines Menschen herbeizuführen.*

PRO: *Dieses Urteil basiert gewöhnlich auf einem der drei folgenden Argumente:*

1. Das Sechste Gebot verbietet das Töten.

2. Gott hat die Lebensspanne jedes einzelnen Menschen vorherbestimmt, und es steht uns nicht zu, seinen Willen zu durchkreuzen.

3. Kein Mensch oder keine Gruppe von Menschen ist klug genug, um zu entscheiden, was für ein anderes komplexes menschliches Wesen am besten wäre – den bitteren Weg zu Ende gehen oder an einem früheren Zeitpunkt mit intakten geistigen Fähigkeiten dankbar die Erlösung akzeptieren.

In der revidierten Fassung der Bibel und im Anglikanischen Gebetsbuch wurde das Sechste Gebot mit ‹Du sollst nicht morden› (Thou shalt do no murder) übersetzt, und mit dem Terminus Mord bezeichnet man gewöhnlich ‹gewaltsame Tötung aus eigennützigen oder rachsüchtigen Beweggründen›, was eine ganz andere Sache ist, als die Erfüllung der Bitte eines Menschen um barmherzige Erlösung, wenn sein Leben eine unerträgliche Last geworden ist.

Viele Leute können heute einfach nicht den Standpunkt akzeptieren, daß jede Lebensspanne von Gott vorherbestimmt ist. Aber selbst wenn das stimmen sollte – ist es da nicht auch eine Einmischung in den Willen Gottes, wenn wir versuchen, den Tod durch medizinische oder chirurgische Behandlung, durch die Bekämpfung von Hungersnöten, durch die Ausrottung der malariaverbreitenden Moskitos etc. hinauszuzögern? *Und mischen wir uns nicht weit tiefgreifender in Gottes*

Pläne ein, wenn wir junge und gesunde Männer zu Tausenden in den Tod auf dem Schlachtfeld schicken?

Was die schwierige Beurteilung betrifft, was für ein anderes menschliches Wesen das Beste ist, so sollte man sich daran erinnern, daß die Hauptentscheidung bei der freiwilligen Euthanasie nicht beim Arzt, sondern beim Patienten selbst *liegt. Man sollte sich auch daran erinnern, daß ein Arzt, der sich weigert, einen Patienten für immer von dessen Leiden zu erlösen, im Grunde die Verantwortung für die Verurteilung dieses Patienten zu lebenslänglichen Leiden übernimmt.*

CONTRA: *Aber das Leiden ist ein Geschenk Gottes zum Nutzen unserer Seelen – damit wir ‹in Gnade wachsen› können. Man soll niemals zustimmen, das Leben eines anderen Menschen zu beenden, weil man ihm damit die Möglichkeit für eine ‹Änderung des Herzens› oder einen ‹geistigen Sieg› über das Leiden verweigert.*

PRO: *Es stimmt zwar, daß Menschen, die im letzten Abschnitt ihres Lebens stark litten, manchmal ‹in Gnade gewachsen› sind, aber deshalb würden wohl nur wenige Leute argumentieren, wir dürften nicht versuchen, Schmerzen zu lindern, oder wir müßten eine schmerzhafte Krankheit so lange wie möglich verlängern und ein Bein bzw. einen Arm ohne Narkose amputieren. Die Entscheidung, sich an das Leben zu klammern, solange es einem noch etwas bedeutet, oder mit Würde zu sterben, wenn einem das Leben wertlos scheint, muß immer dem Leidenden selbst überlassen bleiben. Für manche wird eine Verkürzung des Lebens ein Akt der Feigheit sein; für andere wird es ein vernünftiges, mutiges und würdiges Ende sein.*

Es ist nicht ungewöhnlich, daß es bei lange anhaltenden Schmerzen und den zu ihrer Linderung verabreichten Medikamenten zu einer Persönlichkeitszersetzung kommt, die nicht nur für den Patienten, sondern auch für die Menschen, die mit ihm in Berührung kommen, höchst qualvoll ist. Viele Kranke kennen diese Möglichkeit und denken voll Sorge daran, wie sie eine derartige Entwicklung verhindern können.

CONTRA: *Der Einzug juristischer Formalitäten ins Krankenzimmer wäre nicht nur für den Patienten, sondern auch für seine Verwandten und seinen Arzt höchst unwillkommen.*

PRO: *Der instinktive Lebenswille ist gewöhnlich so stark, daß ein Kranker erst dann ernstlich an Erlösung durch Euthanasie denken wird, wenn er durch große körperliche und seelische Qualen dazu bewegt wird und begreift, wie nahe sein Tod ist. Unter diesen Umständen wird er bei klarem Verstand die Möglichkeit eines leichten und friedlichen Todes (der vielleicht nur aus einer Injektion besteht) gegen die nahezu absolute Gewißheit einer Fortdauer seines Elends abwägen, und vielleicht wird es ihm dann nicht widerstreben, daß er eine Unterschrift leisten und ein Gespräch mit dem gutachtenden Arzt führen muß, wenn er sich für Euthanasie entscheidet.*

CONTRA: *Es besteht die Gefahr, daß die Legalisierung der geregelten, freiwilligen Euthanasie zu einer Euthanasie führt, die weder geregelt noch freiwillig ist; beispielsweise bei schwer mißgestalteten oder schwachsinnigen Kindern, vollkommen senilen alten Leuten oder gar bei schwerkranken Patienten, die ihren Wunsch nach einer gnädigen Erlösung gar nicht geäußert haben oder äußern konnten.*

PRO: *Dieser Einwand ist oft erhoben worden, ohne daß man richtig nachgedacht hat.*

Bei einiger Überlegung wird man einsehen, daß die genaue Bestimmung der Bedingungen, unter denen Euthanasie legal praktiziert werden könnte, tatsächlich eine wirksame Sicherheitsvorkehrung gegen jede Ausübung der Euthanasie unter anderen Bedingungen wäre.

Ob diese unfreiwillige Euthanasie jemals moralisch oder juristisch zu vertreten wäre, ist eine Frage, die das vorgeschlagene Gesetz überhaupt nicht berührt.

CONTRA: *Der Verstand des Patienten könnte durch die Krankheit und die Schmerzen so sehr in Mitleidenschaft gezogen worden sein, daß er gar nicht mehr zu einer vernünftigen Entscheidung fähig ist. Und er könnte seine Meinung ändern, nachdem er das Gesuch unterschrieben hat.*

PRO: *Diese Möglichkeiten unterstreichen nur, wie sehr es nötig ist, daß jeder einzelne Fall unabhängigen Gutachtern vorgelegt wird. Der gutachtende Arzt wird sie ganz bestimmt sehr gut kennen und bei seiner Entscheidung berücksichtigen. Das vorgeschlagene Gesetz fordert, daß der betreffende Patient Euthanasie* ständig *wünscht.*

CONTRA: *Aber der Arzt könnte sich irren, wenn er zu dem Schluß kommt, die Leiden eines Patienten seien durch medizinische oder operative Mittel nicht mehr zu lindern und der Tod stehe kurz bevor. Der Terminus* unheilbar *ist heute nicht mehr akzeptabel.*

PRO: *Auch hier wird die unabhängige Prüfung jedes einzelnen von großem Wert sein. Es gibt viele Situationen, in denen Mediziner das beste Urteil fällen müssen, das beim jeweiligen Stand der Wissenschaft möglich ist. Die entfernte Möglichkeit eines Fehlers ist kein Grund, überhaupt nichts zu tun. Nichts zu tun, ist vielleicht ein größerer Fehler.*

Patienten werden wahrscheinlich erst dann ernstlich an eine Beendigung ihres Lebens denken, wenn die Krankheit ihre lebenswichtigen Organe so stark geschädigt hat, daß keine Heilung mehr möglich ist.

CONTRA: *Die Legalisierung der Euthanasie würde das Vertrauen der Patienten in ihren Arzt unterminieren und manche Kranke sogar fürchten lassen, man könnte ohne ihre Zustimmung Euthanasie an ihnen vornehmen.*

PRO: *Im Gegenteil, die Sicherheitsvorkehrungen des vorgeschlagenen Gesetzes würden derartige Befürchtungen zerstreuen helfen. Und viele Menschen würden mit zunehmendem Alter beruhigt sein, wenn sie wüßten, daß ihr Arzt einer eventuellen Bitte um Erlösung von den unerträglichen Leiden, die eine tödliche Krankheit vielleicht mit sich bringen wird, positiv gegenübersteht. Mediziner werden nicht selten um diesbezügliche Versprechen gebeten.*

CONTRA: *Das Euthanasiegesuch eines Patienten könnte den Menschen weh tun, die er zurückläßt, oder Spannungen zwischen seinen Fami-*

lienangehörigen schaffen, wenn sie nicht mit dem Entschluß einverstanden sind.

PRO: *Diese Möglichkeiten lassen sich nicht leugnen, aber man sollte sich daran erinnern, daß nicht nur die Euthanasie, sondern auch ein langsamer und qualvoller Tod nicht selten Spannungen, Trauer und Sorge verursacht. Der Entschluß des Patienten muß immer persönlich sein, und wenn er schwer leidet, sollte man an erster Stelle daran denken, ihn von seinen Leiden zu erlösen.*

CONTRA: *Wenn jedermann wüßte, daß die Gesetze Euthanasie erlauben, könnte der Kranke glauben, er müsse praktisch darum ersuchen, um diejenigen von ihrer Bürde zu befreien, die für seine Pflege und seinen Unterhalt verantwortlich sind: Wenn zum Beispiel ein Patient mit langsam fortschreitendem Krebs oder progressiver Paralyse von der Pflege einer Ehefrau oder Tochter abhängt, die selbst nicht mehr gesund ist und in beengten Verhältnissen lebt.*

PRO: *Man muß zugeben, daß eine solche Situation entstehen könnte und wahrscheinlich auch entstehen würde. Unter diesen Umständen macht ein Euthanasiegesuch dem Kranken natürlich alle Ehre, doch wenn ein derartiges Motiv bekannt oder auch nur vermutet würde, hätten der Arzt des Patienten und der Gutachter sicher die Pflicht, eine Alternativlösung für sein Problem vorzuschlagen und ihm zu ermöglichen, ohne schlechtes Gewissen weiterzuleben, wenn er will.*

CONTRA: *Der Lebenswille ist gewöhnlich so stark, daß man auch bei einer Legalisierung der Euthanasie nur selten um den Gnadentod bitten würde.*

PRO: *Zunächst gäbe es wahrscheinlich nur wenig Gesuche, aber es könnten durchaus immer mehr werden. Das kann niemand genau wissen. Schlimmstenfalls würde sich das Gesetz als überflüssig oder unerwünscht herausstellen. Bestenfalls könnte es ein Instrument sein, mit dem man viel unnötiges Leid vermeidet.*

In diesem Zusammenhang sollte man sich daran erinnern, daß die Zahl der Menschen, die das Greisenalter und die damit verbundenen Beschwerden erreichen, in den vergangenen fünfzig Jahren immer größer geworden ist. Die Zahl der Euthanasiegesuche könnte durchaus entsprechend ansteigen.

CONTRA: *Ärzte sollten am besten wissen, ob die Legalisierung der Euthanasie im öffentlichen Interesse wäre – und viele Mediziner sind anderer Meinung. Dr. Harry Roberts ist zwar ein prinzipieller Befürworter der barmherzigen Erlösung, schrieb jedoch nach vieljähriger Praxis: «Die Ärzte ... sind vielleicht die widerstrebendsten Befürworter; nicht aus Mangel an Mitgefühl, sondern weil sie besser als die Öffentlichkeit wissen, welche schrecklichen Möglichkeiten auftauchen können, wenn die weniger soliden Mitglieder der Ärzteschaft mehr Freiheiten erhalten.»*

PRO: *Es wäre noch zu klären, ob Ärzte in dieser Sache tatsächlich die besten Richter sind. Wenn die Beziehung des Arztes zu seinem Patienten nicht echt ist, wird der Kranke zögern, mit dem Arzt über den bevorstehenden Tod zu sprechen. Und in*

Krankenhäusern, wo 50 Prozent der Sterbefälle zu verzeichnen sind, fehlt allzuoft die Gelegenheit für eine menschliche Beziehung und ein ruhiges Gespräch.

Außerdem haben kluge Leute, darunter auch Mediziner, darauf hingewiesen, daß der Arzt die Leiden eines Patienten nicht unbedingt am besten beurteilen kann. Bei den kurzen Visiten glaubt der Patient oft, er müsse jetzt ‹sein Bestes geben›, doch vor den Menschen, die praktisch immer bei ihm sind, kann er die Wahrheit nicht verbergen.

Es ist verständlich, daß viele Ärzte mit dem gegenwärtigen Stand der Dinge zufrieden sind, können sie dem Kranken doch nach eigenem Ermessen ‹hinüberhelfen›, wenn die Sache zu schlecht steht, ohne sich um Formulare, die Visite eines Gutachters usw. kümmern zu müssen und praktisch ohne Gefahr zu laufen, daß man sie wegen ihrer Behandlungsmethoden zur Verantwortung zieht

Manche Ärzte geben ja auch zu, daß sie ohne viel Aufhebens Euthanasie praktizieren. Sie halten das für die beste Lösung eines schwierigen Problems. Man hat ihre Meinung übrigens geprüft und die Schlußfolgerung gezogen, daß die Minderheit der schweren Fälle schon heute von ihren Leiden erlöst wird – aber zu selten und zu spät.

Was Dr. Roberts Hinweis auf die ‹schrecklichen Möglichkeiten› betrifft, so wird eine gesetzliche Euthanasieregelung mit genauer Bestimmung der Umstände, unter denen der Gnadentod verabreicht werden kann, die Versuchung von Medizinern, eigenmächtig und vielleicht aus niedrigen Beweggründen zu handeln, weit eher verkleinern als vergrößern.

Entwurf der Londoner Euthanasia Society für ein Gesetz über freiwillige Euthanasie

Der Gesetzentwurf

Bislang hat sich die Euthanasia Society ausschließlich um die direkte Sterbehilfe für Patienten kurz vor dem Tode bemüht. Viele human denkende Menschen wissen zwar von den Qualen im Todeskampf, verschließen aber ihre Augen davor und beruhigen ihr Gewissen mit dem Gedanken, daß «man dieses Problem den Ärzten überlassen könne». Es leiden aber auch viele unheilbar und langsam dahinsiechende Kranke unter großen Schmerzen. Die Lage ist hier viel problematischer, Hilfe nicht weniger dringend. Durch Untätigkeit ändert sich nichts. Jetzt hat die Euthanasia Society mit der Vorlage eines Gesetzentwurfes den Versuch unternommen, die hier bestehenden Probleme zu bewältigen. Der Entwurf befaßt sich hauptsächlich mit der Möglichkeit, zu einem früheren Zeitpunkt als dem des Todes eine Erklärung abgeben zu können.

Das Gesetz würde die Ärzte ermächtigen, einem Patienten Euthanasie zu gewähren, wenn er wenigstens dreißig Tage zuvor eine Erklärung in der auf Seite 312 abgedruckten Form (mit oder ohne Auslassungen) abgegeben hat. Zwei Ärzte, von denen einer ein Gutachter sein muß, müßten bestätigen, daß der Patient an einer der unheilbaren Krankheiten leidet, die in Abschnitt A, B oder C seiner Erklärung beschrieben sind. Ärzte und Schwestern, die die Euthanasie grundsätzlich ablehnen, brauchen in keiner Form daran teilzunehmen.

Nach der Gesetzesvorlage kann der Patient diese Erklärung *zu jedem Zeitpunkt* abgeben (er sollte dies möglichst in völlig gesundem Zustand tun) und auch widerrufen, andernfalls bleibt sie auf Lebenszeit in Kraft. Normalerweise wird der Hausarzt oder eine andere Vertrauensperson diese Erklärung aufbewahren. Im Falle einer Einlieferung des Patienten in ein Krankenhaus wird er sie diesem aushändigen. Ist der Patient bei Bewußtsein, muß ihm der Empfang mitgeteilt werden. Der Patient kann die Folgen der Erklärung jederzeit mündlich widerrufen oder aufschieben. Diese jederzeit widerrufliche Bindung bedeutet ein Höchstmaß an Sicherheit.

Der Minister of Health würde ermächtigt zu bestimmen, welche Personengruppen eine Erklärung beglaubigen können. Der Entwurf sieht strenge Strafen für den Fall vor, daß jemand falsche Angaben macht oder sonst in irgendeiner Weise zu täuschen versucht.

Diese Lösung, die Erklärung im voraus abgeben zu können, wird – so hoffen wir – die Euthanasia Society bei der Erreichung ihrer Ziele einen wesentlichen Schritt weiterbringen. Durch sie wird die Möglichkeit geschaffen, Patienten auch dann Euthanasie zu gewähren, wenn sie nicht mehr in der Lage sind, eine klare Entscheidung zu treffen. Auch können durch sie Patienten Euthanasie erhalten, ohne auf dem Sterbebett erst die Formalitäten durchlaufen zu müssen, was in der Vergangenheit oft kritisiert worden ist und viele Sympathisanten der Euthanasie abgeschreckt hat.

Die Mindestwartezeit von dreißig Tagen, die verstreichen muß, bevor eine solche Erklärung gültig wird, ist eine Schutzmaßnahme gegen impulsiv oder möglicherweise nur widerwillig getroffene Entscheidungen. In Anbetracht der Tatsache, daß wohl nicht allzu viele die Weitsicht und Stärke aufweisen, die eine solche im voraus abgegebene Erklärung erfordert, will der Entwurf auch die zur Zeit als rechtmäßig angesehene Praktik gesetzlich verankern. Danach ist jeder Sterbende berechtigt, solche Mengen schmerzstillender Mittel zu bekommen, daß er schmerzfrei ist, selbst wenn dies nur dadurch zu erreichen ist, daß er in bewußtlosem Zustand gehalten wird. Aber wenn der Gesetzentwurf solche Patienten auch nicht ihrem Schicksal überläßt, so ist dies doch nicht sein Hauptanliegen. Vornehmlich geht es in ihm um die Sterbehilfe als Teil eines wohlerwogenen Planes, dem Tod mit Würde zu begegnen.

Erläuterungen zum Gesetzentwurf

Allgemeines

Der Gesetzentwurf verfolgt hauptsächlich das Ziel, die Ärzte zu berechtigen, in ganz bestimmten Fällen einem Patienten Euthanasie zu geben. Und zwar dann, wenn der Patient an einer unheilbaren, mit großen Schmerzen verbundenen Krankheit leidet und außerdem mindestens dreißig Tage zuvor eine Erklärung abgegeben hat, in der er selbst um Euthanasie ersucht für den Fall, daß ganz bestimmte, von ihm genau festgelegte Umstände eintreten.

§ 1 legt fest, daß ein Arzt Euthanasie gewähren darf, wenn ein ‹qualifizierter› Patient eine Erklärung gemäß Anlage Nr. 1 abgegeben hat. Ein qualifizierter Patient wird definiert als jemand, dem von zwei Ärzten, von denen einer ein Gutachter sein muß, bestätigt worden ist, daß er an einer unheilbaren Krankheit leidet. Es gibt drei Gruppen solcher Krankheiten, sie sind in Abschnitt 2 beschrieben. In demselben Abschnitt wird in der Definition der ‹Erklärung› festgelegt, daß der Patient jeden von ihm nicht gewünschten Absatz auslassen kann. Abschnitt 4 enthält die Bestimmung, daß Sterbehilfe nur in den vom Erklärenden bestimmten Fällen erlaubt ist. Der Erklärende kann die Erklärung jederzeit mündlich für ungültig erklären oder außer Kraft setzen. Abschnitt 3 bestimmt, daß die Erklärung von zwei Zeugen beglaubigt werden muß. Diese Zeugen müssen erklären, daß der Unterzeichner der Erklärung imstande ist, ihre Bedeutung zu erfassen, daß er zu dieser Erklärung nicht genötigt wurde und daß sie durch seinen Tod keine Vorteile haben.

§ 2 bestimmt, daß die Erklärung erst nach einer Frist von dreißig Tagen in Kraft tritt und für das ganze weitere Leben des Erklärenden gültig bleibt, wenn er sie nicht widerruft. Dieser Paragraph legt auch fest, daß die Person, die eine solche Erklärung aufbewahrt, diese gegebenenfalls an die zuständige Stelle eines Krankenhauses abgibt, wo dann der verantwortliche Arzt dem Patienten, wenn oder sobald er bei Bewußtsein ist, den Empfang bestätigt.

§ 3 bestimmt, daß eine Erklärung jederzeit widerrufen werden kann.

§ 4 bestimmt, daß von jedem, bei dem entweder eine Metallmarke oder eine Karte gefunden wird mit den notwendigen Angaben zur Identifizierung und mit dem Vermerk, daß er eine Erklärung abgegeben habe, angenommen wird, daß er eine Erklärung ohne Auslassung abgegeben hat.

§ 5 soll sicherstellen, daß der Wunsch eines unheilbar kranken Patienten nach Euthanasie den verantwortlichen Stellen zugeleitet wird. Anderseits stellt der Paragraph sicher, daß weder Ärzte noch Angehörige des Pflegepersonals, die grundsätzlich gegen Euthanasie sind, in irgendeiner Form dazu beitragen müssen.

§ 6 bestimmt, daß jeder kurz vor dem Tode stehende Patient berechtigt ist, so viele schmerzlindernde Mittel zu erhalten, daß er völlig schmerzfrei ist. Und wenn keine Mittel mehr helfen, kann der Patient auf seinen Wunsch hin in bewußtlosem Zustand gehalten werden. Diese Bestimmung betrifft jeden Menschen, gleichgültig, ob er eine Erklärung abgegeben hat oder nicht, sie soll alle Zweifel an der derzeit bestehenden rechtlichen Lage beseitigen.

§ 7 schützt den Arzt, der in gutem Glauben ist, daß er in Übereinstimmung mit der Erklärung des Patienten oder mit den weiteren Geboten dieses Gesetzes gehandelt hat.

§ 8 bestimmt, daß jemand, der eine Erklärung (oder eine Metallmarke oder eine Karte in der in § 4 beschriebenen Art) unterschlägt, vernichtet, verfälscht oder nachmacht, mit lebenslangem Freiheitsentzug bestraft werden kann. Ein Zeuge, der vorsätzlich eine falsche Aussage macht, kann mit Freiheitsentzug bis zu sieben Jahren bestraft werden.

§ 9 regelt die Ausstellung des Totenscheins und bestimmt, daß der Coroner's Act von 1889 auf den Euthanasietod keine Anwendung findet. Er erhält weiterhin die Bestimmung, daß mit der Gewährung von Sterbehilfe weder der Arzt seinem hippokratischen Eid untreu wird noch das Pflegepersonal seine beruflichen Pflichten verletzt. Der Euthanasietod bewirkt auch nicht – außer in einigen wenigen Fällen – die Ungültigkeit einer Versicherungspolice.

§ 10 ermächtigt den Minister of Health, festzulegen, welche Personengruppen die Beglaubigung vornehmen dürfen und erteilt ihm dann eine allgemeine Regelungsbefugnis für den von diesem Gesetz erfaßten Bereich.

§ 11 legt den Titel und den räumlichen Geltungsbereich dieses Gesetzes fest.

Anhang Nr. 1 beinhaltet die vorschriftsmäßige Erklärung, die Absätze A, B, und C entsprechen den Abschnitten a, b und c des 2. Absatzes von § 1.

Anhang Nr. 2 enthält einen Entwurf für eine Karte, die man bei sich trägt.

Anhang Nr. 3 enthält einen Entwurf für eine Metallmarke, die man bei sich trägt.

Freiwillige Euthanasie

Entwurf eines Gesetzes
das in bestimmten Fällen die Euthanasie erlauben soll, und zwar bei unheilbar Kranken, die sie wünschen. Dieses Gesetz soll auch die

Möglichkeit schaffen, im voraus für den Fall des Eintritts bestimmter Bedingungen die Euthanasie zu fordern.

Ihre Majestät die Königin möge mit Zustimmung der geistlichen und weltlichen Lords und mit der Zustimmung und durch die Autorität dieses Unterhauses folgendes Gesetz beschließen:

§ 1 (1) Nach den Bestimmungen dieses Gesetzes soll ein Arzt rechtmäßig einem qualifizierten Patienten Sterbehilfe erteilen dürfen, wenn dieser eine den Anforderungen dieses Gesetzes genügende Erklärung abgegeben hat.

(2) Im Rahmen dieses Gesetzes:

bedeutet ‹Arzt› ein approbierter praktischer Arzt;

bedeutet ‹Euthanasie› die schmerzlose Herbeiführung des Todes;

bedeutet ‹qualifizierter Patient› ein Patient, dem zwei Ärzte – von denen einer ein Gutachter sein muß – schriftlich bestätigt haben, daß er an einer unheilbaren Krankheit leidet;

bedeutet ‹unheilbare Krankheit›

(a) ein körperliches Leiden, das bei diesem Patienten als unheilbar und zum Tode führend angesehen wird, und das ihm außerdem aller Voraussicht nach große Schmerzen bereiten wird; oder

(b) ein schweres, unheilbares körperliches Gebrechen, das dem Patienten große Schmerzen bereitet und ihn erheblich beeinträchtigt oder gar lähmt; oder

(c) eine Hirnverletzung oder Gehirnerkrankung, die die normalen geistigen Funktionen des Patienten schwerwiegend und irreparabel schädigt;

bedeutet ‹Erklärung› eine schriftliche Erklärung, die im wesentlichen in der in Anhang Nr. 1 zu diesem Gesetz festgelegten Form abgegeben wurde.

(3) Die Erklärung soll in Gegenwart zweier Zeugen, die den Vorgang dann beglaubigen, unterschrieben oder (wenn der Erklärende des Schreibens unkundig ist) genehmigt werden.

(4) Die Euthanasie wird einem Patienten in Übereinstimmung mit seiner Erklärung erteilt.

(5) Die Euthanasie wird als von einem Arzt erteilt angesehen, wenn ein Angehöriger des Pflegepersonals auf Anordnung eines Arztes gehandelt hat.

§ 2 (1) Eine Erklärung wird einen Monat nach Abgabe wirksam und bleibt – wenn sie nicht widerrufen wird – während der ganzen Lebenszeit des Erklärenden in Kraft.
(2) Die Erklärung kann vom Hausarzt des Erklärenden oder irgendeiner anderen Person aufbewahrt werden. Für den Fall, daß der Erklärende zur stationären Behandlung in ein Krankenhaus eingeliefert wird (ausgenommen jedoch Behandlungen nicht schwerwiegender Natur), soll die Erklärung dem Krankenhaus ausgehändigt werden.
(3) Den Empfang der Erklärung hat der verantwortliche Arzt dem Patienten, wenn oder sobald er bei Bewußtsein ist, mitzuteilen. Wird der Patient aus dem Krankenhaus entlassen, muß ihm die Erklärung wieder ausgehändigt werden.
(4) Im Rahmen dieses Gesetzes:

bedeutet ‹verantwortlicher Arzt› im Falle stationärer Krankenhausbehandlung der Arzt, der für die Zeit des Krankenhausaufenthaltes mit Zustimmung des Patienten für die auf Grund dieses Gesetzes erlaubte Euthanasie zuständig ist, in der übrigen Zeit ist damit der Hausarzt des Patienten gemeint;

bedeutet ‹Hausarzt› im Regelfall der praktische Arzt, der den Patienten normalerweise ärztlich versorgt oder sein Stellvertreter;

bedeutet ‹Krankenhaus› ein Krankenhaus, das durch die National Health Service Acts oder die National Health Service (Scotland) Acts dem Minister of Health oder Secretary of State unterstellt worden ist;

bedeutet ‹stationärer Patient› ein Patient, der ein Krankenhausbett belegt hat oder dafür vorgemerkt ist.

§ 3 Die Erklärung kann jederzeit vom Erklärenden widerrufen werden entweder durch ihre Vernichtung oder eine kurze Notiz der Rückgängigmachung auf der Vorderseite. In beiden Fällen kann die Handlung vom Erklärenden selbst oder auf seine Anordnung hin vollzogen werden. Auf seinen Wunsch hin muß ihm die Erklärung unverzüglich zurückgegeben werden, gleichgültig, wer sie in Händen hält.

§ 4 Trägt jemand eine Erklärung bei sich, die den Anforderungen in Nr. 2 oder 3 des Anhangs zu diesem Gesetz entspricht, so wird im Notfall oder in einer ähnlichen Lage angenommen, daß er eine Erklärung ohne Auslassungen abgegeben hat.

§ 5 (1) Der verantwortliche Arzt soll, wenn die Umstände es erfordern, von anderen geeigneten Ärzten Gutachten von einem Patienten anfertigen lassen, der eine Erklärung abgegeben hat oder von dem angenommen wird, daß er eine Erklärung abgegeben hat. Wenn der untersuchende Arzt zu dem Ergebnis kommt, der Patient leide an einer unheilbaren Krankheit, soll er dies schriftlich bestätigen.
(2) Jeder Wunsch, den ein Patient in bezug auf Euthanasie äußert, muß von jedem Arzt, jeder Krankenschwester, von jedem Mitglied des Krankenhauspersonals an den verantwortlichen Arzt weitergeleitet werden. Dieser hat dafür Sorge zu tragen, daß jeder Patient, von dessen Wunsch er erfahren hat, eine Erklärung abgeben kann.
(3) Abgesehen von der Bestimmung in Absatz 2 dürfen weder Ärzte noch Mitglieder des Pflegepersonals, die grundsätzlich gegen Euthanasie sind, zur Durchführung der Euthanasie herangezogen werden.

§ 6 Zur Beseitigung bestehender Zweifel wird hiermit erklärt, daß ein Patient, der unheilbar krank und dem Tode nahe ist, jede erforderliche Menge an Betäubungsmitteln verlangen kann, um ihn frei von Schmerzen zu halten. In den Fällen, in denen jedes Mittel versagt, kann der Patient auf eigenen Wunsch hin ständig in bewußtlosem Zustand gehalten werden.

§ 7 Ein Arzt, der einem qualifizierten Patienten eine Behandlung oder die Euthanasie zuteil werden läßt, im guten Glauben, er handele in Übereinstimmung mit der Erklärung des Patienten oder den Geboten dieses Gesetzes, hat sich nicht strafbar gemacht.

§ 8 (1) Mit lebenslangem Freiheitsentzug kann bestraft werden, wer eine Erklärung oder einen Euthanasie-Ausweis (nach Vorschrift dieses Gesetzes) verheimlicht, zerstört, verfälscht oder nachmacht in

der Absicht, falsche Vorstellungen von den Wünschen eines Dritten in bezug auf die Euthanasie zu wecken.
(2) Auf einen Zeugen, der vorsätzlich mit seiner Unterschrift eine Aussage beglaubigt, von der er weiß, daß sie falsch ist, finden die Vorschriften des § 2 des Perjury Act von 1911 Anwendung.

§ 9 Im Falle erfolgter Euthanasie:
(a) Der verantwortliche Arzt hat dem Untersuchungsrichter davon schriftlich Mitteilung zu machen.
(b) Der Euthanasietod wird nicht als ein gewaltsamer oder unnatürlicher Tod im Sinne des Coroner's Act von 1889 angesehen.
(c) Die an der Euthanasie beteiligten Ärzte und Angehörigen des Pflegepersonals haben dadurch in keiner Weise ihren Berufseid verletzt.

§ 10 Der Minister of Health wird ermächtigt, zur Durchführung dieses Gesetzes Verordnungen zu erlassen und auch zu bestimmen, welche Personengruppen eine Erklärung beglaubigen dürfen. Jede Kammer des Parlaments kann eine solche Verordnung mit einfacher Mehrheit aufheben.

§ 11 (1) Dieses Gesetz soll den Namen «Gesetz betreffend die freiwillige Euthanasie» tragen.
(2) Dieses Gesetz soll nicht in Nordirland gelten.

Anhang Nr. 1

Form der Erklärung gemäß dem Gesetz von [Jahr], betreffend die freiwillige Euthanasie.

Erklärung [Datum]
von [Name]
aus [Adresse]

Hiermit erkläre ich, daß ich den folgenden Absätzen durch meine Unterschrift zustimme:

A.* Sollte ich jemals an einer physischen Krankheit leiden, die in meinem Fall als unheilbar und zum Tode führend angesehen wird und mir aller Voraussicht nach große Schmerzen bereiten wird, bitte ich um Euthanasie zu einem Zeitpunkt oder unter Umständen, die von mir noch näher bestimmt werden oder, wenn ich offensichtlich nicht mehr in der Lage bin, Wünsche zu äußern, nach dem Ermessen des verantwortlichen Arztes.

B.* Sollte ich mir jemals ein schweres körperliches Gebrechen zuziehen, das mich erheblich beeinträchtigt und mir wahrscheinlich große Schmerzen bereiten wird, bitte ich um Euthanasie zu einem Zeitpunkt oder unter Umständen, die von mir näher bestimmt werden.

C.* Sollte ich jemals eine Hirnverletzung oder Gehirnerkrankung haben, wodurch meine normalen geistigen Funktionen schwerwiegend und irreparabel geschädigt werden, bitte ich um Euthanasie, sobald feststeht, daß ich nicht mehr in der Lage bin, ein menschenwürdiges Dasein zu führen.

D.* Für den Fall, daß ich an einer der oben beschriebenen Krankheiten leiden sollte, bitte ich darum, daß keine Schritte unternommen werden – insbesondere keine Wiederbelebungsversuche –, um mein Leben zu verlängern oder mir wieder zum Bewußtsein zu verhelfen.

E.* Diese Erklärung soll so lange in Kraft bleiben, bis ich sie widerrufe. Der Widerruf erfolgt entweder durch die Vernichtung der Erklärung oder durch eine Notiz der Rückgängigmachung auf ihrer Vorderseite (in beiden Fällen von mir selbst oder auf meine Anweisung hin vollzogen). Jeden Wunsch in bezug auf das Durchführen oder Hinauszögern der in dieser Erklärung niedergelegten Bestimmungen kann ich, ohne daß es einer besonderen Form bedarf, äußern. Ich betone ausdrücklich, daß ich meinen Verwandten und Ärzten volles Vertrauen schenke. Ich fürchte Degeneration und Würdelosigkeit weit mehr als einen frühzeitigen Tod. Deshalb ersuche ich meinen verantwortlichen Arzt, an diese meine Aussagen zu denken, sollte er einmal beurteilen müssen, welche Wünsche ich in irgendeiner unklaren Lage äußern würde.

* Nicht gewünschte Absätze bitte streichen — Unterschrift

Wir bezeugen, daß der oben Genannte diese Erklärung in unserer Gegenwart *(unterschrieb) *(nicht unterschreiben konnte, ihr aber zustimmte) und sich offensichtlich ihrer Bedeutung bewußt ist. Uns ist nicht bekannt, daß er zur Abgabe dieser Erklärung in irgendeiner Weise gezwungen worden wäre. Wir sind der Überzeugung, daß er dies aus eigenem Antrieb getan hat. Soweit uns bekannt, sind wir berechtigt, diese Erklärung zu beglaubigen. Wir erlangen durch den Tod des Erklärenden keinerlei Vorteile.

Unterzeichnet	Unterzeichnet
von	von
aus (Adresse)	aus (Adresse)

* Nichtzutreffendes bitte streichen

Anhang Nr. 2

Eine Karte als Euthanasie-Ausweis:
Eine Karte, die man in einer Anzugtasche, Handtasche oder sonst irgendwo bei sich oder an seinem Körper trägt und die im wesentlichen folgenden Wortlaut hat:

«Ich (Name) habe bei (Name und Adresse) eine Erklärung hinterlegt. Diese Erklärung entspricht dem Gesetz von [Jahr] betreffend die freiwillige Euthanasie, sie wurde abgegeben am (Datum der Erklärung) und beglaubigt von (Namen der Zeugen).
Unterschrift (mit Angabe des Datums der Unterzeichnung)»
«Ich bestätige den Empfang der obengenannten Erklärung.
Unterschrift (mit Angabe des Datums der Unterzeichnung)»

Anhang Nr. 3

Eine Metallmarke als Euthanasie-Ausweis:
Ein Armreif, ein Halsreif oder eine Metallmarke, am Hals oder am Handgelenk zu tragen, mit im wesentlichen folgenden Wortlaut:

«Die Erklärung von (Familienname und Anfangsbuchstaben der Vornamen) vom (Datum der Abgabe der Erklärung) ist hinterlegt bei (Name und Adresse oder Telefon-Nummer).»

Bibliographie

Alvárez, W. C.: «Care of the Dying». *Journal of the American Medical Association* 150, 1952.

Anonymus: *Attitudes Towards Euthanasia. Proceedings of the Third Euthanasia Conference.* Euthanasia Educational Council, New York, 1970.

– «Death and Dying: Attitudes of Patient and Doctor.» Volume V, Symposium II. Group for the Advancement of Psychiatry, New York, 1965.

– *Doctors and Euthanasia.* Voluntary Euthanasia Society, London, 1971.

– «Euthanasia». *The Lancet* 2, 1961.

– «Euthanasia in England: A Growing Storm». *America,* 2. Mai, 1970.

– *A Plan for Voluntary Euthanasia.* Voluntary Euthanasia Society, London, 1962.

– *A Plen for Legislation to Permit Voluntary Euthanasia.* Voluntary Euthanasia Society, London, 1970.

– *The Right to Die with Dignity. Proceedings of the First Euthanasia Conference.* Euthanasia Educational Council, New York, 1968.

– «Should Mercy Killing Be Permitted?» *Good Housekeeping,* April, 1967.

– *Today's Student Takes a New Look at Life and Death. Proceedings of the Second Euthanasia Conference.* Euthanasia Educational Council, New York, 1970.

Aring, Charles D.: «An Appreciation of Death and Dying». *Medical Tribune,* 22. Juni, 1967.

Banks, A. Leslie: «Euthanasia». *The Practitioner,* August, 1948.

Barrère, Igor und Lalou, Etienne: *Le Dossier confidentiel de l'euthanasie.* Stock. Paris, 1962.

Barrington, Mary Rose: «Apologia for Suicide». In Downing, A. B.

Beauvoir, Simone de: *Ein sanfter Tod.* Rowohlt, Reinbek, 1965.

Blaker, Charles W.: «Thanatopsis». *The Christian Century,* 7. Dezember, 1966.

Bromberg, W., und Schilder, P.: «The Attitude of Psychoneurotics Towards Death». *The Psychoanalytic Review* 23, 1936.

– «Death and Dying: A Comparative Study of the Attitudes and Mental Reactions Towards Death and Dying». *The Psychoanalytic Review* 20, 1933.

Catel, Werner: *Grenzsituationen des Lebens, Beitrag zum Problem der begrenzten Euthanasie.* Glock und Lutz, Nürnberg, 1962.

– *Leidminderung richtig verstanden.* Glock und Lutz, Nürnberg, 1966.

Chesterton, G. K.: «Euthanasia and Murder». *American Law Review* 8, 1937.

Cohen, Sidney: *The Beyond Within.* Atheneum, New York, 1967.

– «LSD and the Anguish of Dying». *Harper's Magazine*, September, 1965.
Collins, Vincent: «Should We Let Them Die?» *The Saturday Evening Post*, 26. Mai, 1962.
Deutsch, Felix: «Euthanasia: A Clinical Study». *The Psychoanalytic Quarterly* 5, 1936.
Downing, A. B. (Hg.): *Euthanasia and the Right to Death*. The Humanities Press, New York, 1970.
Earengey, H.: «Voluntary Euthanasia». *Medico-Legal and Criminal Review* 8, 1940.
Ehrhardt, Helmut: *Euthanasie und Vernichtung «lebensunwerten» Lebens*. Ferdinand Enke Verlag, Stuttgart, 1965.
Eissler, Kurt R.: *The Psychiatrist and the Dying Patient*. International Universities Press, New York, 1955.
Eliot, T. D.: «The Adjustive Behavior of Bereaved Families: A New Field for Research». *Social Forces* 8, 1930.
Erikson, Erik H.: *Kindheit und Gesellschaft*. Klett, Stuttgart, 1971.
Feifel, Herman: «Attitudes of Mentally Ill Patients Towards Death». *The Journal of Nervous Mental Diseases* 122, 1955.
– (Hg.): *The Meaning of Death*. McGraw-Hill, New York, 1959.
– «The Taboo on Death». *American Behavioral Sciences* 6, 1963.
Fenichel, Otto: «A Critique of the Death Instinct». In *The Collected Papers of Otto Fenichel*, First Series. Norton, New York, 1953.
– *The Psychoanalytic Theory of Neurosis*. Norton, New York, 1945.
Fiedler, Leslie: *Liebe, Sexualität und Tod*. Propyläen-Verlag, Berlin, 1964.
Fletcher, George P.: «Prolonging Life: Some Legal Considerations». In Downing, A. B.
Fletcher, Joseph: *Morals and Medicine*. The Beacon Press, Boston, 1960.
– «The Patient's Right to Die». *Harper's Magazine*, Oktober, 1960.
– «The Right to Die». *The Atlantic Monthly*, April, 1968.
– «Voluntary Euthanasia: The New Shape of Death». *Medical Counterpoint*, Juni, 1970.
Flew, Antony: «The Principle of Euthanasia». In Downing, A. B.
Freud, Sigmund: «Jenseits des Lustprinzips».
– «Libidotheorie».
– «Trauer und Melancholie».
– «Zeitgemäßes über Krieg und Tod». Alle in *Freud: Studienausgabe* in zehn Bänden. Fischer, Frankfurt, 1969.
Gillon, Raanan: «Suicide and Voluntary Euthanasia: Historical Perspectives». In Downing, A. B.
Gorer, Geoffrey: «The Pornography of Death». *Encounter* 5, 1955.
Graham, Ellen: «A Good Death». *The Wall Street Journal*, 31. Januar, 1972.
Graven, Jean: «Le Procès de l'euthanasie». *Revue pénale suisse* 80, 1964.
Greenson, Ralph R.: «Sleep, Dreams, and Death». Funksendung für

KPFK, Los Angeles, 16. November, 1961.
Grotjahn, Martin: «About the Representation of Death in the Art of Antiquity and in the Unconscious of Modern Man». In Wilbur, G. B., und Muensterberger, W. (Hg.): *Psychoanalysis and Culture.* International Universities Press, New York, 1951.
– «Ego Identity and the Fear of Death and Dying». *The Hillside Hospital Journal* (Los Angeles) 9, 1960.
Henry, Richard: *Shall We Legalize «Mercy-Killing»?* Euthanasia Educational Council, New York, 1959.
Herbert, C. C.: «The Psychophysiology of Death». In Simon, Herbert, and Straus (Hg.): *The Physiology of Emotions.* C. C. Thomas, Springfield, Illinois, 1961.
Hinton, John: *Dying.* Penguin Books, Baltimore, 1967.
Hippokrates (in Deichgräber, Karl [Hg.]): *Der hippokratische Eid.* Hippokrates-Verlag, Stuttgart, 1955.
Hoyle, J. Clifford: «The Care of the Dying». In Davidson, Leybourne (Hg.): *Medical Ethics.* Livingstone, London, 1962.
Hughes, Glyn: *Peace at the Last.* Calouste Gulbenkian Foundation, London, 1960.
Hutschnecker, Arnold A.: «Personality Factors in Dying Patients». In Feifel (1959).
James, Betty: «Connecticut Group's Goal: Love, Warmth for Dying». *The Washington Star-News,* 10. August, 1972.
Jung, C. G.: *Psychologischer Kommentar zu «Das tibetanische Totenbuch».* Rascher, Zürich und Leipzig, 1936.
– «The Soul and Death». In Feifel (1959).
Kalish, Richard A.: «The Aged and the Dying Process». *The Journal of Social Issues* 21, 1965.
– «Effects of Death Upon the Family». In Pearson, Leonard.
– «Social Distance and the Dying». *Community Mental Health Journal* 2, 1966.
Kalish, R. A., und Kastenbaum, R. (Hg.): *Omega: A Newsletter Concerned with Time Perspectives, Death, and Bereavement.* Wayne State University Psychology Department, Detroit.
Kamisar, Yale: «Euthanasia Legislation: Some Non-Religious Objections». In Downing, A. B.
Kasper, August M.: «The Doctor and Death». In Feifel (1959).
Kaufman, Walter: «Existentialism and Death». In Feifel (1959).
Kennedy, Foster: «Euthanasia: To Be or Not To Be». *Collier's,* 20. Mai, 1939.
– «The Problem of Social Control of the Congenital Defective». *The American Journal of Psychiatry* 99, 1942.
Kirk, Russell: «The Politics of Death». *The National Review,* 23. März, 1971.
Klein, Melanie: «A Contribution to the Theory of Anxiety and Guilt».

The International Journal of Psycho-Analysis 29, 1948.
Klemesrud, Judy: «There's a Time, They Say, to Let People Die». *The New York Times,* 1. März, 1971.
Kohlhaas, Max: «Das Recht auf den eigenen Tod». *Neue Juristische Wochenschrift* 13, 1973.
Koupernik, C.: «Un Drame de notre temps». *Le Concours médical,* 8. September, 1962.
Kübler-Ross, Elisabeth: *Interviews mit Sterbenden.* Kreuz-Verlag, Stuttgart und Berlin, 1971.
LeShan, Lawrence: «The World of the Patient in Severe Pain of Long Duration». *The Journal of Chronic Diseases* 17, 1964.
LeShan, L., und LeShan, E.: «Psychotherapy and the Patient with a Limited Life Span». *Psychiatry* 24, 1961.
Matthews, W. R.: «Euthanasia: The Ethical Aspect». In Downing, A. B.
Menninger, Karl: *Man Against Himself.* Harcourt Brace, New York, 1938.
Mitford, Jessica: *Der Tod als Geschäft.* Walter, Olten und Freiburg, 1965.
Morris, Arval A.: «Voluntary Euthanasia». *The Washington Law Review* 45, 1970.
Mosher, Lawrence: «When There is no Hope, Why Prolong Life?» *The National Observer,* 4. März, 1972.
Mount, Ferdinand: «Another Modest Proposal». *The National Review,* 12. März, 1968.
Murphy, Gardner: «Discussion». In Feifel (1959).
Norton, Janice: «Treatment of a Dying Patient». In *The Psychoanalytic Study of the Child,* vol. XVIII. International Universities Press, New York, 1963.
O'Hara, John: *Appointment in Samarra.* Harcourt Brace, New York, 1934.
Pearson, Leonard (Hg.): *Death and Dying.* Case Western Reserve University Press, Cleveland, 1969.
Pell, Roger: «The Agonizing Decision of Joanne and Roger Pell». *Good Housekeeping,* Januar, 1972.
Platon: «Des Sokrates Verteidigung» (Apologie).
– «Kriton».
– «Phaidon». In *Platon: Sämtliche Werke.* Rowohlts Klassiker der Literatur und Wissenschaft, Bd. 1/1a; 27/27a. Rowohlt, Hamburg, 1957, 1958.
Lord Platt: *Private and Controversial.* Cassell, London, 1972.
Rees, W. Dewi: «The Distress of Dying». *British Medical Journal,* 8. Juli, 1972.
Rosenthal, H.: «Psychotherapy for the Dying». *The American Journal of Psychotherapy* 11, 1957.
Ross, Nancy L.: «Death and Dying». *The Washington Post,* 8. August 1972.

– «Death with Dignity». *The Washington Post*, 9. August, 1972.
Rud, Finn: «Euthanasia». *Journal of Clinical and Experimental Psychopathology*, März, 1953.
Sackett, Walter: «Death with Dignity». *Medical Opinion and Review*, Juni, 1969.
Sanders, Joseph: «Euthanasia: None Dare Call it Murder». *Journal of Criminal Law, Criminology, and Political Science*, September, 1969.
Saunders, Cecily: *Care of the Dying*. Macmillan, London, 1959.
– «The Moment of Truth: Care of the Dying Person». In Pearson, Leonard.
– «The Treatment of Intractable Pain in Terminal Cancer». *Proceedings of the Royal Society of Medicine*, März, 1963.
Schaerer, René: «Reflexions d'un philosophe sur l'euthanasie». *Revue internationale de droit pénal* 36, 1965.
Shneidman, Edwin S., und Farberow, Norman L.: «Suicide and Death». In Feifel (1959).
Schur, Max: *Freud: Living and Dying*. International Universities Press, New York, 1972.
Shideler, Mary McDermott: «Coup de grâce». *The Christian Century*, 7. Dezember, 1966.
– «What Recourse for the Hopelessly Ill?» *The Christian Century*, 1. März, 1967.
Sholin, P. David: «Death of a Son». *The Ladies' Home Journal*, Oktober, 1968.
Slater, Eliot T. O.: «The Case for Voluntary Euthanasia». *The Contemporary Review*, August, 1971.
– «Death: The Biological Aspect». In Downing, A. B.
Stekel, Wilhelm: *Nervöse Angstzustände und ihre Behandlung*. Urban und Schwarzenberg, Berlin und Wien, 1921.
Stevens, Roland: *Euthanasia: A Doctor Speaks Out*. Euthanasia Educational Council, New York, 1971.
Strauss, Anselm L.: «Awareness of Dying». In Pearson, Leonard.
Sudnow, David: *Passing On*. Prentice-Hall, Englewood Cliffs, New Jersey, 1967.
Swenson, W. M.: «Attitudes Towards Death Among the Aged». *Minnesota Medicine* 42, 1959.
Trowell, H. C. et alii: *The Problem of Euthanasia*. British Medical Association, London, 1971.
Wahl, Charles W.: «The Fear of Death». In Feifel (1959).
Weatherhead, Leslie: «Should Hopeless Sufferers Have the Legal Right to Ask for Death?» *The Inquirer*, 16. Oktober, 1965.
Wertenbaker, Lael Tucker: *Der Tod eines Mannes*. Nannen, Hamburg, 1957.
Wilkes, E.: «Cancer Outside Hospital». *The Lancet* 1, 1964.
– «Terminal Cancer at Home». *The Lancet* 1, 1965.

Wilkes, Paul: «When Do They Have the Right to Die?» *Life,* 14. Januar 1972.

Williams, Glanville: «Euthanasia Legislation: A Rejoinder to the Non-Religious Objections». In Dowing, A. B.

– *The Sanctity of Life and the Criminal Law.* Knopf, New York, 1966.

Williams, M.: «Changing Attitudes to Death: A Survey of Contributions in *Psychological Abstracts* over a Thirty-Year Period». *Human Relations* 19, 1966.

Wilson, Jerry Bryan: «Coup de grâce and the Complexity of Decision». *The Christian Century,* 18. Januar, 1967.

Wilson, John Rowan: «The Freedom to Die». *The Spectator,* 7. Februar, 1969.

Zilboorg, Gergory: «Differential Diagnostic Types of Suicide». *Archives of Neurology and Psychiatry* XXXV, 1936.

– «Fear of Death». *The Psychoanalytic Quarterly* 12, 1943.